F. von Samson-Himmelstjerna

Anatomie
in Frage und Antwort

F. von Samson-Himmelstjerna

Anatomie
in Frage und Antwort

Fragen und Fallgeschichten
zur Vorbereitung auf mündliche Prüfungen
während des Semesters und im Examen

5. Auflage

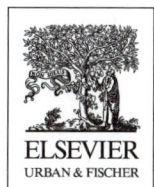

URBAN & FISCHER München · Jena

Zuschriften und Kritik an:
Elsevier GmbH, Urban & Fischer Verlag, z.Hd. Anita Eppelin, Karlstraße 45, 80333 München

Wichtiger Hinweis für den Benutzer
Die Erkenntnisse in der Medizin unterliegen laufendem Wandel durch Forschung und klinische Erfahrungen. Herausgeber und Autoren dieses Werkes haben große Sorgfalt darauf verwendet, dass die in diesem Werk gemachten therapeutischen Angaben (insbesondere hinsichtlich Indikation, Dosierung und unerwünschten Wirkungen) dem derzeitigen Wissensstand entsprechen. Das entbindet den Nutzer dieses Werkes aber nicht von der Verpflichtung, anhand der Beipackzettel zu verschreibender Präparate zu überprüfen, ob die dort gemachten Angaben von denen in diesem Buch abweichen und seine Verordnung in eigener Verantwortung zu treffen.
Wie allgemein üblich wurden Warenzeichen bzw. Namen (z.B. bei Pharmapräparaten) nicht besonders gekennzeichnet.

Bibliografische Information Der Deutschen Bibliothek
Die Deutsche Bibliothek verzeichnet diese Publikation in der Deutschen Nationalbibliografie; detaillierte bibliografische Daten sind im Internet über http://dnb.ddb.de abrufbar.

5. Auflage 2006
© Elsevier GmbH, München
Der Urban & Fischer Verlag ist ein Imprint der Elsevier GmbH.

06   07   08   09   10   5   4   3   2   1

Für Copyright in Bezug auf das verwendete Bildmaterial siehe Abbildungsnachweis.

Planung: Dr. Dorothea Hennessen
Lektorat: Dr. med Elisabeth Zils, Anita Eppelin
Redaktion: Dr. Gerlinde Foti, Anita Eppelin
Herstellung: Peter Sutterlitte, Rainald Schwarz
Satz: abavo GmbH, Buchloe
Druck und Bindung: LegoPrint, S.p.A., Lavis (TN)
Umschlaggestaltung: SpieszDesign, Neu-Ulm
Titelfotografie: Eckard Schulz, Fotodesign, München

Printed in Italy

ISBN-13:   978-3-437-42092-4
ISBN-10:   3-437-42092-5

Aktuelle Informationen finden Sie im Internet unter www.elsevier.com und www.elsevier.de

Gewidmet
Dorrit und Justus

Vorwort

Liebe Leserin, lieber Leser,

dieses Buch ist entstanden, um Studenten während ihrer Prüfungsvorbereitung auf das mündliche Physikum im Fach der Anatomie zu unterstützen. Es soll mögliche Prüfungsfragen aus dem Physikum oder auch aus dem Präparierkurs simulieren. Die Fragen umfassen nahezu das komplette Fach der makroskopischen Anatomie, ohne jedoch Anspruch auf Vollständigkeit zu erheben. Die Antworten beinhalten die Musterlösung und an vielen Stellen auch Zusatzwissen, das in der Prüfungssituation abgefragt oder vom Prüfling gewinnbringend eingebracht werden kann. Durch die vielen klinischen Bezüge möchte ich als Kliniker darauf aufmerksam machen, dass die Anatomie eine ganz entscheidende Grundlage für die gesamte Medizin ist.

Die vorliegenden Auflage der „Anatomie in Frage und Antwort" enthält das Basiswissen von Histologie und Embryologie, ohne zu sehr ins Detail zu gehen, da insbesondere histologische Fragen häufig zu Präparaten aus der anatomischen Sammlung der einzelnen Institute gestellt werden.

Um das Werk ständig verbessern zu können, bin ich auf die Mithilfe eines jeden Studenten angewiesen. Meine Bemühung ist es, die Prüfungssituation möglichst real nachzuempfinden. Daher bitte ich jeden, mir Fragen mit den gewünschten Antworten mitzuteilen, die hier so nicht berücksichtigt wurden.

Ich wünsche meinen Lesern bei der Prüfungsvorbereitung für die Testattage während des Präparierkurses oder für das Physikum viel Spaß und vor allem viel Erfolg. Ein wichtiges Rezept für jede mündliche Prüfung: Wenn man nicht gleich die passende Antwort parat hat, nicht stumm dastehen, sondern zunächst vom Allgemeinen immer weiter ins Detail erzählen! Häufig entwickelt man dabei die richtige Antwort selber. Dieses Buch soll helfen, diese Situation vorab in einer Prüfungsgruppe zu trainieren und ihr so den Schrecken zu nehmen.

Dr. Falk von Samson-Himmelstjerna   Berlin, im September 2006

Inhaltsverzeichnis

1 Allgemeine Anatomie 1

1.1 Bewegungsapparat 1
1.2 Kreislaufsystem 6
1.3 Schleimhäute und Drüsen 9
1.4 Nervensystem 13
1.5 Haut und Hautanhangsgebilde 17
1.6 Immunsystem 23

2 Obere Extremität 25

2.1 Schulter und Achselhöhle 25
2.2 Oberarm und Ellenbogen 32
2.3 Unterarm und Hand 36

3 Untere Extremität 49

3.1 Beckenwand 49
3.2 Hüfte 51
3.3 Oberschenkel und Kniegelenk 59
3.4 Unterschenkel und Fuß 63

4 Rumpfwand 69

4.1 Wirbelsäule und Rücken 69
4.2 Brustwand 74
4.3 Bauchwand 76
4.4 Weibliche Brust 78

5 Kopf 81

5.1 Gehirnschädel 81
5.2 Gesichtsschädel 89
5.3 Nasen- und Mundhöhlen 93
5.4 Augen 101
5.5 Hör- und Gleichgewichtsorgan 107

6 Hals 113

7 Brusteingeweide 121

7.1 Trachea und Lunge 121
7.2 Thymus und Ösophagus 123

7.3 Herz 124
7.4 Gefäße des Mediastinums 130

8 Baucheingeweide 133

8.1 Magen 133
8.2 Duodenum, Dünndarm, Dickdarm und Rektum 136
8.3 Großes und kleines Netz 141
8.4 Leber und Gallenblase 142
8.5 Pankreas 146
8.6 Milz 147
8.7 Nieren und ableitende Harnwege 149
8.8 Gefäße im Retroperitonealraum 155

9 Beckeneingeweide 159

9.1 Beckenboden und kleines Becken 159
9.2 Männliche Geschlechtsorgane 161
9.3 Weibliche Geschlechtsorgane 166

10 Zentralnervensystem 171

10.1 Entwicklung 171
10.2 Rückenmark 172
10.3 Rhombencephalon 177
10.4 Mesencephalon 181
10.5 Diencephalon 182
10.6 Telencephalon 186
10.7 Liquorräume 196

11 Glossar klinischer Fachbegriffe 201

Index 207

Allgemeine Hinweise und Tipps

Prüfungsvorbereitung

Zur optimalen Prüfungsvorbereitung empfiehlt es sich, neben dem Einzelstudium Lerngruppen zu bilden. Zwei bis drei Monate sollten sich die Teilnehmer der Lerngruppen etwa 2–3-mal pro Woche treffen. Vor jedem Treffen sollte ein Thema vereinbart werden, das für das nächste Mal vorbereitet wird. Dies erhöht die Motivation zum regelmäßigen Lernen und ermöglicht gleichberechtigte und ergänzende Diskussionen. Punkte, die dem Einzelnen während des Einzelstudiums unklar geblieben sind, sollten notiert und in der Gruppe vorgestellt und beraten werden. Auf diesem Weg kann man das eigene Wissen kontrollieren und Sicherheit gewinnen.

Das Lernen in Lerngruppen hilft, Ängste vor der freien Rede abzubauen und trainiert das freie und strukturierte Antworten. Durch regelmäßiges Treffen wird der Kontakt zu den anderen Studierenden aufrecht gehalten. Meist stellt man zudem fest, dass das Lernen in der Gruppe mehr Spaß macht, als zu Hause oder in der Bibliothek allein vor seinen Büchern zu hocken. Und wenn man dann doch einmal in ein „Tief" fällt, schaffen es andere meist wesentlich besser, die Stimmung und das Selbstbewusstsein wieder zu heben.

Verhalten während der Prüfung

Es empfiehlt sich, sich als Prüfungsgruppe bei den Prüfern vorzustellen. Nur wenige Prüfer sind zu einem Gespräch nicht bereit. Viele Prüfer geben Tipps und Hinweise, worauf man sich vorbereiten sollte, oder nennen Themen, die sie auf keinen Fall abfragen. Alle Prüflinge sollten nach der Vorbereitungszeit einen ähnlichen Wissensstand haben. Extrem schlechte oder extrem gute Prüflinge stören die Gruppendynamik und können Prüfer zu sehr verärgern bzw. begeistern. Beim 3. Staatsexamen wird die Prüfung meist zweigeteilt, d.h. zuerst werden ein oder mehrere Patienten untersucht, und später erfolgt die eigentliche mündliche Prüfung. Vielfach wird auf den zuvor untersuchten Patienten eingegangen, sodass man die freie Zeit zwischen den Prüfungsteilen nutzen sollte, sich über das Krankheitsbild des Patienten genauer zu informieren.

Die Kleidung zur Prüfung sollte man innerhalb der Gruppe besprechen: „Etwas feiner als sonst" hat sich bewährt; es muss nicht gleich Anzug oder Kostüm sein. Auf alle Fälle sollte man sich in seiner Haut einigermaßen wohl fühlen.

Natürlich kann man für eine Prüfung nicht den Typ abstreifen, der man ist. Trotzdem sollte man sich bewusst machen, dass manche Verhaltensweisen eher verärgern und nicht zu einer angenehmen Prüfungssituation beitragen. Sicherlich ist es gut, eine Prüfung selbstbewusst zu bestreiten. Arroganz und Überheblichkeit jedoch sind, selbst wenn man exzellent vorbereitet und die Kompetenz des Prüfers zweifelhaft ist, fehl am Platz. Jeder Prüfer kann einen, so er möchte, vorführen und jämmerlich zappeln lassen. Also: besser keinen vermeidbaren Anlass dazu liefern. Genauso unsinnig und peinlich ist es, devot und unterwürfig zu sein.

Auch wenn man vor der Prüfung gemeinsam gelitten, während der Vorbereitungszeit von der Gruppe profitiert hat, geht es in der Prüfung um das eigene Bestehen, die eigene Note. Man braucht sich darüber nichts vorzumachen. Trotzdem sollte man in der Prüfung fair bleiben und z.B. nicht aus freien Stücken gerade die Fragen und Themen aufgreifen, an denen sich der Mitprüfling die Zähne ausgebissen hat.

Häufige Frageformen

Offene Fragen: Dies ist die häufigste Frageform. Die Antwort sollte strukturiert und flüssig erfolgen. Ziel ist es, möglichst lange zu reden, sich gleichzeitig aber nicht in unwichtigen Dingen zu verlieren. Viele Prüfer unterbrechen dann den Redefluss und dies kann enorm verwirren. Schon in den Vorbereitungsmeetings sollte man sich zur Beantwortung der Fragen eine gute Struktur angewöhnen, z. B. Definition – Ätiologie – Symptomatik – Diagnostik – Therapie. Es empfiehlt sich, im Schlusssatz eine neue Problematik, in der man sich gut auskennt, anzuschneiden, die der Prüfer aufgreifen kann.

Nachfragen: Im Anschluss an eine offene Frage kommt es oft zu einigen Nachfragen, die das angeschnittene Thema vertiefen. Dabei wird der Schwierigkeitsgrad der Fragen meist höher. Die Prüfer tasten sich an die Grenzen der Prüflinge heran.

Fallbeispiele: Fallbeispiele eignen sich immer gut, praktische Belange abzufragen. Daher sind sie besonders in den handwerklichen Fächern sehr beliebt. Es besteht die Chance, dass sich zwischen Prüfer und Prüfling ein kollegiales Gespräch entwickelt. Eindeutige Beschreibungen und charakteristische Krankheitsbilder machen die Beantwortung der Frage meist einfach. Zu Anfang sollte immer auf mögliche Differentialdiagnosen eingegangen werden. Vorsicht ist bei Krankheitsbildern geboten, über die man nicht viel weiß. Der Prüfer könnte sie bei einer weiteren Frage aufnehmen und man gerät arg ins Schwitzen. Also sich selbst keine Grube graben.

Probleme während der mündlichen Prüfung

Während einer mündlichen Prüfung können vielfältige Probleme auftreten, die man im Gegensatz zur schriftlichen Prüfung sofort und möglichst souverän managen muss.

- Kann man eine Frage nicht beantworten, braucht man nicht sofort zu verzweifeln. Auf Nachfragen oder Bitten um weitere Informationen formuliert der Prüfer seine Frage oft anders. Dies kann auch sinnvoll sein, wenn man merkt, dass man am Prüfer vorbeiredet.
- Was ist jedoch, wenn es nicht zum „Aha-Effekt" kommt? Ein Problem, das nur schwer zu lösen ist. Die meisten Prüfer helfen weiter oder wechseln das Thema. Selbst wenn eine Frage nicht beantwortet wird, ist dies noch lange kein Grund durchzufallen.
- In Prüfungssituationen beginnen viele Prüflinge vor Aufregung zu stottern oder sich zu verhaspeln. Dies ist normal. Vor und während einer Prüfung darf man aufgeregt sein, dafür hat jeder Prüfer Verständnis. Übertriebene Selbstsicherheit löst sogar bei manchen Prüfern Widerwillen und Antipathie aus.
- Sehr unangenehm wird die Situation, wenn Mitstreiter „abstürzen". Die Prüfung spitzt sich zu, und der Prüfer reagiert verärgert. Hier hilft nur: Ruhig bleiben. Der Gedanke, dass der Prüfer sich ebenfalls unwohl fühlt und kein persönliches Interesse hat, die Situation weiter zu verschärfen, erleichtert ungemein.
- Gelassen die Fragen der anderen geschehen lassen. Das Gefühl „alle guten Fragen sind schon weg, ehe ich an die Reihe komme" ist nicht außergewöhnlich.
- Häufig ist ein Prüfer bekannt dafür, dass er besonders „gemein" und schwer prüft. Bemerkenswert ist jedoch, dass die Kritik oft von früheren Prüflingen stammt, die entweder durchgefallen sind oder die Prüfung mit einer schlechten Note bestanden haben. Weiß man jedoch, dass dies nicht der Fall sein kann, weil man die Informationsquelle kennt, hilft nur eins: Lernen, Lernen, Lernen.

Manche Prüfer fragen, ob zur Notenverbesserung eine weitere Fragenrunde gewünscht wird. Eine solche Chance sollte man sich nicht entgehen lassen, da man nur gewinnen kann.

Internet-Recherche

Gerade in mündlichen Prüfungen neigen einige Professoren dazu, Themen anzusprechen, die in einem engen Zusammenhang mit ihrem Forschungsgebiet stehen. Leider bleibt aber bekanntlich wenig Zeit, sich nach Bekanntgabe von Prüfer und Fach mit aufwändigen Internetrecherchen zu beschäftigen. Damit die Suche möglichst schnell zum Erfolg führt, geben wir euch ein paar Tipps für ein gezieltes Vorgehen mit Hilfe von www.google.de.

Beispielsuchanfragen: Pathogenese der Arteriosklerose
- Wenn der erste Suchbegriff (Arteriosklerose) im Titel der Seite erscheinen soll, der andere (Pathogenese) im Text: z.B. **intitle: „Arteriosklerose" Pathogenese**
- Viele Dozenten stellen Unterlagen in Form von Powerpoint-Präsentationen (ppt), Adobe-Dokumenten (pdf) oder Word-Dokumenten (doc) zum Download bereit. Durch die zusätzliche Eingabe von ext: listet Google nur Suchergebnisse eines entsprechenden Dateityps auf: **z.B. Arteriosklerose ext:pdf**
- Auch Studenten legen oft Referate zu speziellen Themen im Internet ab. Da die entsprechenden Webseiten aber meist keine echten de-Domains besitzen, über viele Werbefenster finanziert werden und in Suchmaschinen erst auf Seite 20 erscheinen, sollte man direkt in den Inhaltsverzeichnissen der Seiten nach Dokumenten suchen: z.B. **„Index of/ " +pdf „Arteriosklerose"**
- Alternativ ist es auch möglich, schon bekannte Webseiten nach bestimmten Inhalten zu durchsuchen: z.B. **site:http://www.medizinstudent.de Arteriosklerose**

Hinweise für die Benutzung

Alle Angaben entsprechen den Standards und dem Kenntnisstand zur Zeit der Drucklegung. Dennoch können klinikintern abweichende diagnostische und therapeutische Vorgehensweisen üblich sein.

Alle diejenigen, die zum ersten Mal mit einer „In Frage und Antwort"-Reihe arbeiten, sollten sich anfangs durch die sehr ausführlichen Antworten, so wie sie in der mündlichen Prüfung nur ein sehr guter Student geben würde, nicht entmutigen lassen. Zweck der Reihe ist es, sich durch häufiges Wiederholen ein strukturiertes und inhaltlich vollständiges Wissen anzutrainieren.

Bedeutung der Symbole in der Randspalte

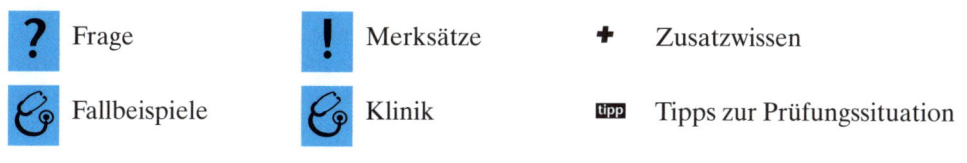

? Frage	**!** Merksätze	**✚** Zusatzwissen
Fallbeispiele	Klinik	**tipp** Tipps zur Prüfungssituation

Zur Erleichterung der Wiederholung kann in der Randspalte neben der Frage angekreuzt werden,

- ob die Frage **richtig** beantwortet wurde   ☺
- ob die Frage **falsch** beantwortet wurde   ☹
- ob die Frage **wiederholt** werden sollte   😐

Quellenverzeichnis

[1] K.-J. Moll, M. Moll, Anatomie, 18. Auflage, 2005, Elsevier Urban & Fischer Verlag, München

[2] H. Frick, H. Leonhart, D. Starck, Taschenlehrbuch der gesamten Anatomie, Band 2: Spezielle Anatomie, 4. Auflage, 1992, Georg Thieme Verlag, Stuttgart

1 Allgemeine Anatomie

1.1 Bewegungsapparat

Frage: Wie ist der **Knochen** aufgebaut? **?**

Antwort: Der Knochen besteht aus einer äußeren, festen Rindenschicht, der Substantia compacta **(Kortikalis).** In deren Innerem besteht eine Bälkchenstruktur, die Substantia spongiosa **(Spongiosa).** Umgeben wird jeder Knochen vom **Periost,** der Knochenhaut, die der Ernährung des Knochens dient. Das Knochengewebe besteht aus den **Osteozyten, Osteoblasten** und **Osteoklasten** sowie aus der **Knochengrundsubstanz,** in der Mineralsalze in Kollagenfasern und Proteoglykanen eingelagert sind. Die **Osteoblasten** sind für den Knochenaufbau verantwortlich, die **Osteoklasten** für den Abbau des Knochens.

> **Merke:** Osteo**b**lasten **b**auen Knochen **!**
> Osteo**k**lasten **k**lauen Knochen

Die wichtigsten Mineralien im Knochen sind **Kalzium** und **Phosphat.** Sie sind als Apatitkristalle den Kollagenfasern angelagert. Die Kollagenfasern verleihen dem Knochen eine gewisse Zugfestigkeit.

Frage: Welche **Knochenarten** kennen Sie? **?**

Antwort: Man unterscheidet Geflechtknochen von Lamellenknochen. Der **Geflechtknochen** entsteht sowohl bei der Ossifikation des Fetus als auch bei der Knochenneubildung nach einem Knochenbruch. Er ist ein zufällig angeordnetes Netz aus Kollagenfasern und Knochenzellen. Der **Lamellenknochen** entsteht aus dem Geflechtknochen, indem ein Osteoklast einen Tunnel bildet, den **Havers-Kanal,** der von Knochenmatrix ausgekleidet wird und kleine Kapillaren, Venolen und Nervengefäße enthält. Die Havers-Kanäle sind untereinander durch Volkmann-Kanäle verbunden.

> **Merke:** Reife Spongiosa besteht **nicht** aus Geflechtknochen, sondern aus Lamellenknochen. **!**

Bei der Knochenentwicklung unterscheidet man zwischen **Ersatzknochen,** der durch enchondrale Knochenneubildung aus Knorpelgewebe entsteht, und **Deckknochen,** der direkt aus Bindegewebe gebildet wird. Man spricht hier von desmaler Ossifikation. Vor allem das Schädeldach, die meisten Gesichtsknochen und das Schlüsselbein werden auf diese Weise gebildet.

? **Frage:** Können Sie das **Knochenwachstum** beschreiben?

Antwort: Die meisten Knochen werden zunächst als knorpelige Struktur angelegt. Durch die enchondrale Ossifikation entsteht langsam Knochengewebe. Dazu muss man am Knochen die **Diaphyse,** den späteren Schaft, von den beiden Enden, den **Epiphysen,** unterscheiden. Der Übergang zwischen beiden Bereichen wird **Metaphyse** genannt. Nachdem in der Diaphyse ein Knochenkern entstanden ist, ungefähr ab dem dritten Entwicklungsmonat, entsteht eine perichondrale Knochen-

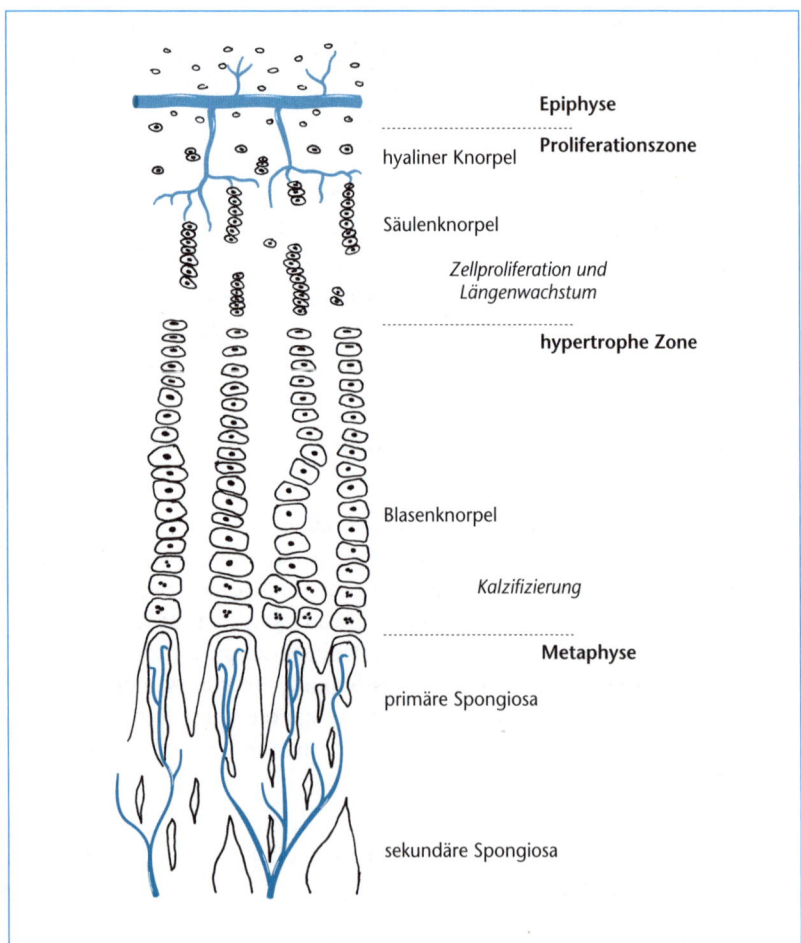

Abb. 1.1:   Längenwachstum des Knochens

manschette, von der Kapillaren aussprossen. So können Mesenchymzellen einwandern, die zu Osteoblasten werden. Daraus entwickelt sich die Kortikalis. Das **Längenwachstum** findet in den Epiphysenfugen statt. Es handelt sich hierbei um eine knorpelige Scheibe, die auf der Diaphysenseite eine Knochenzone aufweist (Metaphyse). Die Kapillaren aus dem Schaft enden hier. Der folgende Knorpel ist hypertrophiert (Blasenknorpel), er teilt sich und lässt dadurch den Knochen in die Länge wachsen. Die Osteoblasten ersetzen den hypertrophierten, degenerierten und mineralisierten Knorpel durch Knochengewebe.

Beim **Dickenwachstum** werden sowohl an den Deckplatten flacher Knochen als auch an der Oberfläche der Röhrenknochen konzentrische Knochenlamellen angelagert. Das Wachstum geht von der inneren Periostschicht aus, dem Stratum osteogenicum. Dem entgegen arbeiten Osteoklasten auf der Seite der Markhöhle, um eine überdimensionierte Kortikalisstärke zu vermeiden.

Frage: Wozu dienen die **Trajektorien** des Knochens? **?**

Antwort: Die Spongiosa, insbesondere an den Enden der langen Röhrenknochen und in den Wirbelkörpern, zeigt eine Anordnung der Bälkchen, die in Richtung der Zug- und der Druckkräfte verläuft. (Besonders gut ist dies am proximalen Femurende zu erkennen.) Daher werden diese Bälkchen auch **Zug-** oder **Drucktrabekel** genannt. Sie halten einer Biegebeanspruchung kaum Stand.

> ✚ Gerade eine Schenkelhalsfraktur ist oft nur durch die Unterbrechung der Trajektorien im Rö.-Bild zu erkennen. Die Kortikalis muss nicht in jedem Fall verschoben sein.

Frage: Wozu dient der **Knorpel?** **?**

Antwort: Der Knochen nutzt sich bei Reibebelastung durch vermehrte Osteoklastenaktivität ab. Dagegen schützt der Knorpelbelag. Es gibt aber auch modellierenden Knorpel, wie er im Nasenseptum existiert. Auch Knorpelgewebe geht wie Knochenzellen aus Mesenchymzellen hervor. Der **Gelenkknorpel** ist überwiegend hyalin und besitzt keine Gefäße. Zwischen den kollagenen Fasern liegen die Chondroblasten, die an Größe und Zahl zum Knochen hin zunehmen. Ernährt wird der Knorpel von der Gelenkflüssigkeit bzw. vom Perichondrium, der gefäßführenden Knorpelhaut, die im Gelenk nicht vorhanden ist.

Frage: Welche **Knorpeltypen** kennen Sie? **?**

Antwort: Man unterscheidet hyalinen Knorpel von elastischem oder Faserknorpel (☞ Tab. 1.1). Am häufigsten findet man im menschlichen

Körper den **hyalinen Knorpel.** Er besteht aus Chondrozyten, Kollagenfasern und Grundsubstanz. Der **elastische Knorpel** enthält zusätzlich elastische Fasern, die bis in das Perichondrium einstrahlen. Er hat eine höhere Biegefestigkeit und Dehnbarkeit, aber eine geringere Druckfestigkeit. Der Faserknorpel besteht zum überwiegenden Teil aus kollagenem Fasergewebe. Er ist nicht von Perichondrium umgeben und hat eine hohe Zugfestigkeit.

Knorpelart	Vorkommen
hyaliner Knorpel	Nasenknorpel, Cartilago thyroidea, cricoidea und arytaenoidea des Kehlkopfes
elastischer Knorpel	äußerer Gehörgang, Tuba auditiva, Ohrmuschel, Epiglottis, Cartilago corniculata und cuneiformis des Kehlkopfes
Faserknorpel	Disci intervertebrales, Symphysis pubica, Disci articularis, Menisci

Tab. 1.1:   Knorpelarten

? **Frage:** Wie wird ein **Gelenk** zusammengehalten?

Antwort: Die **Gelenkkapsel** (Synovia) umschließt das Gelenk und bildet damit einen luftdichten Raum. Das **Stratum fibrosum** besteht aus kollagenen Fibrillenbündeln, auf der Innenseite des Gelenkes liegt das **Stratum synovialis,** das zellreicher und faserärmer ist als die Außenschicht. Sie besteht aus **Synovialzellen**, einer Schicht Fibrozyten, die sowohl Synovia in das Gelenk abgeben als auch Flüssigkeit wieder aufnehmen kann. Zur Vergrößerung der Oberfläche bildet sie Falten und Zotten.

 Klinik: Bei einer überschießenden Synoviaproduktion entsteht ein Gelenkerguss. Dieser führt zu einem erhöhten Druck im Gelenk, der an schwachen Stellen zu einer Ausstülpung des Stratum fibrosum führt. Man spricht von einem **Ganglion** bzw. am Kniegelenk auch von einer **Baker-Zyste.**

Die Kapsel wird durch **Bandstrukturen** verstärkt. Der eigentliche kraftvolle Zusammenschluss erfolgt allerdings durch die das Gelenk umgreifende **Muskulatur.** Dies ist insbesondere am Schultergelenk sehr anschaulich, da hier die Gelenkfläche der Skapula die des Humerus nur zu einem Bruchteil umgibt. Durch den luftdichten Raum und den Flüssigkeitsfilm auf dem Knorpel entsteht bei einer Zugbelastung ein Unterdruck, der auch für den Gelenkzusammenhalt verantwortlich ist.

Frage: Können Sie den Aufbau der **Skelettmuskulatur** beschreiben?

Antwort: Jeder Muskel besteht aus dem **Muskelbauch,** dem **Ursprung,** der in der Regel kopfwärts liegt, und dem **Ansatz,** der die entgegengesetzte Befestigung bezeichnet. Der Muskelbauch wird aus quergestreifter Muskulatur gebildet, einem kontraktilen Gewebe, das zu den Enden in Sehnen übergeht. Diese sind an den Knochen bzw. Ursprungs- und Ansatzpunkten fest verwachsen. Die quergestreifte Muskelfaser hat einen Durchmesser von ca. 10–100 µm und eine Länge von bis zu 10 cm. Sie sind in Gruppen von 10–50 Fasern zusammengefasst, den **Primärbändern.** Die Querstreifung, die bei mittlerer Vergrößerung unter dem Mikroskop sichtbar wird, entsteht durch die parallele Anordnung der **Myofibrillen,** die aus hellen I-Streifen und substanzdichteren dunkleren A-Streifen bestehen. Bei der Kontraktion bewegen sich Myosinfilamente des A-Streifens gegen Aktinfilamente des I-Streifens unter Aufspaltung von ATP.

✚ Vermehrte Muskeltätigkeit, z.B. durch **Training,** führt zu Hypertrophie der einzelnen Muskelfaser – bei gleichbleibender Anzahl der Fasern.

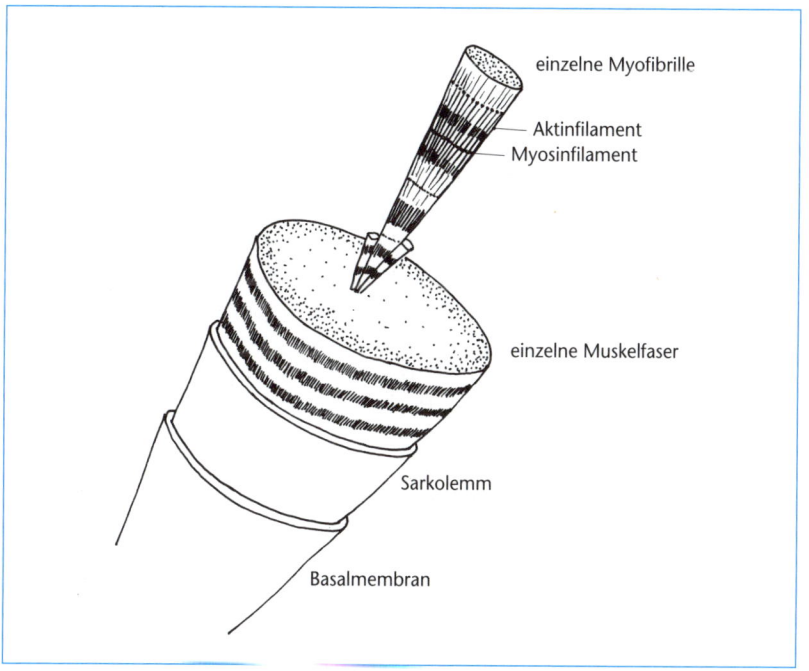

Abb. 1.2: Aufbau der Muskelfaser

Die Sehnen sind parallele Kollagenfaserbündel, die von dem **Peritendineum externum** umgeben sind. Das **Peritendineum internum** führt Nerven und Gefäße zu den Sehnenspindeln. Der Sehnen-Muskel-Übergang zeichnet sich durch ein eingestülptes Plasmalemm aus, das eine breite und kräftige Anheftung des Sehnengewebes an den Muskel gewährleistet. Am Sehnen-Knochen-Übergang strahlen die Faserbündel zum Teil bis in den Knochen ein.

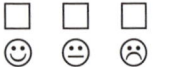

? Frage: Wie unterscheidet sich die **glatte Muskulatur** von der Skelettmuskulatur?

Antwort: Glattes Muskelgewebe kommt vor allem in **Eingeweideschläuchen** und **Hohlorganen** vor. Die glatte Muskelzelle ist 20–200 µm lang und 3–10 µm dick. Sie ist spindelförmig und besitzt einen Zellkern, der nicht wie bei der quergestreiften Muskulatur am Rand liegt, sondern zentral. Ihre Aktin- und Myosinfilamente liegen nicht parallel angeordnet in Myofibrillen, wodurch die Querstreifung nicht sichtbar wird. Der **Herzmuskel** gehört zur quergestreiften Muskulatur, allerdings liegt der Kern der Herzmuskelzellen mittig. Diese sind durch Disci intercalares **(Glanzstreifen)** miteinander verbunden. Die Erregungsübertragung zwischen den Muskelzellen erfolgt durch Gap junctions.

1.2   Kreislaufsystem

? Frage: Können Sie den großen und den kleinen Kreislauf beschreiben?

Antwort: Der **große Kreislauf,** auch Körperkreislauf genannt, beginnt am linken Vorhof. Von dort fließt das sauerstoffreiche Blut durch die Mitralklappe in die linke Kammer. Die Aortenklappe spannt sich zwischen linker Kammer und **Aorta** auf, in die das Blut mit viel Kraft hineingepumpt wird. Es verteilt sich über die Abgänge und Aufzweigungen, wobei der Durchmesser der entfernter liegenden Arterien abnimmt. Die kleinsten präkapillaren Arterien werden auch **Arteriolen** genannt. Sie zweigen sich in der Peripherie in die **Kapillaren** auf, in denen der Sauerstoffaustausch mit dem Gewebe stattfindet. Das sauerstoffarme Blut wird aus den Kapillaren über **Venolen** in die Venen abgegeben und über die **Vv. cavae superior** und **inferior** zum Herzen zurücktransportiert.

Das Blut für den **kleinen Kreislauf,** den Lungenkreislauf, kommt als sauerstoffarmes Blut über die Vv. cavae in den rechten Vorhof, der durch die Trikuspidalklappe von dem rechten Ventrikel getrennt wird. Durch die Pulmonalklappe strömt es in den **Truncus pulmonalis** und die **Aa. pulmonales** in die Lungen. In den **Lungenkapillaren** wird Blut aus den Lungenbläschen aufgenommen und als sauerstoffreiches Blut über die **Vv. pulmonales** zum linken Vorhof transportiert.

Merke: Sauerstoffreiches Blut fließt in den Arterien des großen und den Venen des kleinen Kreislaufs sowie beim Fetus in der V. umbilicalis. **Sauerstoffarmes** Blut fließt in den Venen des kleinen und den Arterien des großen Kreislaufs sowie pränatal in der A. umbilicalis.

Frage: Wie ist der **fetale Blutkreislauf** aufgebaut?

Antwort: Der Fetus erhält nährstoffreiches Blut von der Mutter über die Plazenta und die **V. umbilicalis.** Von hier gelangt das Blut über den Ductus venosus Arantii in die **V. cava inferior,** ein kleiner Teil wird auch über die Pfortaderanastomose in die **V. portae** geleitet. Im Herzen fließt das Blut zum größten Teil vom rechten Vorhof durch das Foramen ovale in den linken Vorhof und umgeht somit den Lungenkreislauf. Ein kleiner Teil wird doch in die rechte Kammer geleitet und fließt über den Truncus pulmonalis durch den Ductus arteriosus (Botalli) in die Aorta.

Nach der Geburt verschließen sich zunächst konstriktorisch die Aa. umbilicales. Durch den zunehmenden CO_2-Gehalt im Blut wird das Atemzentrum aktiviert, das Kind beginnt zu schreien und zu atmen, und ein Sog entsteht durch die Entfaltung der Lunge zur Pleura hin. Der Ductus arteriosus Botalli fällt zusammen und das Blut fließt durch den Lungenkreislauf und füllt anschließend den linken Vorhof. Das Foramen ovale wird durch den zunehmenden Druck verschlossen, da das Septum secundum gegen das Septum primum gedrückt wird und in der Regel miteinander verwächst. Der Ductus venosus Arantii verödet zum Lig. venosum, die Umbilikalgefäße veröden zu den Ligg. umbilicale mediale und teres hepatis.

Frage: Was versteht man unter den Vasa publica und Vasa privata?

Antwort: Viele Organe sind in den Blutkreislauf eingeschaltet, wie z.B. das Herz, die Nieren oder die Leber. Gefäße, die in diese Organe hineinführen, damit das Blut dort verarbeitet bzw. transportiert werden kann, nennt man **Vasa publica.** Die Organe selbst benötigen aber auch eine Blutversorgung, damit sie ihre Arbeit durchführen können. Dies geschieht durch die **Vasa privata,** zu denen die Herzkranzgefäße gehören.

Frage: Wie ist die **Wand** der **Gefäße** aufgebaut?

Antwort: Alle Blutgefäße sind aus einer dreischichtigen Wand gebaut. Innen liegt die **Tunica intima,** darauf folgt die **Tunica media,** und außen liegt die **Tunica adventitia** bzw. externa. Die Intima ist für den Stoff-, Flüssigkeits- und Gasaustausch verantwortlich. Dazu besteht sie aus einer Schicht Endothelzellen, dem Stratum subendotheliale, und einer Membrana elastica interna, die insbesondere bei den Arterien stärker ausgebildet ist. In der Media liegen vor allem glatte Muskelzellen, die für die Gefäßmotorik zuständig sind. Größere Gefäße besitzen zudem eine Membrana elastica externa. In der Externa liegt kollagenes Bindegewebe und zum Teil Nervenfasern und die Vasa vasorum.

Klinik: Ist die Media der Arterien geschwächt, kann es durch den hohen Druck zu einer Aussackung kommen, einem **Aneurysma.** Kommt es zum Riss eines Aortenaneurysmas, so verläuft dies meist tödlich.

Frage: Durch welchen **Mechanismus** wird das Blut aus den Extremitäten zurück zum Herzen transportiert?

Antwort: Neben dem geringen venösen Druck, der nicht ausreicht, das Blut zum Herzen zurückzutransportieren, spielen noch drei weitere Faktoren eine Rolle. Zum einen besitzen die Venen so genannte **Venenklappen,** taschenförmige Intimafalten, die wie ein Ventil den Rückfluss des Blutes in die Peripherie verhindern. Zum zweiten wirken die Muskeln der Extremitäten als **Muskelpumpe,** indem sie auf die Venen drücken. Durch die Venenklappen ist der Blutstrom automatisch herzwärts gerichtet. Der dritte Faktor ist die **arteriovenöse Kopplung.** Dabei bewirkt die Kontraktion der Arterien ein Druck auf die benachbart verlaufenden Venen und befördert das Blut wie die Muskelpumpe zum Herzen. Die größeren herznahen Gefäße besitzen keine Klappen, da hier die Sogwirkung des Herzens für den Blutfluss ausreicht.

Klinik: Durch eine vermehrte Füllung der Venen, wie sie durch langes Stehen oder Sitzen auftreten kann, kommt es bei einem Dauerzustand zu einer Insuffizienz den Venenklappen und damit zu einer **Krampfaderbildung.**

Frage: Was versteht man unter einem **Kollateralkreislauf?**

Antwort: Ein Kollateralkreislauf bildet sich beim Verschluss eines größeren Gefäßes. In diesem Fall fließt das Blut durch kleinere Gefäße, die sich durch die vermehrte Belastung ausweiten und vergrößern. Es handelt sich also um einen Umgehungskreislauf.

Frage: Was versteht man unter der **Lymphe?**

Antwort: Bei der Lymphe handelt es sich um das interstitielle **Gewebswasser,** das sich in den Interzellularräumen ansammelt. Sie besteht aus Stoffwechselabbauprodukten, Fetten aus dem Dünndarm, die die weißmilchige Farbe ausmachen, Zelltrümmern und Hormonen.

Frage: Wie ist das **Lymphgefäßnetz** aufgebaut?

Antwort: Die Lymphe wird in blind beginnende **Lymphkapillaren** abgegeben. Diese haben im Gegensatz zu Blutkapillaren abgeflachte Endothelien und ein größeres und unregelmäßiges Lumen. Durch eine feste Wandverankerung im Bindegewebe wird das Lumen offen gehalten. Zum Herzen hin folgen **Leitgefäße,** die wie ein Netz untereinander verbunden sind. Wie bei den Venen verhindern auch hier Klappen den Rückfluss. Die folgenden **Transportgefäße** besitzen eine muskuläre Media, durch deren Kontraktion die Lymphe zum Herzen transportiert wird. Den Lymphgefäßen sind **Lymphknoten** zwischengeschaltet, die Lymphozyten im Bindegewebe eingelagert haben und die Lymphe filtern. Meist konvergieren hier mehrere Lymphgefäße zu einer größeren Lymphbahn.

Klinik: Als Erstes wird die Lymphe zu den regionären Lymphknoten transportiert, die für die Organe relativ konstant sind. Ihre Lage ist daher wichtig für eine mögliche Infektstraße oder eine Metastasierung auf dem Lymphwege.

Den regionären Lymphknoten sind die **Sammellymphknoten** nachgeschaltet. Durch ein Netzwerk nehmen sie mehrere Lymphbahnen auf und vereinigen diese zu den großen Lymphbahnen. Diese Trunci lymphatici münden in den **Ductus thoracicus** oder den **Truncus lymphaticus dexter.**

1.3 Schleimhäute und Drüsen

Frage: Wo findet man **Schleimhaut?**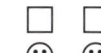

Antwort: Alle **Hohlorgane** werden auf der Innenseite mit Schleimhaut, der **Tunica mucosa,** ausgekleidet. Hierzu zählen die Organe des Verdauungstraktes, des Atmungssystems und des Urogenitalapparates. Eine Ausnahme sind die Organe des Kreislaufsystems, die mit Endothel bedeckt sind. Der Aufbau der Schleimhaut ist organspezifisch, so dass man unter dem Mikroskop häufig anhand der Schleimhaut eine Organdiagnose fällen kann. Es findet sich jedoch immer die Aufteilung in die **Lamina epithelialis,** die **Lamina propria** und die **Lamina muscularis mucosae.** Als **Epithelschicht** kommen platte, kubische und hochprismatische Epithelzellen vor. Außerdem können sie einschichtig, mehrreihig und mehrschichtig liegen. Teilweise kommen Flimmerhaare auf hochprismatischen Zellen vor, wie in der Nase oder der Luftröhre. Die **Bindegewebsschicht** wird durch eine Basalmembran von der Epithelschicht abgegrenzt. In ihr liegt ein Kapillarnetz. Im unteren Dünndarm findet man z.B. retikuläres Bindegewebe mit Lymphfollikeln. Die **Muskel-schicht** ist vor allem im Verdauungstrakt kräftig ausgebildet. Sie enthält sich spiralig überkreuzende Muskelfasern. Bei Kontraktion werfen sie Schleimhautfalten auf.

? Frage: Welche **serösen Höhlen** kennen Sie im menschlichen Körper?

Antwort: Man spricht von einer serösen Höhle bei einem dünnen Spalt-raum im Körper, der von allen Seiten geschlossen ist. Darin befindet sich eine geringe Menge an Flüssigkeit, die ein Gleiten der Organe gegenein-ander erleichtern soll. Es gibt die **Cavitas pleuralis** (Pleurahöhle), die **Cavitas pericardialis** (Perikardhöhle) und die **Cavitas peritonealis** (Peri-tonealhöhle).

? Frage: Können Sie den **Aufbau** der **Serosa** beschreiben?

Antwort: Die Serosa oder Tunica serosa kleidet alle serösen Höhlen aus. Sie besteht aus zwei Blättern, der **Serosa visceralis,** die das Organ bedeckt, und der **Serosa parietalis,** die der Serosahöhle zugewandt ist. Im Bereich des Gefäß-Nerven-Stils gehen beide Blätter in einer Um-schlagfalte ineinander über. Die serösen Häute bestehen aus zwei Schichten. Es gibt die einschichtige Epithelschicht, die **Lamina epitheli-alis,** die wegen ihrer Herkunft auch Mesothel genannt wird. Dort befin-den sich Mikrovilli an der Oberfläche, die die Serosaflüssigkeit resor-bieren können. Die **Lamina propria** besteht aus kollagenem und elastischem Bindegewebe und ist mit Kapillaren, Nerven und Lympho-zyten durchsetzt.

? Frage: Wie sind die **Organe** im Körper **befestigt?**

Antwort: Die Befestigung der Organe im Körper ist abhängig von der Körperhöhle, in der sie liegen. Organe, die in serösen Höhlen liegen, werden nahezu vollständig vom viszeralen Blatt der Serosa umgeben. Sie liegen **intraperitoneal.** Über eine kleine Brücke sind sie mit dem Gefäß-Nerven-Stamm im Bindegewebslager verbunden. Diese Perito-nealduplikatur nennt man **Meso.** Zu diesen Organen zählt man die Le-ber, die Gallenblase, die Milz, den Magen und die Pars superior duo-deni im Oberbauch sowie das Jejunum, Ileum, Caecum, die Appendix vermiformis, das Colon transversum und das Colon sigmoideum. **Pri-mär retroperitoneal** liegende Organe werden **nur von einer Seite** von Peritoneum bedeckt. Dies sind die Niere, Nebenniere, Ureter, Aorta abdominalis, V. cava inferior, der Ductus thoracicus und der Grenz-strang. Organe, die ursprünglich intraperitoneal angelegt waren, aber

mit der Bauchwand verwachsen sind, liegen **sekundär retroperitoneal.** Zu ihnen gehören das Duodenum, das Pankreas, das Colon ascendens und descendens sowie das Rektum.

Merke: **!**

primär retroperitoneal:

• **Ne**benniere	**Ne**hmt
• **Nie**re	**nie**mals
• **U**reter	**u**nseren
• Ductus **thor**acicus	**Tor**en
• **Gr**enzstrang	**gr**ünen
• V. **ca**va inferior	**Ka**ffee
• Aorta **ab**dominalis	**ab.**

sekundär retroperitoneal:

• **Du**odenum	**Du**
• **Pank**reas	**Punk**er
• **auf**steigendes **Ko**lon	**komm auf**
• **ab**steigendes Kolon	und **ab**
• **Rektum**	ins **Rektum.**

Frage: Welche Form von **Drüsen** kennen Sie? **?** ☐ ☐ ☐
☺ ☺ ☹

Antwort: Die Drüsen werden nach ihrem Abtransportweg des Sekrets eingeteilt. So existieren **exokrine Drüsen,** die einen Ausführungsgang besitzen (☞ Tab. 1.2). Hierzu zählen Schweiß-, Talg- und Duftdrüsen in der äußeren Haut und Drüsen des Verdauungs-, Atmungs- und Fortpflanzungssystems. Die exokrinen Drüsen können zusätzlich nach Form und Sekret unterteilt werden. **Endokrine Drüsen** besitzen keinen Ausführungsgang. Sie produzieren Hormone, die über Blutgefäße abtransportiert werden. Dies sind die Hypophyse, die Epiphyse, die Schilddrüse, die Epithelkörperchen, die Nebennieren, die Langerhans-Inseln im Pankreas, Zellverbände im Hypothalamus, die Leydig-Zwischenzellen im Hoden, Corpus-Luteum-Zellen im Ovar und auch die APUD-Zellen (Amine precursor uptake and decarboxylation). Alle endokrinen Drüsen werden direkt vom Hypothalamus oder indirekt über Hypothalamus und Hypophyse gesteuert.

Weiterhin werden alle Drüsen aufgrund der Sekretabgabe eingeteilt. So gibt es **apokrine Drüsen,** die das Sekret an der Spitze sammeln und zusammen mit Drüsengewebe abgeben. Nach der Sekretion ist damit das Drüsengewebe kleiner geworden (Milchdrüsen, Duftdrüsen, Moll-Drüsen, Gll. ceruminosae). Davon unterscheidet man **holokrine Drüsen,** die mit der Abgabe des Sekretes komplett abgestoßen werden und anschließend aus dem darunter liegenden Drüsenepithel neu entstehen

(Talgdrüsen, Meibom-Drüsen). **Merokrine Drüsen** geben das Sekret in Tröpfchen ab. Die Drüse selbst bleibt vollständig erhalten (Speicheldrüsen, Geschlechtsdrüsen, endokrine Drüsen).

Drüsenklassifikation				Vorkommen
endokrine Drüsen				Hypophyse, Epiphyse, Schilddrüse, Epithelkörperchen, Nebennieren, Langerhans-Inseln, Hypothalamus, Leydig-Zwischenzellen, Corpus-Luteum-Zellen, APUD-Zellen
exokrine Drüsen	einfach exoepithelial mehrzellig	tubulös	einfach tubulös	Kolonkrypten, Lieberkühn-Krypten im Dünndarm
			verzweigt tubulös	Gll. cervicales im Uterus, Gll. duodenales und pyloricae
			gewunden tubulös	Schweißdrüsen
		azinös		Gll. submandibularis und sublingualis
		alveolär		Mamma, Prostata
	zusammengesetzt exoepithelial mehrzellig			Zellen mit einem Ausführungsgang und mehreren Endstücken
	endoepithelial			Nasenschleimhaut, Urethra
	serös			Gl. parotis, Pankreas, Tränendrüse, Spüldrüsen des Geruchs- und Geschmacksorgans
	mukös			Gll. linguales posteriores, Gll. palatinae
	gemischt seromukös			Gll. submandibularis und sublingualis

Tab. 1.2:   Klassifikation der Drüsen

! **Merke:** seröse Drüsen
- **Parotis**   **Pa**-
- **Pankreas**   **pa**geien-
- **Tränen**drüsen   **tränen** sind serös!

☐ ☐ ☐
☺ ☺ ☹

? **Frage:** Wie sind die **Ausführungsgänge** der zusammengesetzten Drüsen aufgebaut?

Antwort: Ausführungsgänge kommen nur bei exokrinen Drüsen vor. Das Sekret wird von den **Endstücken** zunächst in die **Schaltstücke** abgegeben. Diese schließen sich zu **Streifenstücken** zusammen, das Sekretrohr. Mehrere Streifenstücke bilden den eigentlichen Ausführungsgang, den **Ductus excretorius.**

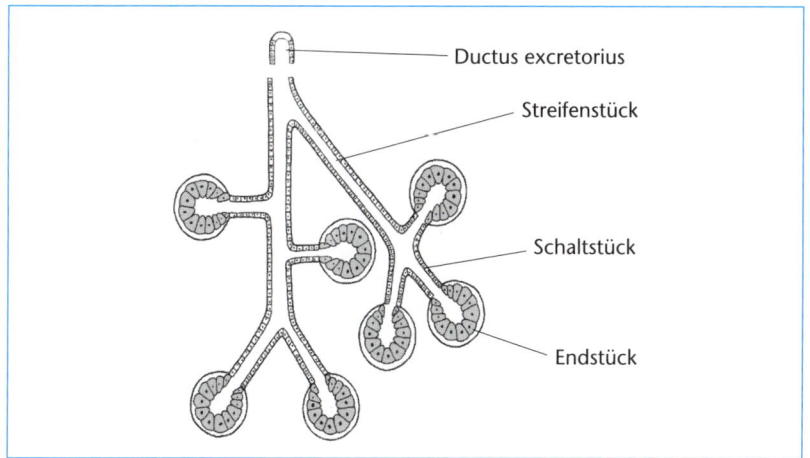

Ductus excretorius

Streifenstück

Schaltstück

Endstück

Abb. 1.3:   Ausführungsgangsystem zusammengesetzter Drüsen [1]

Der Transport erfolgt entweder durch myoepitheliale Zellen am Drüsenendstück, durch den Sekretdruck oder durch Kontraktion glatter Muskelzellen in der Drüse oder im Ausführungsgang. Eine Kompression von außen bewirkt die Sekretion, z. B. bei der Ohrspeicheldrüse.

1.4   Nervensystem

Frage: Welche **Elemente** des Nervensystems kennen Sie?   **?**

Antwort: Man unterscheidet die **Nervenzelle** oder Ganglienzelle von der **Gliazelle,** die die Nervenfaser, das Axon, umgibt. Die Nervenzelle bildet Ausläufer, die **Dendriten** genannt werden. Einer der Ausläufer wird zum **Axon.** Alles zusammen nennt man **Neuron.** Im zentralen Nervensystem bildet der Körper der Nervenzelle die graue Substanz und die Nervenfaser die weiße Substanz. Die Neurone stehen über **Synapsen** miteinander in Verbindung.

Frage: Wie ist ein **Neuron** aufgebaut?   **?**

Antwort: Das Neuron besteht aus der Nervenzelle, dem **Perikaryon,** mit allen Fortsätzen. In ihm wird die Erregung weitergeleitet. Viele tausend periphere Nervenzellen schließen sich z. B. zum ersten Neuron eines afferenten Nerven zusammen. Das Perikaryon kann unterschiedliche Größen und Gestalt haben und wird durch die Anordnung der Dendriten bestimmt. Der große Zellkern liegt meist zentral. Es ernährt die Nervenzelle, wozu es Mitochondrien, den Golgi-Apparat und Lysosomen enthält. Ausgefüllt wird es vom endoplasmatischen Retikulum, welches in Schollen zusammen liegt, den **Nissl-Schollen.** Über die **Dendriten** wird Erregung aus dem umliegenden Gewebe oder über Synapsen von anderen Nervenzellen an das Perikaryon weitergeleitet. Sie sind breitbasig und häufig baumartig verzweigt. An der breiten Basis können Nissl-Schollen vorkommen.

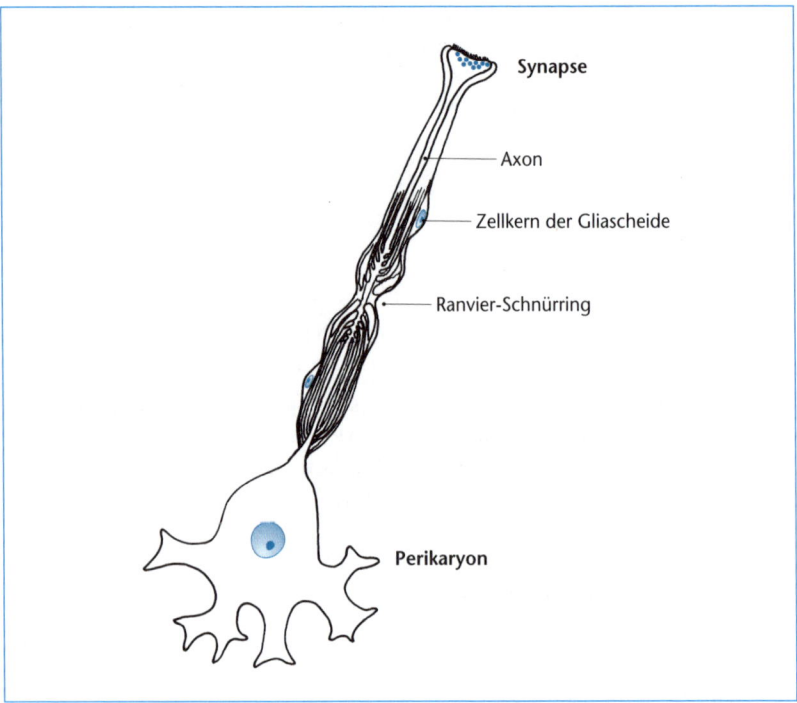

Abb. 1.4:   Aufbau einer Nervenzelle

☐ ☐ ☐
☺ ☺ ☹

? **Frage:** Können Sie den **Bau** der **Nervenfaser** beschreiben?

✚ Länge eines Internodiums, Stärke der Markscheide und Durchmesser der Nervenfaser bestimmen die Geschwindigkeit der Erregungsübertragung.

Antwort: Besitzt ein **Axon** eine Gliascheide, so wird es Nervenfaser genannt. Es entspringt entgegen den Dendriten eher schmal am Perikaryon und enthält keine Nissl-Schollen. Es kann im N. ischiadicus bis zu 100 cm lang sein. Am Ende überträgt eine **Synapse** in dem Endkolben die Erregung chemisch auf das Erfolgsorgan. Das Axon besteht aus dem Axoplasma und dem Axolemm. Neurotubuli und Neurofilamente sorgen für den Transport im Axoplasma. Am effektiven Ende besitzt es ein Endbäumchen, das **Telodendron,** das die Erregung über Kollateralen auch an mehrere Nervenzellen oder Muskel- bzw. Drüsenzellen weitergeben kann.

Die **Glia** kann ein Axon umschließen, was eine **markscheidenführende** Nervenfaser des peripheren oder zentralen Nervensystems sein kann, es kann aber auch gleichzeitig mehrere Axone umhüllen. Dann spricht man von einer **markscheidenfreien** Faser, wie sie in den postganglionären Nerven des vegetativen Nervensystems zu finden ist. Die Gliazelle hat eine Stützfunktion und überträgt keine Erregung. Bei den peripheren Nerven ist die Markscheide aus Schwann-Zellen gebaut. Sie kann in mehreren Lamellen um das Axon liegen. Die Markscheide wird alle 0,2–1 mm durch einen **Ranvier-Schnürring** unterbrochen. Der Abstand zwischen zwei Schnürringen wird **Internodium** genannt.

Frage: Welche weiteren **Gliazellen** kennen Sie neben der Schwann-Zelle? **?**

Antwort: Die **Schwann-Zellen** umgeben als Markscheide die peripheren Nervenfasern. **Mantelzellen** umgeben ebenfalls im peripheren Nervensystem die Neurone der Spinalganglien. Im zentralen Nervensystem kommen **Astrozyten** vor, die größten Gliazellen. Sie haben lange Fortsätze, über die sie mit Kapillaren in Verbindung stehen. Damit bilden sie zusammen mit dem Endothel und der Basallamina die Blut-Hirn-Schranke. In der Neurohypophyse heißen die Astrozyten **Pituizyten.** Die **Oligodendrozyten** kommen in der grauen Substanz als Satellitenzellen vor, in der weißen Substanz heißen sie Myelinisierungszellen. Mit ihren Fortsätzen bilden sie die Markscheiden der Nervenfasern im zentralen Nervensystem. Zur Phagozytose dient die Mikroglia, die im Bereich der Gefäßwände liegt. Sie stammt vermutlich von Makrophagen ab. Als Abgrenzung zum Liquorraum liegen **Ependymzellen** an der Grenze zwischen Nervensystem und Liquorraum. Sie besitzen Mikrovilli und Kinozilien.

Klinik: Durch eine autoimmun verursachte Zerstörung der Markscheiden im zentralen Nervensystem kommt es zur **Multiplen Sklerose,** die zu Lähmungen und Sensibilitätsverlust führen kann. Da Oligodendrozyten teilungsfähig sind, ist eine Spontanremission möglich. Von den Neurogliazellen können gutartige Tumoren, **Gliome,** ausgehen. Das Varizellen-Zoster-Virus kann sich nach einer Windpockenerkrankung in den Gliazellen der Spinalganglien einnisten und entlang der Axone über einen retrograden axonalen Transport in die Perikaryen der entsprechenden Nerven wandern. Dies führt zur **Gürtelrose.**

☐ ☐ ☐
☺ 😐 ☹

? **Frage:** Wie funktioniert die **Erregungsübertragung** an einer Synapse?

Antwort: Eine Synapse besteht aus der **präsynaptischen Membran,** einer **postsynaptischen Membran** an dem Erfolgsorgan und dem dazwischen liegenden **synaptischen Spalt.** Die Erregungsübertragung erfolgt durch einen Überträgerstoff, der in kleinen synaptischen Vesikeln gespeichert ist. Exzitatorische Synapsen erregen die Empfängerzelle, wohingegen inhibitorische Synapsen die Erregungsbildung unterdrücken.

Es gibt unterschiedliche Transmitter. **Acetylcholin** bewirkt an den peripheren Nerven eine Depolarisation des Sarkolemms. Es wirkt besonders an präganglionären Neuronen, an postganglionären sympathischen Neuronen der Schweißdrüsen, an parasympathischen Neuronen und an der motorischen Endplatte. **Noradrenalin** wirkt an postganglionären sympathischen Neuronen, die Schweißdrüsen ausgenommen. Transmitterstoffe im zentralen Nervensystem sind GABA und Glycin als Aminosäuren, sowie Dopamin, Serotonin, Adrenalin und Noradrenalin, die zu den Monoaminen gehören. Im Hypothalamus gibt es die Nuclei supraopticus und paraventricularis, die die Hormone Oxytocin und Vasopressin synthetisieren und sezernieren können. Man spricht von einer **Neurosekretion,** die direkt in angrenzende Kapillaren erfolgt.

Eine Nervenzelle kann sich aufgrund der hohen Differenzierung nicht regenerieren. Wird aber eine periphere Nervenfaser durchtrennt, kommt es zur **Waller-Degeneration.** Darunter versteht man eine Degeneration an dem distalen Faserteil. Das Axon und die Markscheide zerfallen. Am proximalen Faserteil zieht sich die Markscheide zurück und der Axonstumpf schwillt an. Es entwickelt sich ein Wachstumskolben mit Sprossen. Sind die Schwann-Zellen erhalten geblieben, so bilden sie neue Markscheiden, die **Büngner-Bänder.** Eine Sprosse muss in die Büngner-Bänder einwachsen, damit eine neue Nervenfaser entsteht. Andernfalls kann ein sehr schmerzhaftes **Amputationsneurinom** resultieren.

☐ ☐ ☐
☺ 😐 ☹

? **Frage:** Können Sie die **funktionelle Einteilung** des **Nervensystems** nennen?

Antwort: Man kann das Nervensystem in das **somatische** oder animale Nervensystem einteilen, das für die Beziehung des Organismus zur Umwelt verantwortlich ist, und in das **vegetative** oder autonome Nervensystem, das die Funktion der inneren Organe unbewusst steuert. Beide Nervensysteme besitzen eigene **afferente** und **efferente Fasern.** Die afferenten Fasern transportieren die Erregung von der Peripherie zur höheren Schaltebene, die efferenten Phasern in die entgegengesetzte Richtung zur Peripherie.

Frage: Können Sie Aufbau und Funktion von Sympathikus und Parasympathikus beschreiben? **?** ☺ ☺ ☹

Antwort: Der **Sympathikus** ist ein Nervenfaser-Ganglienstrang, der auf beiden Seiten an die Wirbelsäule angrenzt. Sein Ursprung liegt im Rückenmark von C8–L3. Das präganglionäre sympathische Neuron liegt im Seitenhorn des Rückenmarks. Axone ziehen von dort zum jeweiligen Spinalnerv, den sie bald über den **R. communicans albus** verlassen und zu **Grenzstrangganglien** ziehen. Im obersten zervikalen Ganglion, dem Ganglion cervicale superius, liegen die Perikaryen des zweiten Neuron des gesamten Kopfsympathikus. In den anderen Ganglien liegen die Perikaryen der postganglionären sympathischen Neurone. Ein Teil der Fasern zieht nun als **R. communicans grisei** zurück zum Spinalnerv und von dort in die Extremitäten. Andere Fasern ziehen vom Grenzstrangganglion zu **prävertebralen Ganglien** mit Perikaryen der postganglionären Neuronen für die Eingeweide. Zwischen den Ganglien ziehen die **Rr. interganglionares,** die auf- und absteigende Bahnen besitzen, und auch Schmerzbahnen aus den Eingeweiden. Der Sympathikus wirkt **ergotrop.** Dadurch steigert er den Grundumsatz und erhöht z. B. die Herzfrequenz.

Klinik: Ein Defekt des Ganglion cervicale superius bzw. der oberen Wurzeln hat das **Horner-Syndrom** zur Folge: enge Pupille (Miosis), enger Lidspalt (Ptosis) und zurückgesunkenes Auge (Enophthalmus).

Der **Parasympathikus** ist zweigeteilt. Im **kranialen** Anteil liegen die Perikaryen der **präganlionären Neurone** in der Medulla oblongata und dem Mittelhirn. Ihre Axone verlaufen in den Nn. oculomotorius, facialis, glossopharyngeus und vagus. Der **sakrale** Anteil verlässt mit den Spinalnerven S2–5 das Rückenmark über die Radix anterior zu den Eingeweiden von Becken und Bauch. Der Parasympathikus wirkt **histiotrop,** damit führt er zur Erholung und Regeneration des Körpers.

1.5   Haut und Hautanhangsgebilde

Frage: Nennen Sie die **Schichten** der Haut! **?** ☺ ☺ ☹

Antwort: Die Haut, **Kutis,** besteht aus drei Schichten: der Epidermis und dem Korium**,** die zur Kutis zusammengenommen werden, und der Subkutis. Diese unterteilen sich jeweils noch weiter. Von außen nach innen folgen in der **Epidermis:**
- das **Stratum corneum** mit flachen, zellkernlosen Keratinozyten, den Hornschuppen

- das **Stratum lucidum**, die hornbildende Schicht, in der die Zellkerne zugrunde gehen
- das **Stratum granulosum,** in der die Vorstufen der Hornsubstanz entstehen, die Keratohyalinkörper
- das **Stratum spinosum,** in der die Zellen nahezu rund sind und zytoplasmatische Ausläufer mit Tonofibrillen zur Stabilisierung und Erhöhung der Druckfestigkeit der Haut besitzen
- das **Stratum basale** mit einer iso- bis hochprismatischen Zellreihe, die mit der Basalmembran über Wurzelfüßchen verbunden ist. Die Keratinozyten haben hier ihren Ursprung und wandern durch die Schichten nach außen, um abgestoßen zu werden.

Das **Korium,** die Lederhaut, besteht aus zwei Schichten:
- dem **Stratum papillare** aus lockerem Bindegewebe und Kollagenfasern vom Typ III, die Papillen in die Epidermis ragen lässt, um eine bessere Kontaktfläche zu gewährleisten, und
- dem **Stratum reticulare** mit vielen Kollagenfasern vom Typ I sowie elastischen Fasern. Die Kollagenfasern verleihen der Haut ihre Elastizität und bilden durch ihren Verlauf Spaltlinien.

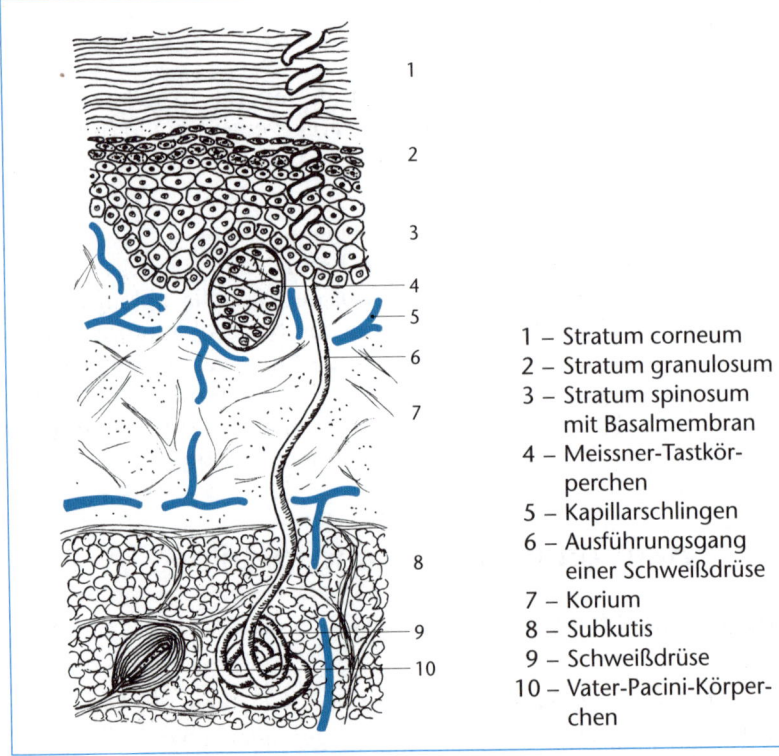

1 – Stratum corneum
2 – Stratum granulosum
3 – Stratum spinosum
    mit Basalmembran
4 – Meissner-Tastkörperchen
5 – Kapillarschlingen
6 – Ausführungsgang
    einer Schweißdrüse
7 – Korium
8 – Subkutis
9 – Schweißdrüse
10 – Vater-Pacini-Körperchen

Abb. 1.5:   Aufbau der Haut

Die **Subkutis** gehört funktionell zur Haut, da sie die Haut an den darunterliegenden Organen befestigt. Sie dient als Verschiebeschicht durch Bindegewebszüge und als Fettdepot, das zwischen dem Bindegewebe eingelagert wird.

Klinik: Chirurgen versuchen, die Haut im Verlauf der **Spaltlinien** zu durchschneiden, da sich dadurch die Haut beim Verschluss von selber anlegt und eine kosmetisch dünnere Narbe entsteht.

Frage: Welche weiteren **Zellen** kommen in der Haut vor und welche Funktion haben sie?

Antwort: Im Stratum papillare des Koriums kommen **Lymphozyten, Makrophagen, Mastzellen** und **Plasmazellen** vor, die als Abwehrmechanismus dienen. Außerdem liegen hier die Haarwurzeln, die Hautdrüsen sowie Nerven und Rezeptoren, Blut- und Lymphgefäße. In der Basalschicht der Epidermis liegen die **Melanozyten,** die das Melanin produzieren und an Epithelzellen abgeben. Es schützt die Zellen vor den UV-Strahlen, die sonst die Mitose schädigen würden. Außerdem existieren hier noch **Langerhans-Zellen,** die akzessorische Zellen des Immunsystems sind. Sie können Antigen aufnehmen und den B- und T-Lymphozyten präsentieren.

✚ Bei „Albinos" ist die Synthese des Melanins durch einen Gendefekt gestört, nicht die Anzahl der Melanozyten verringert.

Frage: Wie funktioniert die **Sinnesfunktion** der Haut?

Antwort: In der Haut verlaufen und enden viele sensible und vegetative Nervenfasern. Die **vegetativen Fasern** versorgen die Gefäße, die Haarmuskeln und die Hautdrüsen. Die **sensiblen Fasern** enden entweder als Nervenendkörperchen oder als freie Nervenendigung. Die **Nervenendkörperchen,** die Corpuscula nervosa, gelten als Mechanorezeptoren. Die **Meissner-Tastkörperchen** liegen in den Papillen des Stratum papillare und dienen der Berührungsempfindung. Zahlreich findet man sie in der Leistenhaut, den Fingerbeeren, den Lippen und der Glans penis. Die **Genitalkörperchen** sind ebenfalls Berührungsrezeptoren in der Epidermis der äußeren Geschlechtsorgane. Durch eine Verformung bei Berührung reagieren beide Zellen und geben die Information weiter. Druckrezeptoren sind die **Merkel-Tastscheiben** im Stratum basale und die **Ruffini-Endkörperchen** als Dehnungsrezeptoren im Stratum reticulare und den Gelenkkapseln. Eine Vibrationsempfindung nehmen die **Vater-Pacini-Lamellenkörperchen** auf, die in der Subkutis liegen. Sie sind makroskopisch sichtbar und damit die größten Mechanorezeptoren. Neben der Haut von Handteller und Fußsohle kommen sie auch im Mesenterium, Harnblase, Pankreas, Peritoneum parietale, Tunica dartos des Hodens, der Vagina und in der Kapsel der Prostata vor.

☐ ☐ ☐
☺ ☹ ☹

? Frage: Welche **Haartypen** kennen Sie?

Antwort: Bei den Haaren, **Pili,** unterscheidet man die Lanugobehaarung des Feten von der Terminalbehaarung, die bis zur Pubertät den Körper unterschiedlich stark bedecken. Nur an der Handinnenfläche, den Fußsohlen und Teilen der äußeren Geschlechtsorgane wachsen keine Haare. Die **Lanugohaare,** auch Woll- oder Flaumhaare genannt, sind kurz, dünn und hell und wurzeln in der Lederhaut. Sie werden ab dem achten Entwicklungsmonat bis zur Geburt durch Ersatzhaare ausgetauscht. Die **Terminalhaare** sind länger, dicker und pigmentiert. Ihre Wurzeln liegen in der oberen Subkutis. Sie entstehen besonders stark während der Pubertät und bedecken verschiedene Körperregionen unterschiedlich stark. Man unterscheidet die Kopfhaare (Capilli), die Barthaare (Barba), Haare im äußeren Gehörgang (Tragi), am Naseneingang (Vibrissae), in der Achselhöhle (Hirci) und die Schamhaare (Pubes).

> ✚ Bei der Geburt sollten die Lanugohaare nicht mehr sichtbar sein. Dies ist eines der unsicheren **Reifezeichen.**

☐ ☐ ☐
☺ ☹ ☹

? Frage: Kurze Zwischenfrage: Welche sicheren und unsicheren **Reifezeichen** kennen Sie?

Antwort: Die **sicheren Reifezeichen** sind messbare Entwicklungsstadien. Zu ihnen zählen eine Körpergröße von 48–54 cm (Scheitel-Fersen-Länge), ein Körpergewicht von 2800–4100 g, ein Kopfumfang von 33,5–37 cm und ein Brustumfang von 30–35 cm. Als **unsichere Reifezeichen** gelten Entwicklungsstadien, die keine exakte Grenze aufweisen. Die Finger- und Zehennägel sollten die Kuppen erreichen oder überragen, die Lanugobehaarung sollte zum überwiegenden Teil nicht mehr vorhanden sein, die Haut sollte dick, rosig und ohne Venenzeichnung mit einem gut ausgebildeten Unterhautfettgewebe sein. Bei Mädchen sollten die großen Labien die kleinen überdecken, und der Hoden bei Jungen sollte bereits in dem Skrotum liegen. Die Vorhaut kann auf Grund kleiner Gewebebrücken noch nicht zurückgezogen werden.

☐ ☐ ☐
☺ ☹ ☹

? Frage: Können Sie den **Aufbau** der **Haare** beschreiben?

Antwort: Die **Wurzel** der Terminalhaare liegt in der Subcutis. Der Haarschaft sitzt schräg in der Haut in einer zylinderförmigen **Wurzelscheide.** In die Wurzelscheide mündet eine **Talgdrüse.** Unterhalb davon entspringt an der Haarneigung ein glatter Muskel, der **M. arrector pili.** Er kann das Haar aufrichten und die Talgdrüse komprimieren. Dabei entsteht die Gänsehaut, da die Epidermis dabei grübchenförmig eingezogen wird. Basal liegt ein zwiebelartig verdickter **Bulbus.** An dessen Grund sitzt die **Papille,** die nach Absterben des Haares ein neues bilden kann. Der Haarschaft besteht aus dem zentralen **Mark,** der **Rinde,** deren Zellen sich zu verhornenden, keratinhaltigen Zellen differenzieren und das Pigment aus Melanozyten aufnehmen, und der **Kutikula.** Dies sind dachziegelartig angeordnete kernlose Hornzellen. Sie werden von der inneren und äußeren Wurzelscheide umgeben, wobei sich die innere noch einmal in die Scheidenkutikula, die Huxley-Schicht und die Henle-Schicht unterteilen lässt. Zwischen innerer und äußerer Wurzelscheide liegt die **Lamina basalis,** die Glashaut.

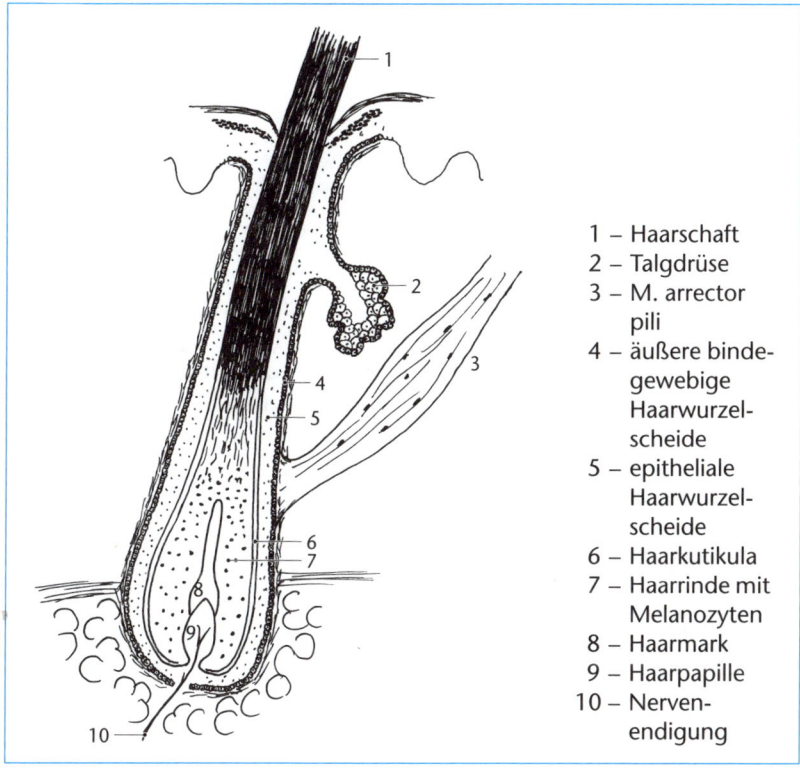

1 – Haarschaft
2 – Talgdrüse
3 – M. arrector pili
4 – äußere binde-gewebige Haarwurzel-scheide
5 – epitheliale Haarwurzel-scheide
6 – Haarkutikula
7 – Haarrinde mit Melanozyten
8 – Haarmark
9 – Haarpapille
10 – Nerven-endigung

Abb. 1.6:   Aufbau des Haares

Frage: Woraus bestehen die **Nägel?**   **?**

Antwort: Der Nagel, **Unguis,** ist wie auch das Haar eine Hornbildung der Epidermis mit dachziegelartig gelagerten Hornschuppen, die durch Tonofilamente stabilisiert werden. Die **Nagelplatte** liegt proximal in einer Nageltasche des **Nagelwalls.** Man spricht hier von der Nagelwurzel. Eine dünne Haut, das **Eponychium,** wächst von hier über den Nagel. Unter dem Eponychium liegt die **Lunula,** die vordere halbmondförmige Wachstumszone. Am Nagelbett bezeichnet man die Stelle vor der Lunula als **Hyponychium,** in der kein Wachstum mehr stattfindet. Seitlich ist die Nagelplatte vom **Nagelfalz** umgeben.

Klinik: Da die Bindegewebshaut unter dem Nagel gut durchblutet ist, schimmert sie rosa durch den Nagel. Durch leichten Druck auf den Nagel entsteht ein weißer Fleck, der bei Entlastung des Druckes sofort verschwinden sollte. Dies ist ein Anhaltspunkt für die periphere Durchblutungssituation. Daher sollten Patienten vor einer Operation den Nagellack entfernen. Bei einem **subungualen Hämatom** kann mit einer Nadel oder einer glühenden Büroklammer der Nagel trepaniert (eröffnet) werden, um den Druck zu entlasten und die Schmerzen zu nehmen.

? **Frage:** Welche Arten von **Hautdrüsen** kennen Sie?

Antwort: In der Haut gibt es Schweißdrüsen, Talgdrüsen und Duftdrüsen. Eine Sonderform ist die Brustdrüse. Die **Schweißdrüsen,** Gll. sudoriferae merocrinae, kommen fast überall in der Haut vor. Besonders viele liegen an der Stirn und an Handteller sowie Fußsohle. Sie sondern ein saures Sekret aus, das das Bakterienwachstum hemmen soll. Durch Verdunstung dienen sie auch der Wärmeregulation. Es handelt sich um tubulöse unverzweigte Drüsen, die im Stratum reticulare liegen. Ihr Ausführungsgang verläuft gerade zur Kuppe der Leisten- und Felderhaut. In der Achselhöhle, dem Mons pubis, den großen Schamlippen und perianal findet man in der Haut größere Drüsenpakete, die **Duftdrüsen** oder Gll. sudoriferae apocrinae. Es handelt sich um apokrine Schweißdrüsen, deren Endstücke in der Subkutis liegen und an einem Haartrichter enden.

 Klinik: Im Bereich der Duftdrüsen der Achselhöhle kann es leicht zu **Schweißdrüsenabszessen** kommen, da hier keine Säure zur Abwehr der Bakterien produziert wird.

Talgdrüsen sind holokrine Drüsen an den Haarbalgen. Sie produzieren den Hauttalg, **Sebum,** der durch Fettsäuren keimtötend ist. Am Augenlid liegen die **Meibom-Drüsen,** die auch zu den Talgdrüsen gehören.

 Klinik: Unter Einwirkung von Testosteron kann das Sekret der Talgdrüsen eindicken und somit zu einem **Komedo** führen, dem Mitesser.

1.6 Immunsystem

Frage: Welche **Zellen und Organe** gehören zum Immunsystem? **?**

Antwort: Die Träger der Abwehrtätigkeit im Körper sind die **Leukozyten,** die weißen Blutkörperchen. Sie befinden sich überwiegend im retikulären und lockeren interstitiellen Bindegewebe. Zu den **Lymphozyten** zählen die neutrophilen Granulozyten des unspezifischen Abwehrsystems, die Lymphozyten des spezifischen Abwehrsystems, und die Monozyten und Makrophagen als unterstützende Zellen im Abwehrsystem.

Organe des lymphatischen Systems sind das **Knochenmark** und der **Thymus** als primäre lymphatische Organe, sekundäre Organe sind die **Tonsillen** im lymphatischen Rachenring, die **Milz, Lymphknoten** und **mukosaassoziiertes lymphatisches Gewebe** (MALT). Die **fetale Leber** gehört ab dem vierten Entwicklungsmonat dazu, da hier Lymphozyten gebildet werden, die später im Knochenmark entstehen.

Frage: Wie sind die lymphatischen Organe **aufgebaut?** **?**

Antwort: Das Gerüst der lymphatischen Organe ist überwiegend **retikuläres Bindegewebe** mit histiozytären und fibroblastischen Retikulumzellen. Zusätzlich findet man T- und B-Lymphozyten in den Maschen in Strängen angeordnet oder als **Lymphfollikel.** Lediglich im Thymus kommen nur T-Lymphozyten vor. Lymphfollikel gibt es als solitäre Gebilde oder in Aggregaten (Folliculi lymphatici aggregati) in allen Schleimhäuten. In den Zentren der Lymphfollikel liegen **follikuläre dendritische Zellen,** die mit den B-Lymphozyten assoziiert sind. T-Lymphozyten findet man hingegen meist bei **interdigitierenden dendritischen Zellen** in der parakortikalen Zone der Lymphknoten.

Die Zellen des unspezifischen Abwehrsystems sind die Mikrophagen und die Makrophagen. Zu den **Mikrophagen** gehören die neutrophilen und die eosinophilen Granulozyten. Sie können nur kleine Partikel phagozytieren. Die **Makrophagen** entstehen aus Monozyten und können ein eigenes Verdauungsenzym, das Lysozym, produzieren.

Frage: Welche Schichten besitzt ein **Lymphknoten?** **?**

Antwort: Jeder Lymphknoten besteht aus einer **Kapsel** und dem **Mark.** Unter der Kapsel liegt der Randsinus. **Trabekel** ziehen als Fasern in das Mark und sind vom Marksinus umgeben. Unter dem Randsinus liegt die Rinde mit Sekundärfollikeln, die überwiegend aus B-Lymphozyten und Retikulumzellen bestehen. Zwischen Rinde und Mark findet man T-Lymphozyten in der parakortikalen Zone. Das Bindegewebe des Marks enthält B-Lymphozyten, Retikulumzellen und Plasmazellen.

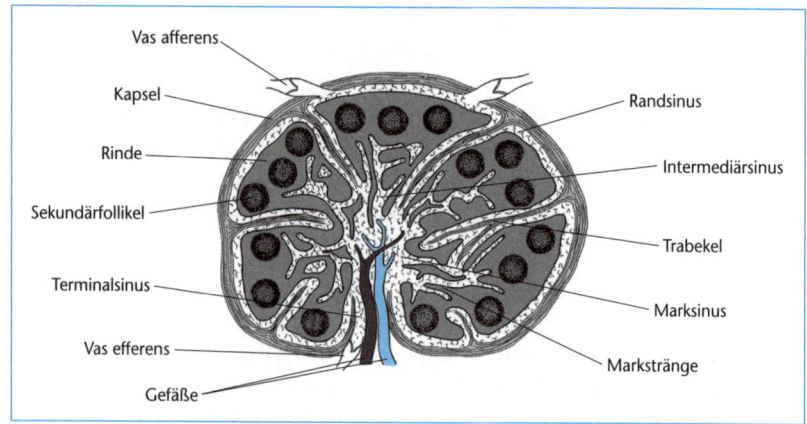

Abb. 1.7:   Lymphknoten [1]

2 Obere Extremität

2.1 Schulter und Achselhöhle

Frage: Welche knöchernen Strukturen bilden den **Schultergürtel?** Gehen Sie bitte kurz auf die dazugehörigen Bänder und Muskeln ein! **?**

☐ ☐ ☐
☺ ☺ ☹

Antwort: Der Schultergürtel wird aus der Clavicula und der Scapula gebildet. Die **Clavicula** ist ein schwach S-förmig gebogener Knochen, der medial durch die Articulatio sternoclavicularis mit dem Manubrium sterni und lateral durch die Articulatio acromioclavicularis (Schultereckgelenk) mit dem Acromion der Scapula verbunden ist. Die **Scapula,** ein nahezu dreieckiger Knochen, liegt der dorsalen Thoraxwand auf. Die Spina scapulae auf der dorsalen Knochenseite endet laterokranial im Acromion, welches das Schultergelenk von hinten oben überdeckt. Kranial der Spina ist die Ursprungsfläche des **M. supraspinatus,** kaudal der Spina die des **M. infraspinatus** (☞ Tab. 2.2). Der **M. subscapularis** hat seinen Ursprung an der den Rippen zugewandten Seite, der Fossa subscapularis. Am kranialen Rand (Margo superior) befindet sich die Incisura scapulae, die vom **Lig. transversum scapulae superius** überdacht wird. Unterhalb des Bandes zieht der N. suprascapularis hindurch, die Vasa suprascapularia verlaufen über dem Ligament. Lateral der Incisura ist der Processus coracoideus, der Ursprung der **Mm. pectoralis minor, coracobrachialis** und des kurzen Kopfes des **M. biceps brachii.** Zusätzlich zieht von hier das **Lig. coracoacromiale** zum Acromion. Der Angulus lateralis wird sehr breit und bildet die Cavitas glenoidalis. Am Tuberculum supraglenoidale hat die lange Bizepssehne ihren Ursprung.

Muskel	Ursprung	Ansatz	Innervation
M. trapezius	Linea nuchae suprema und Protuberantia occipitalis externa, Dornfortsätze der Brustwirbel	laterales Drittel der Clavicula, Acromion, Spina scapulae	N. accessorius und Nn. cervicales III u. IV
M. rhomboideus	Dornfortsätze HWK V und VI, BWK I–IV	Margo medialis scapulae	N. dorsalis scapulae
M. seratus anterior	Rippen I–VIII (IX)	Margo medialis scapulae	N. thoracicus longus

Tab. 2.1: Dorsale Muskeln des Schultergürtels

☐ ☐ ☐
☺ ☺ ☹

? **Frage:** Was passiert bei einer **Lähmung des M. trapezius?**

✚ Bei Lähmung des M. serratus anterior (N. thoracicus longus) kommt es zur Scapula alata (Engelflügelstellung). Der mediale Scapularand steht näher an der Wirbelsäule und vom Thorax ab.

Antwort: Bei einer vollständigen Lähmung (mit Schädigung des N. accessorius und der oberen Zervikalnerven) steht die **Schulter tiefer** als auf der **gesunden Seite.** Die Cavitas glenoidalis ist nach vorne unten gekippt. Die Schulter kann nur noch schwach gehoben (M. levator scapulae) und vermindert nach hinten geführt werden (M. rhomboideus) (☞ Tab. 2.1). Eine Abduktion bis zur Horizontalen ist nicht möglich, wobei eine Vorwärtsbewegung nicht eingeschränkt ist.

☐ ☐ ☐
☺ ☺ ☹

? **Frage:** Was passiert bei einer **Fraktur der Clavicula?** Welche Strukturen können gleichzeitig betroffen sein?

Antwort: Frakturen der Clavicula betreffen meist das mittlere Drittel (16% aller Knochenbrüche). Es kommt durch Zug des M. sternocleidomastoideus zur Kranialisierung des medialen Endes und damit zum typischen **Klaviertastenphänomen.** Bei einer lateralen Fraktur kann es zur Sprengung des Acromioclaviculargelenkes mit Zerreißung des Lig. coracoclaviculare (zweigeteilt in Lig. trapezoideum lateral und anterior, Lig. conoideum medial und posterior) kommen.

Klinik: Die **Dysostosis cleidocranialis** ist eine dominante Erbkrankheit mit einer Ossifikationsstörung meist der Deckknochen. Dem Patienten fehlt die Clavicula teilweise oder komplett. Dadurch kann er die Schultern vorne zusammenführen.

☐ ☐ ☐
☺ ☺ ☹

? **Frage:** Wie wird der Oberarmkopf im Schultergelenk gehalten? Oder anders gefragt: Warum luxiert die Schulter so leicht?

Antwort: Da die Gelenkfläche des Humeruskopfes 3- bis 4-mal größer ist als die knöcherne Gelenkpfanne, ist sie einerseits das beweglichste Kugelgelenk des menschlichen Körpers, andererseits aber auch besonders gefährdet. Die Gelenkfläche wird durch das Labrum glenoidale um ca. 5 mm vergrößert. Zusätzlich strahlen die **Sehnen des langen Bizepskopfes kranial** und die des langen **Trizepskopfes kaudal** ein. Die Kapsel ist je nach Armstellung in einigen Anteilen schlaff und am Labrum der Scapula angeheftet. Am Humerus ist sie am Collum anatomicum befestigt. Die ventrale Kapsel wird oben durch das **Lig. coracohumerale** (vom Proc. coracoideus zum Tub. majus) verstärkt. Vorne übernimmt das **Lig. glenohumerale** die stabilisierende Funktion. Beide hemmen zusätzlich eine übermäßige Außenrotation.

Die **Hauptfunktion zur Stabilisierung** übernimmt jedoch die **Rotatorenmanschette,** kranial und dorsal M. supraspinatus, M. infraspinatus und M. teres minor, ventral der M. subscapularis. Ihre Sehnen inserieren am Tuberculum majus oder minus (☞ Tab. 2.2), dienen als Kapselspanner und verhindern ein Einklemmen der Kapsel im Gelenkspalt. Eine zweite äußere muskuläre Hülle zur Stabilisierung des Humeruskopfes in der Gelenkpfanne bildet der **M. deltoideus.** Am **Tuberculum majus** inserieren von dorsal nach ventral die Sehnen der Mm. teres minor, infraspinatus und supraspinatus, am Tuberculum minus die Sehne des M. subscapularis.

> **Klinik:** Häufigste Luxationsrichtung: nach vorne in die **Fossa subscapularis,** seltener nach hinten. Bei einem laxen Bandapparat spricht man auch von einer multidirektionalen Instabilität nach vorne und hinten.

Muskel	Ursprung	Ansatz	Innervation
dorsal			
M. supraspinatus	Fossa supraspinata scapulae	Gelenkkapsel und Tub. majus	N. suprascapularis
M. infraspinatus	Fossa supraspinata scapulae	Gelenkkapsel und Tub. majus	N. suprascapularis
M. teres minor	lateraler Scapularand	Tub. majus	N. axillaris
M. deltoideus	laterale Clavicula, Acromion, Spina scapulae	Tuberositas deltoidea	N. axillaris
M. subscapularis	Fossa subscapularis scapulae	Tub. minus	N. subscapularis
M. teres major	Angulus inferior scapulae	gemeinsam mit Sehne des M. latissimus dorsi an der Crista tuberculi minoris	N. subscapularis
M. latissimus dorsi	Dornfortsätze BWK VI–XII; LWK I–V, Kreuzbein, Crista iliaca, Rippen IX–XII, Angulus inferior scapulae	Crista tuberculi minoris	N. thoracodorsalis
ventral			
M. pectoralis major	Clavicula, Sternum, Rippen II–VII	Crista tuberculi majoris	Nn. pectorales medialis und lateralis
M. pectoralis minor	Rippen III–V vom M. pectoralis major bedeckt	Proc. coracoideus	Nn. pectorales medialis und lateralis
M. coracobrachialis	Proc. coracoideus	distal der Crista tuberculi minoris	N. musculocutaneus

Tab. 2.2: Dorsale und ventrale Schultermuskeln

? Frage: Welche Strukturen sind bei einer Luxation nach vorne besonders gefährdet?

Antwort: Durch die nahe Lagebeziehung des **N. axillaris** zum Hume-
ruskopf kann es durch Druck zu einer Schädigung und damit zu einer
Lähmung kommen. Der Nerv verläuft von ventral durch die **laterale
Achsellücke** (begrenzt von Mm. teres minor, teres major, triceps und
Humerus). Auch bei proximalen Humerusfrakturen ist der Nerv gefährdet. Klinisch kann man ihn durch Kontrolle der Hautsensibilität in
der Regio deltoidea prüfen (N. cutaneus brachii lateralis superior).

? Frage: Nennen Sie die Muskeln, die die Schulter nach hinten führen!

Antwort: Bei der Bewegung im Schultergelenk spielen viele Muskeln
gleichzeitig eine Rolle. Jede Bewegung ist ein Zusammenspiel mehrerer
Muskeln. Die **Retroversion** erfolgt durch den M. deltoideus, die Mm.
teres major und latissimus dorsi, und bei Rückführung aus der Anteversion durch den langen Kopf des M. triceps brachii. Zur **Anteversion**
werden die akromialen und klavikulären Anteile des M. deltoideus sowie beide Köpfe des M. biceps brachii und die Mm. coracobrachialis,
pectoralis major und supraspinatus angespannt.

Die **Abduktion** geschieht durch die Pars acromialis des M. deltoideus,
den M. supraspinatus und den langen Bizepskopf. **Adduziert** wird der
Arm durch die Mm. pectoralis major, teres major, latissimus dorsi sowie
den langen Kopf des M. triceps brachii.

Die Mm. subscapularis, pectoralis major und biceps brachii bewirken
die **Innenrotation,** die **Außenrotation** erfolgt dagegen durch die Mm. infraspinatus, teres minor und deltoideus.

Bei fixiertem Arm können die Mm. pectoralis major und latissimus
dorsi den Oberkörper heranziehen (z. B. beim Treppensteigen), beim
Koffertragen sichern die Mm. deltoideus und coracobrachialis das
Schultergelenk.

Klinik: Bei **Schädigung des N. suprascapularis** kann der Oberarm
nicht in Außenrotation gehalten werden. Er fällt durch die Lähmung
der Mm. infra- und suprascapularis in die Neutralstellung zurück.
Umgekehrt können Patienten mit einer **Schädigung des N. subscapularis** (Mm. subscapularis und teres major) den Arm nicht auf den Rücken drehen.

Fallbeispiel: Ein Patient hat eine vordere Schulterluxation erlitten. Diese soll von ventral offen stabilisiert werden. Wie würden Sie in die Tiefe präparieren, um möglichst wenige Strukturen zu zerstören?

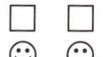

Antwort: Zwischen dem medialen Rand des M. deltoideus und dem M. pectoralis (Mohrenheim-Grube im proximalen Anteil) durchtrennt man die **Haut.** Der M. deltoideus kann zur Seite gehalten werden, gemeinsam mit der V. cephalica. Die **Fascia pectoralis,** die die Achselhöhle **ventral** begrenzt, geht armwärts in die Fascia brachii über. In dem ovalen Feld, wo Haar und Schweißdrüsen durchtreten, ist die Faszie dünn und löchrig. Hier treten zusätzlich Arterien-, Venen- und Nervenäste sowie Lymphgefäße durch. Die tiefe Brustfaszie, **Fascia clavipectoralis,** umschließt die Mm. pectoralis minor und subclavius. Kranial überdeckt sie die A. und V. subclavia und den Plexus. Durch die Fascia clavipectoralis tritt in der Mohrenheim-Grube die V. cephalica hindurch. Diese verläuft entlang des medialen Deltoideusrandes, nimmt kurz vor dem Durchtritt Begleitvenen der Aa. thoracoacromialis und thoracica suprema auf und mündet in die V. axillaris. **Zwischen** dem **M. deltoideus** und dem **M. pectoralis major** wird **stumpf in die Tiefe präpariert.** Nach Durchtrennung des **M. subscapularis** kann die Gelenkkapsel dargestellt werden.

✚ Die Fascia clavipectoralis ist mit der V. subclavia verwachsen und sorgt für ein ständig offenes Lumen bzw. dient als Venenpumpe für den Blutstrom. Bei offenen Verletzungen besteht die Gefahr einer Luftembolie.

Frage: Wie wird der Oberarmkopf arteriell versorgt? **?**

Antwort: Die **A. subclavia** wird ab dem lateralen Rand der ersten Rippe als **A. axillaris** bezeichnet. Am Unterrand des M. pectoralis major geht sie in die **A. brachialis** über. Als Leitstruktur des Gefäß-Nerven-Bündels der A. und V. axillaris mit der pars infraclavicularis des Plexus brachialis dient der M. coracobrachialis. Erst in der lateralen Axilla kreuzt das Gefäß-Nerven-Bündel die Muskelansätze zum Tub. minus und zieht nach dorsal. Aus der A. axillaris tritt gleich unter der Clavicula die **A. thoracica superior** (versorgt u.a. die Mm. pectoralis major und minor, intercostales I und II und subclavius) und die **A. thoracoacromialis** hervor, die u.a. die Mm. pectorales und den M. deltoideus versorgt. Zusätzlich bildet sie das Rete acromialis. Nach Abgang der **A. thoracica lateralis** (Versorgung der medianen Wand der Achselhöhle und des M. pectoralis major) und der **A. subscapularis** (u.a. Mm. subscapularis, latissimus dorsi, serratus anterior, über A. circumflexa scapulae in die Fossa infraspinatus) gehen die **Aa. circumflexae anterior** und **posterior humeri** in Höhe des Collum chirurgicum ab.

✚ Anastomosen zwischen A. subclavia und A. axillaris bestehen u.a. zwischen der A. circumflexa aus der A. subscapularis und der A. suprascapularis aus dem Truncus thyreocervicalis.

> **!** **Merke:** Abgänge der Arteria subclavia
> - A. **v**ertebralis   **V**oller
> - A. **t**horacica **i**nterna   **T**emperament **i**st die
> - **T**runcus **t**hyrocervicalis   **T**ante im
> - Truncus **co**stocervicalis   **Co**rsett.
>
> **Merke:** Äste der Arteria axillaris
> - A. thoracica **superior**   Ganz **oben**
> - A. thoraco**acromialis**   am **Acromion**
> - A. thoracica **lateralis**   **seitlich** und
> - A. thoraco**dorsalis**   am Rücken
> - A. **circumflexa**   **umgreift** sie den
> - **humeri** anterior   **Humerus** von vorne
> - A. circumflexa humeri **posterior**   und von **hinten.**

? **Frage:** Erklären Sie die Aufteilung des **Plexus brachialis** in die peripheren Armnerven!

Antwort: Der Plexus brachialis wird wurzelnah aus dem **Truncus superior** (C5, 6), dem **Truncus medius** (C7) und dem **Truncus inferior** (C8, Th1) gebildet. Alle drei Trunci teilen sich in vordere und hintere Äste, jeweils für die genetischen Flexoren und Extensoren des Armes. Die dorsalen Äste vereinigen sich zum **Fasciculus posterior** (verläuft posterior der A. axillaris), die ventralen Äste des Truncus superior und medius bilden den **Fasciculus lateralis,** und die ventralen Äste des Truncus inferior bilden den **Fasciculus medialis.**

Aus diesen gehen die peripheren Nerven wie folgt hervor:
- die **kurzen Äste der Pars infraclavicularis:** Ventral versorgen der **N. pectoralis medialis** (vom medialen Faszikel und Truncus inferior) und der **N. pectoralis lateralis** (vom lateralen Faszikel) den M. pectoralis minor. Sie treten durch die Fascia clavipectoralis zum M. pectoralis major. Dorsal zieht der **N. subscapularis** aus dem Fasciculus posterior zum M. subscapularis und M. teres major, der **N. thoracodorsalis** zum M. latissimus dorsi.
- die **langen Äste der Pars infraclavicularis:** Aus dem Fasciculus lateralis geht der **N. musculocutaneus** (am weitesten lateral) zum M. coracobrachialis ab, der diesen Muskel durchzieht, zwischen den Mm. biceps brachii und brachialis nach distal zieht und den N. cutaneus antebrachii lateralis abgibt. Er innerviert alle Flexoren des Oberarms und als Hautnerv die Radialseite des Unterarms. Zusätzlich geht die **Radix lateralis n. mediani** hervor, die sich ventral der A. axillaris mit der Radix medialis n. mediani aus dem Fasciculus medialis zum N. medianus vereinigt.

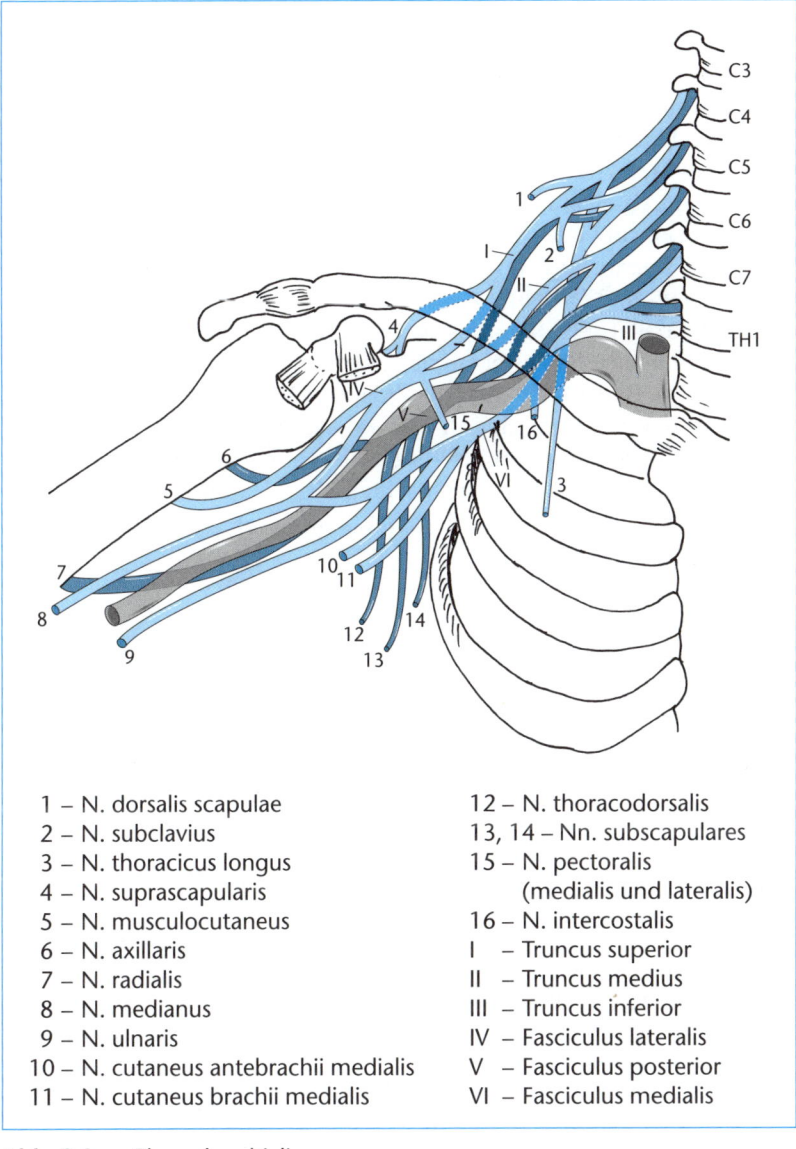

Abb. 2.1:   Plexus brachialis

1 – N. dorsalis scapulae
2 – N. subclavius
3 – N. thoracicus longus
4 – N. suprascapularis
5 – N. musculocutaneus
6 – N. axillaris
7 – N. radialis
8 – N. medianus
9 – N. ulnaris
10 – N. cutaneus antebrachii medialis
11 – N. cutaneus brachii medialis

12 – N. thoracodorsalis
13, 14 – Nn. subscapulares
15 – N. pectoralis
       (medialis und lateralis)
16 – N. intercostalis
I   – Truncus superior
II   – Truncus medius
III – Truncus inferior
IV   – Fasciculus lateralis
V   – Fasciculus posterior
VI   – Fasciculus medialis

- Der **Fasciculus medialis** liefert zusätzlich:
  den **N. cutaneus brachii medialis,** der sich mit dem N. intercosto-brachialis in der Achselhöhle vereinigt,
  – den **N. cutaneus antebrachii** medialis, der mit dem Ramus anterior und posterior den medialen Unterarm sensibel versorgt,
  – den **N. ulnaris,** der dorsal zwischen A. und V. axillaris hinter dem Septum intermusculare mediale entlang des M. flexor carpi ulnaris zu den ulnaren Flexoren und sensibel zur Ulnarseite der Hand und Finger läuft,

– und den **N. medianus** im Sulcus bicipitalis medialis zur Ellenbo-
gengrube. Er zieht spiralförmig von lateral nach ventral, am Unterarm zwischen oberflächlichen und tiefen Fingerbeugern zur
Handwurzel und innerviert die meisten Flexoren an Unterarm
und Hand, sensibel den Daumenballen, die Hohlhand und die
Beugeseite der 3½ radialen Finger.

• Aus dem **Fasciculus posterior** entsteht der **N. axillaris,** der um das
Collum chirurgicum zieht und sensible Äste (N. cutaneus brachii lateralis superior) zur lateralen Schulterregion führt sowie die Mm.
deltoideus und teres minor innerviert. Der **N. radialis** verläuft dorsal
der A. axillaris entlang der A. profunda brachii und schlingt sich
knochennah im Sulcus n. radialis um den lateralen Rand des Humerus in die Beugeseite des Ellenbogens. Distal des Gelenks teilt er
sich in den R. profundus, der im M. supinator zur Streckseite des
Unterarms verläuft und die Extensoren am Arm innerviert, und in
den R. superficialis, der mit seinen drei Hautästen sensibel die
Streckseite des Armes und der Hand innerviert.

! **Merke:** Plexus brachialis

• N. **m**usculocutaneus	**M**arylin
• N. **m**edianus	**M**onroe
• N. **u**lnaris	**u**nd
• N. **c**utaneus brachii	**K**ing
• N. **c**utaneus antebrachii	**K**ong
• N. **rad**ialis	**r**etten **d**ie
• N. **a**xillaris	**A**natomie.

Klinik: Bei extremer Abduktion des Armes wird das mediale Ner-
venbündel an den Oberarmkopf gepresst und gedehnt. Dies geschieht z. B. bei der Narkoselagerung oder nachts beim Schlafen mit
hinter dem Kopf verschränkten Armen. Zu differenzieren ist die ty-
pische **Narkoselähmung,** bei der bei starker Elevation und Retroversion die Clavicula an die Querfortsätze der HWS gedrängt wird, von
der **Erb-Lähmung,** bei der der Plexus brachialis (C5, 6) in der Skalenuslücke einquetscht wird.

2.2   Oberarm und Ellenbogen

? **Frage:** Können Sie die **Beuger** und **Strecker** am **Oberarm** benennen?

Antwort: Die **Flexorengruppe** liegt **ventral** des Humerus mit dem M.
brachialis und M. biceps brachii (Innervation durch N. musculocutaneus), **dorsal** die **Extensorengruppe,** bestehend aus dem M. triceps bra-

chii und dem M. anconaeus (Innervation durch N. radialis; ☞ Tab. 2.3). Beide Muskelgruppen werden von der Fascia brachii umhüllt, das Septum intermusculare brachii (mediale und laterale) trennt die Muskelgruppen. In der medialen Oberarmfurche (Sulcus bicipitalis medialis) verläuft der Gefäß-Nerven-Strang.

Muskel	Ursprung	Ansatz	Innervation
Extensorengruppe			
M. triceps brachii	medial vom Sulcus n. radialis und beiden Septa intermuscularia (Caput mediale), proximal und lateral vom Sulcus (Caput laterale) und vom Tub. infraglenoidale scapulae und Margo lateralis scapulae (Caput longum = zweigelenkig!)	Olecranon und Fascia antebrachii sowie Kapsel des Ellenbogengelenks	N. radialis
M. anconaeus	Epicondylus lateralis humeri, Gelenkkapsel und Lig. collaterale radiale	proximaler Ulnaschaft	N. radialis
Flexorengruppe			
M. biceps brachii	Tuberculum glenoidale (Caput longum) und Proc. coracoideus (Caput breve)	Tuberosits radii und als Aponeurosis m. bicipitis brachii in Unterarmfaszie	N. musculocutaneus
M. brachialis	Vorderfläche des Humerus distal der Tuberositas deltoidea	Tuberositas ulnae	N. musculocutaneus

Tab. 2.3: Extensoren und Flexoren des Oberarms

Frage: Welche Gefäß-Nerven-Straßen kennen Sie am Oberarm? **?**

Antwort: Am Oberarm gibt es drei Gefäß-Nerven-Bahnen. In der **medialen Oberarmloge** führt zunächst entlang des M. coracobrachialis, weiter distal entlang des M. brachii, die A. und V. brachialis mit dem N. medianus. In der **dorsalen Muskelloge** (Rückseite des Humerus) zieht der N. radialis mit der A. profunda brachii und A. collateralis radialis und ihren Begleitvenen. Angrenzend an das **Septum intermusculare brachii mediale** findet man schließlich den N. ulnaris, die A. collateralis ulnaris superficialis und ihre Begleitvenen.

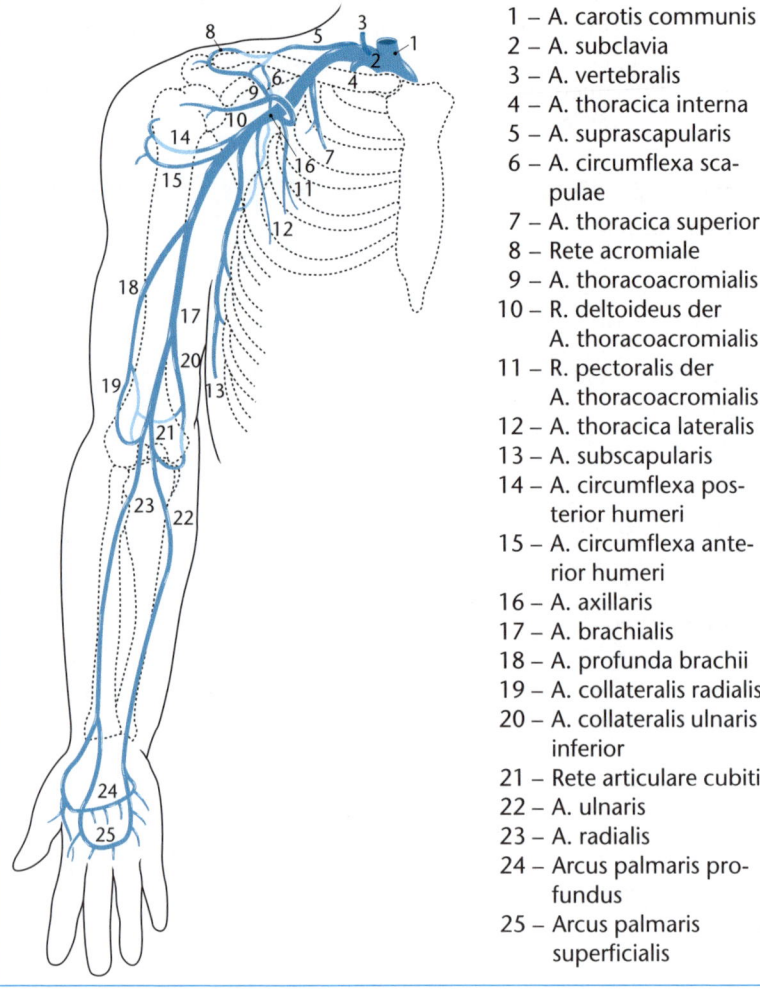

1 – A. carotis communis
2 – A. subclavia
3 – A. vertebralis
4 – A. thoracica interna
5 – A. suprascapularis
6 – A. circumflexa sca-
      pulae
7 – A. thoracica superior
8 – Rete acromiale
9 – A. thoracoacromialis
10 – R. deltoideus der
      A. thoracoacromialis
11 – R. pectoralis der
      A. thoracoacromialis
12 – A. thoracica lateralis
13 – A. subscapularis
14 – A. circumflexa pos-
      terior humeri
15 – A. circumflexa ante-
      rior humeri
16 – A. axillaris
17 – A. brachialis
18 – A. profunda brachii
19 – A. collateralis radialis
20 – A. collateralis ulnaris
      inferior
21 – Rete articulare cubiti
22 – A. ulnaris
23 – A. radialis
24 – Arcus palmaris pro-
      fundus
25 – Arcus palmaris
      superficialis

Abb. 2.2:   Arterien der oberen Extremität

 Klinik: Durch den knochennahen Verlauf des **N. radialis** kann dieser bei anhaltendem Druck (z. B. herabhängendem Arm über eine Kante oder durch mediale Oberarmfraktur) leicht geschädigt werden. Im Unterarm zieht er durch die Supinatorloge, die eine Engstelle darstellen kann. Der **N. ulnaris** ist durch seine Lage im Oberarm recht gut geschützt, liegt jedoch hinter dem Epicondylus medialis humeri im Sulcus ulnaris dem Knochen unmittelbar an („Musikantenknochen"). Gefahr besteht hier bei distalen Humerusfrakturen oder Luxationen aus der Knochenrinne. Er ist zusätzlich im Sulcus ulnaris und der Guyon-Loge (Canalis nervi ulnaris) am Handgelenk gefährdet.

Frage: Nennen Sie die **Engstellen** des N. medianus!

Antwort: Der **N. medianus** zieht medial des Humerus nach distal und tritt durch die Pronator-teres-Loge zum Unterarm. An dieser Stelle ist eine Enge relativ selten. Häufig kommt es zu einer mechanischen Irritation im Handgelenk. Hier zieht der Nerv zwischen den Handwurzelknochen und dem darüber liegenden Retinaculum flexorum. Man spricht vom **Karpaltunnelsyndrom.**

Frage: Welche Art Gelenk ist das **Ellenbogengelenk?** Nennen Sie die Gelenkflächen!

Antwort: Beim Ellenbogengelenk handelt es sich um ein **Drehscharniergelenk.** Es besteht aus den **drei Gelenkflächen** Articulatio humeroulnaris, Articulatio humeroradialis und der Articulatio radioulnaris proximalis. Alle drei Gelenkteile besitzen eine gemeinsame Gelenkhöhle, die von einer Kapsel umgeben ist.

✚ Beim Kind ist das Lig. anulare deutlich lockerer als bei Erwachsenen. Dadurch kann durch ruckartigen Zug am Unterarm der Radius aus dem Ellenbogengelenk luxieren.

Der **humeroulnare** Gelenkanteil hat mit dem Olecranon den Hauptanteil an dem Ellenbogengelenk. Am Handgelenk kehrt sich das Verhältnis um. Hier wird der Radius zur hauptgelenktragenden Knochenstruktur. Beide Knochen sind entlang des Unterarms mit der Membrana interossea antebrachii verbunden. Die Ulna bildet um den Humerus eine Art Zange, dorsal aus dem Olecranon und ventral aus dem Proc. coronoideus. Dazwischen liegt die Incisura trochlearis, die mit der Trochlea humeri korrespondiert. Dadurch entsteht eine Scharnierfunktion.

Das **humeroradiale** Gelenk entspricht einem Kugelgelenk, durch die Membrana interossea und die Bandstrukturen sind jedoch nur Beuge- und Streckfunktionen möglich. Der Radius wird durch das Lig. anulare und der Incisura radialis ulnae in der Articulatio **radioulnaris** als Drehgelenk geführt. In der Gelenkkapsel sind die Ligg. collaterale ulnare und radiale eingewebt.

Frage: Welche Muskeln beugen und strecken im Ellenbogengelenk?

Antwort: Die Drehachse liegt zwischen Capitulum humeri und Trochlea. Die **Beuger** verlaufen ventral davon (Mm. biceps brachii und brachialis, unterstützt von den Mm. brachioradialis, pronator teres und dem M. extensor carpi radialis longus bei Flexionsstellung), die **Strecker** dorsal (M. triceps brachii, M. anconaeus). Während der M. brachialis ein reiner Beuger ist, supiniert der M. biceps brachii zunächst den Unterarm durch seinen Ansatz am Radius (Klimmzug in Supinationsstellung effektiver!). Eine **Pronation** erfolgt durch Muskeln ventral der

Drehachse durch Caput radii und Caput ulnae (Mm. pronator teres, pronator quadratus und flexor carpi radialis), eine **Supination** durch dorsal gelegene Muskeln (Mm. biceps brachii und supinator).

☐ ☐ ☐
☺ ☺ ☹

? **Frage:** Erklären Sie die Lagebeziehung der **Gefäß-Nerven-Bahnen** zu den Muskeln in der Ellenbeuge!

✚ Ramus superficialis: sensibler Ast, der auf dem M. supinator nach distal zieht. Ramus profundus: rein motorisch, schraubt sich im M. supinator auf die dorsale Unterarmstraße, ist bei Frakturen des Collum radii oder Luxationen des Radiusköpfchens gefährdet.

Antwort: Die **muskuläre Begrenzung** der Y-förmigen Ellenbeuge erfolgt proximal durch den M. biceps brachii. Seitlich ulnar und radial liegen die oberflächlichen Flexoren, distal der humerale Kopf des M. pronator teres (medial) und der M. supinator (lateral).

Aus der medialen Oberarmfurche zieht die **A. brachialis** entlang der tiefen Bizepssehne zur Mitte, der **N. medianus** verbleibt weiter ulnarwärts. Er tritt zwischen humeralem und ulnarem Kopf des M. pronator teres in die Unterarmmittelstraße ein. Die A. brachialis zweigt sich distal des Gelenks unter der Aponeurosis m. bicipitis brachii in die A. radialis und A. ulnaris auf. Die **A. radialis** zieht weiter zum M. pronator teres und versorgt die radiale Gruppe des Unterarms, den Handrücken und den Daumenballen sowie über die Hohlhand die Mittelhand und Finger. Zusätzlich gibt sie die A. recurrens radialis entlang des N. radialis nach proximal ab. Die **A. ulnaris** unterkreuzt den M. pronator teres und erreicht auf dem M. flexor digitorum profundus die Ellenstraße. Sie versorgt den ulnaren Teil der oberflächlichen Flexoren, die tiefen Beuger (A. interossea anterior), die Streckmuskeln des Unterarms (A. interossea posterior), den Kleinfingerballen, Mittelhand und Finger. Auch von ihr läuft eine A. recurrens ulnaris nach proximal mit einem posterioren Zweig entlang des N. ulnaris. Auf der dorsalen Seite des Gelenkes befindet sich das Rete articulare cubiti, über das sich Anastomosen zwischen der A. brachialis und den Aa. radialis, ulnaris und interossea posterior bilden können.

Der **N. radialis** zieht aus dem Sulcus bicipitalis lateralis in die Fossa cubitalis. Er teilt sich proximal vom Gelenkspalt in den Ramus superficialis und den Ramus profundus. Der **N. ulnaris** zieht durch den Sulcus n. ulnaris am medialen Epicondylus humeri unter dem Sehnenbogen des M. flexor carpi ulnaris unterhalb des Muskels nach distal.

2.3 Unterarm und Hand

☐ ☐ ☐
☺ ☺ ☹

? **Frage:** Wie kann man die Muskeln des Unterarms am sinnvollsten einteilen?

Antwort: Am Unterarm gibt es die **ventrale** Muskelloge für die **Flexoren,** die **dorsale** Loge für die **Extensoren** und die **radiale** Loge für die **radiale Muskelgruppe** (ebenfalls Flexoren). Die oberflächlichen Flexoren haben ihren Ursprung am Epicondylus medialis humeri, die oberflächlichen Extensoren am Epicondylus lateralis. Aufgrund ihrer Insertion unterteilt man die Unterarmmuskeln in:

- **Muskeln, die am Radius inserieren** (Mm. brachioradialis, supinator, pronator teres, pronator quadratus) und als Pro- oder Supinatoren wirken
- **Muskeln, die an den Ossa metacarpi inserieren** (Mm. extensor carpi radialis longus, extensor carpi radialis brevis, extensor carpi ulnaris, abductor pollicis longus, flexor carpi radialis, flexor carpi ulnaris, palmaris longus) und die Handgelenke bewegen
- **Muskeln, die zu den Fingergelenken ziehen** und die Fingerbewegungen durchführen

Die Unterarmfaszie wird am Handgelenk verstärkt: **dorsal** durch das Retinaculum extensorum, das distal in die Fascia dorsalis manus übergeht; **palmar** wird sie zur Aponeurosis palmaris, weiter distal und in der Tiefe zum Retinaculum flexorum, das wiederum den Canalis carpi (Karpaltunnel) formt. Die Membrana interossea zwischen den beiden Unterarmknochen verhindert eine übermäßige Supination und dient gleichzeitig als Ursprungsfläche der tiefen Extensoren und Flexoren.

Frage: Nennen Sie die **Extensoren** des Unterarms! **?**

Antwort: Die Strecker des Unterarms unterteilt man in die radiale Muskelgruppe, die oberflächlichen und die tiefen Extensoren (☞ Tab. 2.4).

Muskel	Ursprung	Ansatz	Innervation
radiale Muskelgruppe (Flexoren im Ellenbogengelenk!)			
M. brachioradialis	oberhalb Epicondylus lateralis und Septum intermusculare brachii laterale	Proc. styloideus radii	N. radialis
M. extensor carpi radialis longus	Margo lateralis humeri, distal des M. brachioradialis	Os metacarpale II	N. radialis
M. extensor carpi radialis brevis	Epicondylus lateralis, Lig. anulare radii	Proc. styloideus des Os metacarpale III	R. profundus n. radialis
oberflächliche Extensoren			
M. extensor carpi ulnaris	mit Caput humerale vom Epicondylus lateralis humeri, mit Caput ulnare von Fascia antebrachii und der dorsalen Kante der Ulna	Os metacarpale V	R. profundus n. radialis
M. extensor digitorum	Epicondylus lateralis humeri, lat. Bänder des Ellenbogengelenks, Fascia antebrachii	Dorsalaponeurose des 2.–5. Fingers	R. profundus n. radialis
M. extensor digiti minimi	Abspaltung des M. extensor digitorum mit eigenem Sehnenfach	Dorsalaponeurose des 5. Fingers	R. profundus n. radialis

Muskel	Ursprung	Ansatz	Innervation
tiefe Extensoren			
M. supinator	Epicondylus lateralis humeri, lat. Bänder des Ellenbogengelenks, Crista m. supinatoris ulnae	Vorderfläche des Radius neben der Tuberositas radii	R. profundus n. radialis
M. abductor pollicis longus und M. extensor pollicis brevis	dorsale Fläche des Radius und Membrana interossea antebrachii	M. abductor pollicis longus am Os metacarpale I, M. extensor pollicis brevis an der Grundphalanx des Daumens	R. profundus n. radialis
M. extensor pollicis longus	dorsale Fläche der Ulna und Membrana interossea	Endphalanx des Daumens	R. profundus n. radialis
M. extensor indicis	distales Drittel der Facies dorsalis ulnae	Dorsalaponeurose des 2. Fingers	R. profundus n. radialis

Tab. 2.4:   Extensoren des Unterarms

☐ ☐ ☐
☺ ☺ ☹

?   **Frage:** Was verstehen Sie unter dem Begriff „Sehnenfächer"?

Antwort: Hierbei handelt es sich um ein Synonym für die **dorsalen Sehnenscheiden** der Unterarmextensoren. Durch insgesamt sechs Fächer (☞ Tab. 2.5), welche vom Retinaculum extensorum bedeckt werden, ziehen die Unterarmstrecker zur Hand:

Fach 1	am weitesten radial, Mm. abductor pollicis longus und extensor pollicis brevis
Fach 2	Mm. extensores carpi radiales
Fach 3	M. extensor pollicis longus
Fach 4	Mm. extensor digitorum und extensor indicis
Fach 5	M. extensor digiti minimi
Fach 6	am weitesten ulnar gelegen, M. extensor carpi ulnaris

Tab. 2.5:   Dorsale Sehnenscheiden

☐ ☐ ☐
☺ ☺ ☹

?   **Frage:** Äußern Sie sich bitte zu den Ihnen bekannten **Flexoren!**

Antwort: Auch die Flexoren unterteilt man in oberflächliche und tief liegende Flexoren (☞ Tab. 2.6).

Muskel	Ursprung	Ansatz	Innervation
oberflächlich			
M. pronator teres	mit Caput humerale am Epicondylus medialis humeri und Septum intermusculare brachii mediale, mit dem Caput ulnare von der medialen Ulna zwischen Proc. coronoideus und Tub. ulnae	distal des M. supinator an der Facies lateralis radii	N. medianus
M. flexor carpi radialis	Epicondylus medialis humeri und der Unterarmfaszie	Os metacarpale II und III	N. medianus
M. flexor carpi ulnaris	mit Caput humerale vom Epicondylus medialis humeri und Septum intermusculare brachii mediale, mit Caput ulnare vom Olecranon, den prox. $^2/_3$ des Margo posterior ulnae und Fascia antebrachii	Erbsenbein und über Ligg. pisohamatum und pisometacarpale zum Os hamatum und Os metacarpale V	N. ulnaris
M. palmaris longus (der Muskel kann in 20% fehlen)	Epicondylus medialis humeri	Palmaraponeurose	N. medianus
M. flexor digitorum superficialis	mit Caput humeroulnare vom Epicondylus medialis humeri und Proc. coronoideus, mit dem Caput radiale von der Vorderfläche des Radius	Mittelphalangen II–IV	N. medianus
tief			
M. flexor digitorum profundus	Vorder- und Innenfläche der Ulna, Membrana interossea und Fascia antebrachii	Endphalanx des 2.–5. Fingers, durchbohren den M. flexor digitorum superficialis	radialer Teil vom N. interosseus anterior des N. medianus, ulnarer Teil vom N. ulnaris
M. flexor pollicis longus	Vorderfläche des Radius und Membrana interossea	Daumenendglied	N. interosseus anterior des N. medianus
M. pronator quadratus	distales Drittel der Ulna um den Margo anterior	distales Drittel des Radius	N. interosseus anterior des N. medianus

Tab. 2.6:   Flexoren des Unterarms

Frage: Welche **Gefäß-Nerven-Straßen** kennen Sie am Unterarm?   **?**   ☐ ☐ ☐   ☺ ☺ ☹

Antwort: Am Unterarm gibt es die drei großen Gefäß-Nerven-Bahnen, die **Nn. radialis, medianus** und **ulnaris.** Daneben existieren kleinere Gefäß-Nerven-Straßen. Insgesamt sind **fünf Bahnen** wichtig:
• Die **Speichenstraße** wird bedeckt vom M. brachioradialis und führt die A. radialis mit zwei Begleitvenen und den Ramus superficialis n. radialis. Dieser verlässt die Leitungsbahn in der Mitte des Unter-

arms, tritt auf der Streckseite durch die Fascia antebrachii und inner- viert die Haut des Handrückens sowie die radialen 2½ Finger. Die Arterie zieht am Griffelfortsatz der Speiche zur Dorsalseite der Handwurzel.

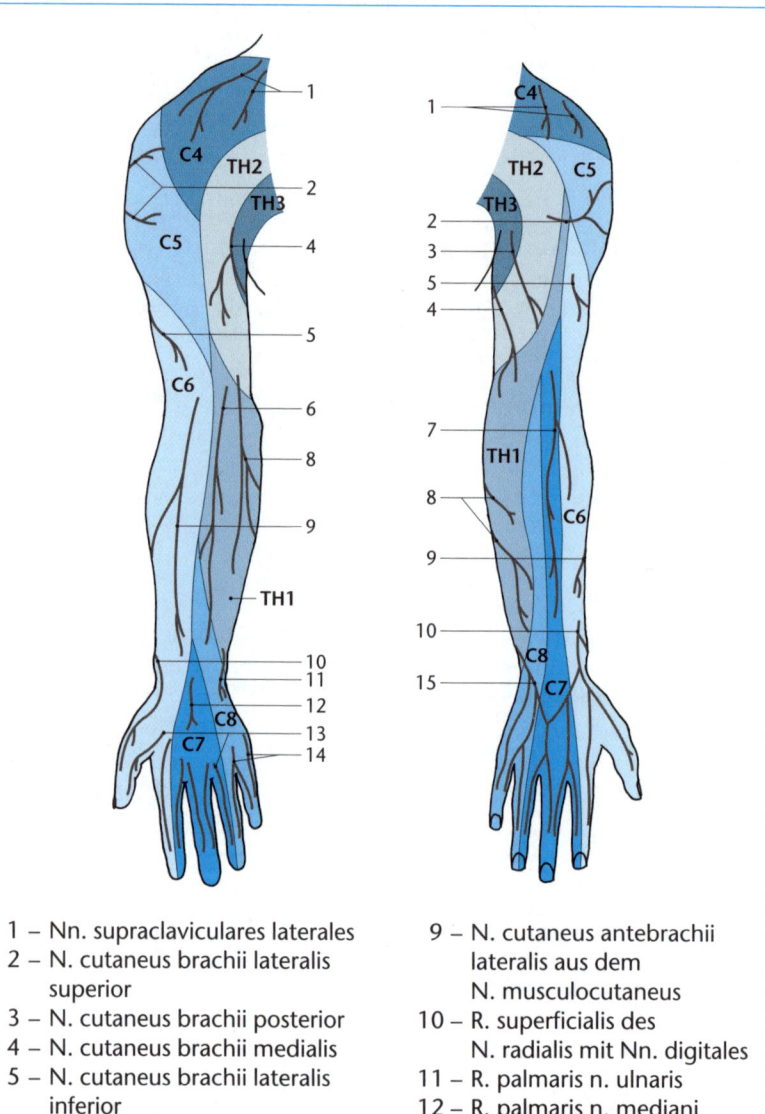

1 – Nn. supraclaviculares laterales
2 – N. cutaneus brachii lateralis
    superior
3 – N. cutaneus brachii posterior
4 – N. cutaneus brachii medialis
5 – N. cutaneus brachii lateralis
    inferior
6 – R. anterior des N. cutaneus
    antebrachii medialis
7 – N. cutaneus antebrachii
    posterior
8 – R. posterior des N. cutaneus
    antebrachii medialis

9 – N. cutaneus antebrachii
    lateralis aus dem
    N. musculocutaneus
10 – R. superficialis des
    N. radialis mit Nn. digitales
11 – R. palmaris n. ulnaris
12 – R. palmaris n. mediani
13 – Nn. digitales des
    N. medianus
14 – Nn. digitales des N. ulnaris
15 – R. dorsalis des N. ulnaris
    mit Nn. digitales

Abb. 2.3:   Hautnerven und Dermatome an der oberen Extremität

- Die **Ellenstraße** führt den N. ulnaris, die A. ulnaris und Begleitvenen. Der Nerv zieht entlang des M. flexor carpi ulnaris bis zum Os pisiforme und spaltet sich auf dem Retinaculum flexorum in den R. profundus und R. superficialis (Haut der 1½ ulnaren Finger palmar und 2½ Finger dorsal).
- In der **Unterarmmittelstraße,** die zwischen humeralem und ulnarem Kopf des M. pronator teres beginnt, zieht der N. medianus nach distal. Leitmuskel ist hier der M. flexor digitorum superficialis. Begleitet wird der Nerv proximal von der A. commitans n. mediani, distal von einem Zweig der A. interossea anterior. Der Nerv zieht zwischen den Sehnen der Mm. flexor carpi radialis und dem M. palmaris longus zum Karpaltunnel. Da er sehr oberflächlich verläuft, ist er z.B. bei Schnittverletzungen stark gefährdet. Er versorgt sensibel den Daumenballen und die laterale Hohlhand.
- Die kleineren Gefäß-Nerven-Bahnen sind die **palmare Zwischenknochenstraße** mit dem N. interosseus anterior und den Vasa interossea anterior auf der ventralen Membrana interossea, sowie die **dorsale Unterarmstraße,** die den R. profundus n. radialis und die Vasa interossea posteriora zwischen den oberflächlichen und tiefen Extensoren führt.

Frage: Was zieht durch den **Canalis carpi?** **?**

Antwort: Der Karpalkanal wird durch die Ossa carpi und das Retinaculum flexorum begrenzt. Hindurch ziehen der **N. medianus** und die **Sehnen der oberflächlichen** und **tiefen Fingerbeuger.** Die Sehne des M. flexor carpi radialis zieht ebenfalls unter dem Retinaculum flexorum hindurch, wird aber durch eine Scheidewand von dem Karpalkanal getrennt. Durch viele Ursachen kann der N. medianus in diesem Kanal geschädigt und komprimiert werden mit der Folge von Sensibilitätsstörungen oder motorischen Ausfällen der Daumenballenmuskulatur.

➕ Der Karpalkanal wird in der Klinik als **Karpaltunnel** bezeichnet.

Frage: Welche Bewegungen können im distalen Radioulnargelenk stattfinden? **?**

Antwort: Im distalen Radioulnargelenk bewegt sich der Radius mit der Incisura ulnaris radii um die Circumferentia articularis ulnae und nimmt dabei die Hand mit. In der Supinationsstellung stehen die beiden Unterarmknochen parallel zueinander, in der Pronationsstellung kommt es zu einer Überkreuzung. Bei gestrecktem Ellenbogen ist die Pronation deutlich kräftiger als die Supination, da die Innenrotatoren des Schultergelenks diese Bewegung kräftig unterstützen. Bei gebeugtem Ellenbogen hingegen ist die Supination stärker, da hierbei das Drehmoment für den M. biceps brachii zunimmt. Daher sind Werkzeuge für Rechtshänder für Bewegungen in Supination konzipiert (z.B. Korkenzieher, Schraubenzieher).

> **!** **Merke:** Im distalen Radioulnargelenk supinieren die Mm. biceps brachii und supinator und pronieren die Mm. pronator teres, pronator quadratus und flexor carpi radialis. Auch der M. brachioradialis beteiligt sich an der Pronation. Seine Kraft nimmt mit der Beugung im Ellenbogen zu.

☐ ☐ ☐
☺ ☺ ☹

? **Frage:** Nennen Sie die **Handwurzelknochen!**

Antwort: An das Radioulnargelenk schließen sich die Handwurzelknochen in **zwei Reihen** an. Die **proximale Reihe** besteht von radial nach ulnar aus dem Os scaphoideum, dem Os lunatum und dem Os triquetrum. Das Os pisiforme ist als Sesambein in die Sehne des M. flexor carpi ulnaris eingebettet. Die **distale Reihe** besteht aus dem Os trapezium, dem Os trapezoideum, dem Os capitatum und dem Os hamatum, ebenfalls von radial nach ulnar gelegen.

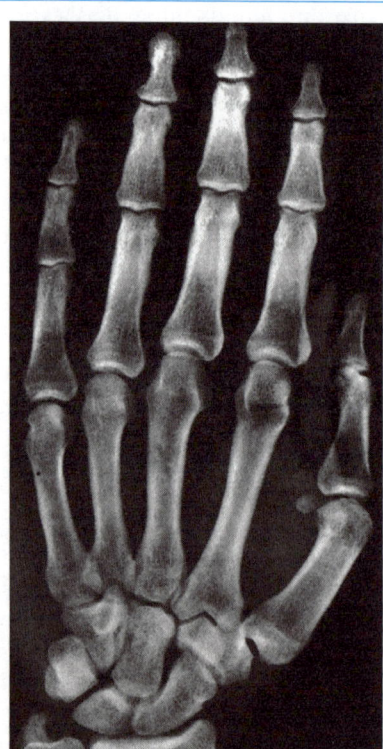

1 – Os scaphoideum
2 – Os lunatum
3 – Os triquetrum
4 – Os pisiforme
5 – Os trapezium
6 – Os trapezoideum
7 – Os capitatum
8 – Os hamatum mit
     Hamulus ossis hamati

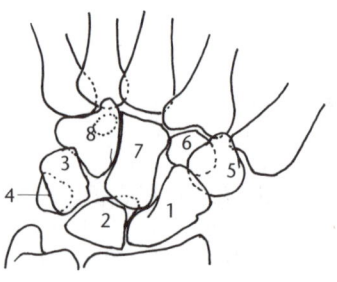

Abb. 2.4:   Handwurzelknochen im Röntgenbild

Klinik: Die Handwurzelknochen werden zur radiologischen **Altersbestimmung** verwandt, da sich die Knochenkerne unterschiedlich schnell entwickeln.

Merke: Handwurzelknochen

• Os **scapho**ideum	Ein **Kahn**bein fuhr im
• Os **luna**tum	**Mond**enschein
• Os **tri**quetrum	**drei**eckig um das
• Os **pisiforme**	**Erbsen**bein,
• Os **trapezium**	**Vieleck groß,**
• Os **trapezoideum**	**Vieleck klein,**
• Os **capi**tatum	der **Kopf,** der muss am
• Os **ha**matum	**Haken** sein.

Klinik: Bei Sturz auf den ausgestreckten Arm oder auch durch dauernden Rückschlag wie beim Presslufthammer stehen die **Kahnbeinbrüche** im Vordergrund. Klinisch kann man diese durch einen Druckschmerz in der Tabatière diagnostizieren, eine Mulde auf der Radialseite des Handgelenks, begrenzt durch die Sehnen des M. extensor pollicis longus (ulnar) und die Mm. extensor pollicis brevis und abductor pollicis longus (radial). Besondere Gefahr besteht nach Frakturen in einer Pseudarthrosenbildung des Kahnbeines.

Frage: Welche **Handgelenke** kennen Sie? **?**

Antwort: Als Handgelenke im weiteren Sinne werden insgesamt **fünf Gelenkverbindungen** bezeichnet.

✚ Entlang der Verbindungen zwischen proximalem und distalem Radioulnargelenk können sich Entzündungen ausbreiten.

• Das **proximale Handgelenk** (Articulatio radiocarpalis) wird von der Facies articularis carpi des Radius und der dreieckigen Fläche des Discus articularis vom Caput ulnae als Gelenkpfanne gebildet. Der Proc. styloideus radii zeigt beim Erwachsenen ca. 8–10 mm weiter distal als der Griffelfortsatz der Ulna. Die drei proximalen Carpalia bilden den Gelenkkopf. In 25% aller Fälle ist das proximale Handgelenk mit dem distalen Radioulnargelenk durch Schlitze verbunden.

• Das **distale Handgelenk** (Articulatio mediocarpalis) liegt zwischen der proximalen und distalen Reihe der Carpalia. Es beschreibt einen wellenförmigen Verlauf. Mit diesem Gelenk stehen die **proximalen** und **distalen Articulationes intercarpales** in direkter Verbindung, da sie eine gemeinsame Kapsel haben. Ebenso ist das **Erbsenbeingelenk** (Articulatio ossis pisiformis), die gelenkige Verbindung zwischen Os pisiforme und Os triquetrum, häufig mit dieser Gelenkfläche verbunden.

- Die **Handwurzel-Mittelhand-Gelenke** (Articulationes carpometacarpales) zählen auch zu den Handgelenken. Die Articulatio carpometacarpalis pollicis ist ein eigenständiges Gelenk zwischen Os trapezium und dem Os metacarpale I. Durch eine dicke Knorpelschicht und eine weite Kapsel hat dieses Sattelgelenk eine hohe, fast kreisende Bewegungsmöglichkeit. Die Articulationes carpometacarpales II–V hingegen sind Amphiarthrosen ohne große Beweglichkeit.

? **Frage:** Welche **Bewegungsmöglichkeiten** gibt es im Handgelenk?

Antwort: Die **Palmarflexion** von ca. 90° findet vorwiegend **im proximalen Handgelenk** statt durch die Mm. flexor digitorum superficialis, flexor digitorum profundus, flexor carpi ulnaris, flexor carpi radialis und flexor pollicis longus (☞ Tab. 2.6). Die **Dorsalflexion** (90°) findet dagegen zum größten Teil **im distalen Handgelenk** statt durch die Mm. extensor digitorum, extensor carpi ulnaris, extensores carpi radiales longus und brevis (☞ Tab. 2.4). Die Palmarflexion ist deutlich kraftvoller durch die starken Fingerbeuger. Die **Radial-** und **Ulnarabduktion** von insgesamt ca. 60° erfolgt durch eine gegenläufige Bewegung in der proximalen und distalen Karpalreihe. Radialwärts bewegen das Handgelenk die Mm. extensor carpi radialis longus, extensor carpi radialis brevis, abductor und extensor pollicis longus, extensor indicis und flexor carpi radialis. Die Ulnarabduktion erfolgt durch die Mm. extensor und flexor carpi ulnaris.

 Klinik: Bei einer **Lähmung des N. medianus** ist die Palmarflexion nur noch abgeschwächt möglich. Eine **Ulnarislähmung** bewirkt ebenfalls eine abgeschwächte Palmarflexion und Ulnarabduktion. Bei einer **Radialislähmung** proximal der Aufteilung in R. superficialis und R. profundus kommt es zur Fallhandstellung. Die isolierte Schädigung des R. profundus führt zu einer Abweichung nach radial bei noch voller Streckung der Hand (M. extensor carpi radialis longus).

? **Frage:** Äußern Sie sich bitte zur Topographie und Funktion der Handmuskeln!

Antwort: Die kraftvollen Bewegungen der Finger erfolgen durch die langen Unterarmmuskeln. Für die **Feinmotorik** sind die **kurzen Fingermuskeln** zuständig, die genetisch zu den Flexoren gehören. Daumen und Kleinfinger haben für ihre speziellen Aufgaben extra Muskelgruppen im **Thenar** (Daumenballen) und **Hypothenar** (Kleinfingerballen). Zwischen beiden Muskelgruppen liegen die langen Fingerbeuger und die **Mm. lumbricales.** In den Spatia interossea metacarpi zwischen den Mittelhandknochen liegen die **Mm. interossei** (☞ Tab. 2.7). Die palmaren Faszien von Thenar und Hypothenar gehen mittig in die kräftige Palmaraponeurose über. Diese ist proximal am Retinaculum flexorum befestigt und strahlt distal fächerförmig aus. Der M. palmaris longus strahlt von proximal in die Palmaraponeurose ein und kann diese anspannen.

> **Klinik:** Eine narbige Schrumpfung der Aponeurose häufig im Bereich eines Fingers führt zu einer massiven Bewegungseinschränkung und zu einer Fehlstellung in Beugekontraktur (Dupuytren-Kontraktur).

Muskel	Ursprung	Ansatz	Innervation
Muskeln des Daumenballens			
M. abductor pollicis brevis	Retinaculum flexorum, Tuberculum ossis scaphoidei	radiales Sesambein, Grundphalanx und Dorsalaponeurose	N. medianus
M. opponens pollicis	Retinaculum flexorum und Os trapezium, bedeckt vom M. abductor pollicis brevis	Os metacarpale I	N. medianus
M. flexor pollicis brevis	oberflächlich vom Retinaculum flexorum, in der Tiefe vom Os trapezium, Os trapezoideum und Os capitatum	verschmilzt mit Sehne des M. abductor pollicis brevis zum Sesambein, der Grundphalanx und der Dorsalaponeurose	oberflächlich N. medianus, tief R. profundus n. ulnaris
M. adductor pollicis	mit Caput obliquum vom Os capitatum und der Basis des Os metacarpale II, mit Caput transversum vom Os metacarpale III	ulnares Sesambein und Daumengrundphalanx	R. profundus n. ulnaris
Muskeln des Kleinfingerballens			
M. abductor digiti minimi	Os pisiforme, Lig. pisohamatum, Retinaculum flexorum	Grundphalanx des Kleinfingers und Dorsalaponeurose	R. profundus n. ulnaris
M. flexor digiti minimi brevis	Retinaculum flexorum und Hamulus ossis hamati	verschmilzt mit dem Ansatz des M. abductor digiti minimi	R. profundus n. ulnaris
M. opponens digiti minimi	Hamulus ossis hamati, Retinaculum flexorum	Os metacarpale V	R. profundus n. ulnaris
Muskeln der mittleren Kammer			
Mm. lumbricales	von der radialen Seite des M. flexor digitorum profundus	von radial in die Dorsalaponeurose	Die radialen Mm. I + II vom N. medianus, die ulnaren Mm. III + IV vom R. profundus n. ulnaris

Muskel	Ursprung	Ansatz	Innervation
Muskeln der Spatia interossea metacarpi			
Mm. interossei palmares	Os metacarpale II, IV und V	Dorsalaponeurose des entsprechenden Fingers, dem Dig. III fehlt dieser Muskel	R. profundus n. ulnaris
Mm. interossei dorsales	von den einander zugewandten Seiten der Metacarpalia	Dorsalaponeurose der Finger II – IV	R. profundus n. ulnaris

Tab. 2.7:   Handmuskeln

Klinik: Bei einer **Lähmung des R. profundus n. radialis** können die Finger im Grundgelenk nicht mehr gestreckt werden (Ausfall des M. extensor digitorum). Es kommt zur Beugung in der Grundphalanx durch die Mm. interossei und lumbricales. Der Daumen steht in Opposition. Bei **Schädigung des Hauptastes des N. radialis** kommt es zur **Fallhand.**

Bei einer **Medianuslähmung** können die Finger II und III nicht mehr im Mittel- und Endglied gebeugt werden. Der Daumen liegt dem Zeigefinger an (M. adductor pollicis). Beim Faustschluss kommt es zur typischen **Schwurhand.**

Eine Lähmung des **R. profundus n. ulnaris** führt zum Ausfall der Mm. interossei und der ulnaren Mm. lumbricales. Die Finger sind im Grundgelenk gestreckt, Mittel- und Endgelenke stehen aber durch die jetzt stärkeren Flexoren gebeugt **(Krallenhand).**

! Merke:
- N. **median**us – **Schwur**hand
- N. **rad**ialis – **Fall**hand
- N. **uln**aris – **Krall**hand

Ich **schwöre** dir beim heiligen **Median,**
dass ich, wenn ich vom **Rad falle,**
der **Ulla** die Augen aus**kralle.**

☐ ☐ ☐
☺ ☺ ☹

? Frage: Wie erfolgt die Gefäßversorgung am Handrücken?

✚ Der genaue Verlauf beider Gefäßbögen variiert individuell sehr stark.

Antwort: Die **A. radialis** tritt auf der Palmarseite der Handwurzel um das Os trapezium zum **Handrücken,** nachdem sie den **R. palmaris superficialis** zu den Daumenballenmuskeln abgegeben hat. Sie zieht in der Tabatière nach distal und tritt am proximalen Ende des Spatium interosseum metacarpi I auf die Palmarseite der Hohlhand. Auf dem Handrücken gibt sie die **A. metacarpalis dorsalis I** ab. Zusammen mit den Aa. interossea anterior und posterior und den Rr. carpales dorsales aus den Aa. radialis und ulnaris bildet sie das **Rete carpale dorsale.** Hieraus gehen wiederum die **Aa. metacarpales dorsales** hervor, die zu den Fingern ziehen und sich jeweils in die **Aa. digitales dorsales** aufzweigen.

In der **Hohlhand** liegt eine oberflächliche Gefäß-Nerven-Schicht mit dem **Endast der A. ulnaris,** Zweigen des N. medianus und R. superficialis n. ulnaris. Hier entsteht der **Arcus palmaris superficialis** aus der A. ulnaris, der radial mit dem R. palmaris superficialis der A. radialis anastomisiert. Unter den Sehnen der langen Fingerbeuger liegt eine tiefe Gefäß-Nerven-Schicht mit dem R. profundus n. ulnaris und dem **Arcus palmaris profundus,** der überwiegend aus der **A. radialis** gespeist wird. Die A. radialis gibt zusätzlich die A. princeps pollicis zum Daumenballen ab.

3 Untere Extremität

3.1 Beckenwand

Frage: Wie ist das **knöcherne Becken** aufgebaut? **?**

Antwort: Das Becken besteht aus dem Os coxae, welches wiederum durch die Synostose der drei Knochen **Os ilii, Os ischii** und **Os pubis** gebildet wird. Zwischen dem 14. und 18. Lebensjahr verknöchern die Knorpelfugen (Ypsilonfuge). Sie treffen in der Hüftpfanne, dem Azetabulum, aufeinander. Der kraniale Rand des Darmbeins (Os ilii) wird von dem verdickten Darmbeinkamm gebildet. Ventral bildet er den gut tastbaren Darmbeinstachel **(Spina iliaca anterior superior),** welcher der Ursprung der Mm. sartorius und tensor fasciae latae ist. Kaudal davon liegt die Spina iliaca anterior inferior, Ursprung des M. rectus femoris und des Lig. iliofemorale. Dorsal befinden sich ebenfalls die zwei Höcker Spina iliaca posterior superior und inferior. Die Linea arcuata auf der Innenseite stellt die Grenze zwischen kleinem und großem Becken dar.

✚ Der eingeschlossene Winkel am Arcus pubis ist bei der Frau stumpf (90–100°) und am Scheitel gerundet, beim Mann hingegen kleiner (< 90°).

Klinik: Am Darmbeinkamm (Crista iliaca) kann radiologisch das Wachstumsalter durch die Verknöcherung der Epiphysenfuge beurteilt werden, das **Risser-Zeichen.** Die Verknöcherung findet hier zwischen dem 13.–15. Lebensjahr statt.

Das **Azetabulum** wird durch den kräftigen knöchernen Limbus acetabuli gebildet, der kaudal in der Incisura acetabuli unterbrochen ist und durch das Lig. transversum acetabuli ersetzt wird. Der Knorpelbelag der Hüftpfanne ist nur ein sichelförmiger Streifen, zentral ist das Azetabulum mit Fettgewebe ausgefüllt.

Das Os pubis und das Os ischii bilden zusammen das **Foramen obturatum,** welches die Membrana obturatoria und den Canalis obturatorius mit dem gleichnamigen Gefäß-Nerven-Bündel beinhaltet. Das Os ischii besitzt dorsal die Spina ischiadica, welche die Incisura ischiadica major von der Incisura ischiadica minor abgrenzt. Weiter kaudal liegt das Tuber ischiadicum, an dem die ischiokrurale Muskulatur ihren Ursprung hat. Das Os pubis besteht aus dem Ramus superior ossis pubis und dem Ramus inferior ossis pubis. Die beiden unteren Schambeinbögen werden durch den Discus interpubicus miteinander in der Symphyse verbunden und bilden mit dieser den Arcus pubis.

Antwort: Der Druck beim stehenden Menschen wird von der Wirbelsäule über das Kreuzbein (Os sacrum) und die beiden Kreuzbein-Darmbein-Gelenke **(Articulationes sacroiliacae)** in das Becken eingeleitet. Entlang des knöchernen Beckenrings, bestehend aus dem Os ilii, Os ischii und Os pubis, gelangt der Kraftfluss in das Azetabulum und damit in den Femur. Das Knochenmark bildet eine Bälkchenstruktur mit Druck- und Zugtrabekeln, die den Kraftfluss vom Azetabulum bis in den Femurschaft weiterleiten. Die Knochen müssen allerdings durch sehr kräftige Bandstrukturen zusammengehalten werden, da insbesondere im Einbeinstand bzw. in der Gehphase die Kräfte um ein Vielfaches des Körpergewichtes ansteigen können.

Klinik: Bei der **Rachitis** kann dies durch den Vitamin D-Mangel und der damit verminderten Knochenmineralisierung zu einer Abflachung des Beckens bis hin zum „Kartenherzbecken" führen.

Die **Kreuzbein-Darmbein-Gelenke** werden ventral durch die Ligg. sacroiliaca anteriora stabilisiert. Dorsal überspannen die Ligg. sacroiliaca interossea von der Tuberositas sacralis zur Tuberositas iliaca die Gelenke. Weiter dorsal schließen sich die Ligg. sacroiliaca posteriora an, die von dem Kreuzbein in breiten Zügen zur Tuberositas iliaca und zu den Spinae iliacae posterior superior und inferior verlaufen.

Klinik: Kranial des Sakroiliakalgelenks zieht das Lig. iliolumbale vom Proc. costalis des fünften Lendenwirbelkörpers zur Crista iliaca. Bei einer traumatischen Sprengung des Sakroiliakalgelenks ist ein Abriss des Querfortsatzes des fünften Lendenwirbelkörpers aufgrund dieser kräftigen Bandstruktur ein indirektes radiologisches Zeichen.

Zwei kräftige Bandstrukturen im Becken verhindern, dass sich das Sakrum unter dem Körpergewicht um eine Frontalachse verkippt (Nutation). Es sind dies das **Lig. sacrospinale,** eine dreieckige Faserplatte zwischen dem Seitenrand des Kreuz- und des Steißbeines und der Spina ischiadica, und das **Lig. sacrotuberale,** vom Kreuzbein zu Tuber ischiadicum ziehend.

Frage: Woraus wird der **Beckenkanal** gebildet, durch den ein Neugeborenes hindurchtreten muss? **?**

Antwort: Der Beckeneingang liegt zwischen Promontorium und Symphysenoberrand und wird von der Linea terminalis umgrenzt. Die engste Stelle und damit ein mögliches Geburtshindernis ist die **Conjugata vera,** die zwischen Promontorium und Hinterfläche der Symphyse liegt. Der Beckenausgang wird vom Symphysenunterrand und der Spitze des Steißbeines gebildet und ist eigentlich die anatomisch engste Stelle. Beim Geburtsvorgang wird allerdings die Steißbeinspitze durch den kindlichen Kopf um etwa 2,5 cm nach dorsal gedrückt.

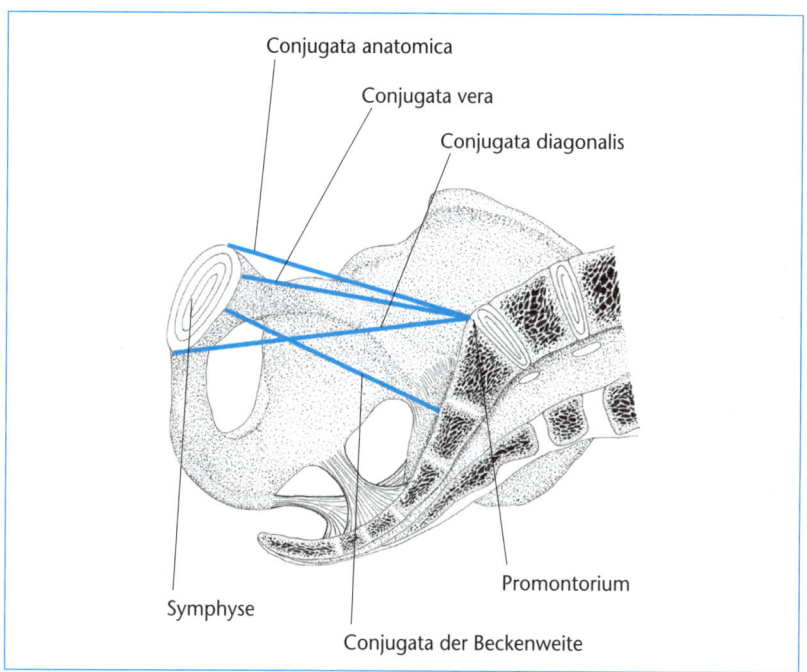

Abb. 3.1: Geburtskanal [1]

3.2 Hüfte

Frage: Erklären Sie den **CCD-Winkel!** **?**

Antwort: Der Femur bildet proximal durch den Schaft und den Schenkelhals den CCD-Winkel **(Caput-Collum-Diaphysenwinkel).** Dieser beträgt beim Neugeborenen ca. 150° und beim Erwachsenen ca. 125°. Der CCD-Winkel kann deutlich größer sein, dann spricht man von einer Coxa valga, er kann aber auch kleiner sein (Coxa vara).

Klinik: Bei älteren Patienten bricht oftmals der Schenkelhals schon bei relativ geringem Trauma. Diese Patienten leiden meist an einer Osteoporose. Dabei wird insbesondere die Spongiosa, später auch die Kortikalis, dünner und brüchig. Bei Laufbelastungen halten die **Zug- und Drucktrabekel** den Kräften häufig noch stand, bei einem Sturz hingegen führt die quere Kraft schnell zu einem Bruch des Schenkelhalses. Wenn dieser nicht deutlich disloziert ist, so kann man den Bruch im Röntgenbild durch inkomplette Trabekelstrukturen indirekt erkennen.

☐ ☐ ☐
☺ ☺ ☹

? Frage: Wie ist das **Hüftgelenk** aufgebaut?

Antwort: Das Hüftgelenk besteht zum einen aus der Gelenkpfanne und zum anderen aus dem Femurkopf. Die Gelenkpfanne wird von dem **Azetabulum** und dem **Lig. transversum** acetabuli gebildet. Die Gelenkfläche wird durch das **Labrum acetabuli,** einer fast zirkulären Knorpellippe, vergrößert. Der Knorpelüberzug der Pfanne ist sichelförmig, zentral liegt ein Fettpolster in der Fossa acetabuli, in die das Lig. capitis femoris eingebettet ist. Im Ligament verlaufen Äste des Ramus acetabularis der A. obturatoria oder der A. circumflexa femoris medialis.

Die Gelenkkapsel wird von kräftigen Bandstrukturen unterstützt. Das **Lig. iliofemorale** zieht auf der Vorderseite von der Spina iliaca anterior inferior fächerförmig zur Linea intertrochanterica. Es spannt sich bei Streckung des Beines an und verhindert damit eine Retroversion. Zusätzlich verhindert der laterale Schenkel eine starke Außenrotation und der mediale eine übermäßige Innenrotation. Das **Lig. pubofemorale** zieht von dem proximalen Os pubis in den medialen Ast des Lig. iliofemorale und verhindert eine starke Abduktion. Als dritte Bandstruktur liegt das **Lig. ischiofemorale** dorsal des Hüftgelenks und zieht vom Sitzbein schraubenförmig zur Zona orbicularis und zur Fossa trochanterica. Einzelne Fasern strahlen in das Lig. iliofemorale ein und verhindern eine starke Retroversion neben der eigentlichen Einschränkung der Innenrotation.

☐ ☐ ☐
☺ ☺ ☹

? Frage: Wie wird das Hüftgelenk **arteriell** versorgt?

Antwort: Dies geschieht über Äste der **Aa. circumflexa medialis und lateralis,** die beide aus der A. profunda femoris entspringen. Von dorsal ziehen Äste der **A. glutaea inferior** in das Hüftgelenk und kommunizieren mit den Rami ascendens der Circumflexagefäße.

> **Merke:** Adduktoren des Oberschenkels !
> * Musculus **pec**tineus   **Pe**tra
> * Musculus adductor **l**ongus   **l**iegt
> * Musculus **g**racilis   **g**erne
> * Musculus adductor **b**revis   **b**ei
> * Musculus adductor **magnus**   **Magnus.**

Frage: Welche Muskeln führen zu einer **Streckung** im Hüftgelenk, welche Muskeln bewirken die Flexion, die Ab- und Adduktion im Hüftgelenk?   **?** ☐ ☐ ☐ ☺ ☺ ☹

Antwort: Der kräftigste Hüftstrecker ist der **M. glutaeus maximus** (☞ Tab. 3.1). Er muss insbesondere beim Treppensteigen das gesamte Körpergewicht hochstemmen. Unterstützt wird er von der Ischiokruralmuskulatur (speziell M. semimembranosus) und den hinteren Faserbündeln der kleinen Glutäalmuskeln. Die Mm. iliopsoas, rectus femoris und tensor fasciae latae beugen das Hüftgelenk. Abduziert wird das Hüftgelenk durch die kleinen Glutäalmuskeln, den M. tensor fasciae latae (bei gestrecktem Knie), durch die kranialen Fasern des M. glutaeus maximus und durch den M. rectus femoris (bei gebeugtem Knie). Die Adduktorengruppe, insbesondere der M. adductor magnus als einer der größten menschlichen Muskeln, der M pectineus, die kaudalen Faserzüge des M. glutaeus maximus und die Mm. iliopsoas und semimenbranosus führen zur Adduktion im Hüftgelenk.

Klinik: Ein positives **Trendelenburg-Zeichen** liegt bei einer Schwächung oder Lähmung der Hüft**ab**duktoren vor. Beim Einbeinstand sinkt die gegenseitige Beckenhälfte durch fehlende Muskelanspannung ab. Bei einer beidseitigen Muskelinsuffizienz wie z. B. bei einer beidseitigen angeborenen Hüftgelenkluxation resultiert ein so genannter **Watschelgang.**

Frage: Welche Strukturen liegen **unterhalb** des **Leistenbandes?**   **?** ☐ ☐ ☐ ☺ ☺ ☹

Antwort: Das Leistenband, **Lig. inguinale,** verläuft von der Spina iliaca anterior superior zum Tuberculum pubicum. Lateral wird es von der Fascia iliaca gebildet, die beiden medialen Drittel sind zugleich die Aponeurose des M. obliquus externus abdominis. Es bildet zusammen mit dem oberen Beckenrand eine Durchtrittsstelle für Muskeln, Gefäße und Nerven, die durch den Arcus iliopectineus in die Lacuna musculorum und die Lacuna vasorum unterteilt wird. Durch die **Lacuna musculorum** treten der N. cutaneus femoris lateralis zur Haut an der Außen-

Muskel	Ursprung	Ansatz	Innervation
innere Hüftmuskeln			
M. iliopsoas	medialer Muskelteil = M. psoas major (langfaserig, große Hubhöhe): 12. BWK bis 4. LWK und Procc. costales aller Lendenwirbelkörper lateraler Muskelteil = M. iliacus (große Faserzahl, große Kraftkomponente): Fossa iliaca	gemeinsame Endsehne am Trochanter minor	Äste des Plexus lumbalis und des N. femoralis
äußere Hüftmuskeln			
M. glutaeus maximus	Kreuz- und Steißbeinrand, Darmbeinkamm hinter der Linea glutaea posterior, Fascia thoracolumbalis und Lig. sacrotuberale	als breite Endsehne in Fascia lata und Tractus iliotibialis einstrahlend, Tuberositas glutaea und Linea aspera	N. glutaeus inferior
M. glutaeus medius	Außenfläche der Darmbeinschaufel	laterale Spitze des Trochanter major	N. glutaeus superior
M. glutaeus minimus	Außenfläche der Darmbeinschaufel	Trochanter major	N. glutaeus superior
M. tensor fasciae latae	lateral der Spina iliaca posterior superior	Fascia lata	N. glutaeus superior
Tractus iliotibialis (breiter Verstärkungsstreifen der Fascia lata)	Spina Iliaca	Condylus lateralis tibiae, zusätzlich über Septum intermusculare laterale am Os femoris, Caput fibulae und Retinaculum patellae laterale	N. glutaeus superior
M. piriformis	Facies pelvica des Sacrums und Kapsel des Sacroiliacalgelenks	durch Foramen ischiadicum majus zur Innenseite der Spitze des Trochanter major	N. piriformis
M. obturatorius internus und Mm. gemelli (bilden genetische Einheit)	Innenfläche der Membrana obturatoria und umgrenzender Knochenrahmen	Fossa trochanterica	N. obturatorius internus, selten N. pudendus oder N. ischiadicus
M. quadratus femoris	Sitzbeinhöcker	Crista intertrochanterica	N. m. quadrati femoris, selten Tibialisanteil des N. ischiadicus
M. obturatorius externus	Außenfläche der Membrana obturatoria und umgrenzender Knochenrahmen	dorsal des Hüftgelenkes an der Fossa trochanterica	N. obturatorius
Adduktorengruppe			
M. adductor longus	Schambein	mittleres Drittel der Linea aspera	R. anterior des N. obturatorius

Muskel	Ursprung	Ansatz	Innervation
M. adductor brevis	unterer Schambeinast	Linea aspera, proximal des M. adductor longus	R. anterior des N. obturatorius
M. adductor magnus	unterer Schambeinast bis zum Sitzbeinhöcker	Linea aspera und Epicondylus medialis ossis femoris	R. posterior des N. obturatorius und Tibialisanteil des N. ischiadicus
M. gracilis	mediale Kante des unteren Schambeinastes	im Pes anserinus an der medialen Fläche der proximalen Tibia	R. anterior des N. obturatorius
M. pectineus	oberer Schambeinast	Linea pectinea	N. femoralis und R. anterior des N. obturatorius

Tab. 3.1:   Muskeln der Hüfte

seite des Oberschenkels, der M. iliopsoas zum Trochanter minor und der N. femoralis. Durch die **Lacuna vasorum** verlaufen der R. femoralis des N. genitofemoralis, die A. femoralis und medial davon die V. femoralis. Zusätzlich treten efferente Lymphgefäße der Nodi lymphatici inguinales profundi hindurch. Auch der **Rosenmüller-Lymphknoten** liegt in der Lacuna vasorum.

Merke: IVAN = **i**nnen **V**ene, dann **A**rterie, außen **N**erv **!**

Klinik: Eine **Schenkelhernie** geht vom Schenkelring aus. Dieser wird durch das Leistenband, den Arcus pectineus und den oberen Schambeinast gebildet. Er wird medial vom Lig. lacunare ausgekleidet, der Anulus femoralis vom Septum femorale. Durch verstärkten abdominellen Druck werden Eingeweide mit Peritoneum und dem Septum femorale zum Teil unter der Fascia lata bis zum Hiatus saphenus vorgewölbt und bilden damit einen Schenkelkanal. Im Gegensatz dazu liegen Leistenbrüche stets oberhalb des Leistenbandes.

Frage: Welche Strukturen ziehen beim Mann, welche bei der Frau durch den **Leistenkanal?** **?**

Antwort: Der Leistenkanal **(Canalis inguinalis)** wird vorne und unten vom Lig. inguinale gebildet. Er beginnt lateral des Tuberculum pubicum mit dem Anulus inguinalis profundus (innerer Leistenring), zieht schräg von dorsal lateral nach ventral, medial und kaudal und endet mit dem

Anulus inguinalis superficialis (äußerer Leistenring) oberhalb des Tuberculum pubicum.

Beim Mann ziehen durch den Leistenkanal, eingehüllt in den M. cremaster und die Fascia spermatica interna, der **Ductus deferens,** die Aa. ductus deferentis, cremasterica und testicularis, die Vv. ductus deferentis und testicularis (Plexus pampiniforms), der N. ilioinguinalis und der R. genitalis des N. genitofemoralis und das vegetative Nervengeflecht des Plexus testicularis. Bei der Frau ziehen das runde **Lig. teres uteri** (Mutterband), die A. ligamenti teretis uteri sowie der N. ilioinguinalis und der R. genitalis des N. genitofemoralis hindurch.

? Frage: Zeigen Sie den Verlauf und die Abzweigungen der **A. femoralis** auf!

Antwort: Die A. femoralis ist die distale Fortsetzung der A. iliaca externa. Sie zieht oberflächlich unterhalb des Leistenbandes aus der Lacuna vasorum, wo man sie gut tasten kann, in die Unterleistengrube. Dort verläuft sie unterhalb des M. sartorius in der Rinne zwischen den Mm. vastus medialis und adductor longus zum Adduktorenkanal und tritt durch den Hiatus tendineus als A. poplitea in die Kniekehle. In der Fossa iliopectinea (subinguinalis) gibt sie Hautäste (Aa. epigastrica superficialis, circumflexa iliaca superficialis, pudenda externa) und die A. profunda femoris ab, die tiefe Hauptschlagader des Oberschenkels.

? Frage: Nennen Sie die Gefäß-Nerven-Bündel, die durch das **Foramen ischiadicum** hindurchtreten.

Antwort: Das Foramen ischiadicum wird aus dem Os ischii (Incisura ischiadica major), und den Ligg. sacrotuberale und sacrospinale gebildet. Es teilt sich in ein Foramen ischiadicum majus und ein Foramen ischiadicum minus.

Der **M. piriformis** unterteilt das **Foramen ischiadicum majus** nochmals in ein **Foramen suprapiriforme** und ein **Foramen infrapiriforme.** Durch das Foramen suprapiriforme ziehen die Vasa glutaea superiora und der N. glutaeus superior, durch das Foramen infrapiriforme der N. ischiadicus, der N. cutaneus femoris posterior, die Vasa glutaea inferiora, der N. glutaeus inferior, die Vasa pudenda interna und der N. pudendus. Das **Foramen ischiadicum minus** wird aus den beiden Ligg. sacrospinale und sacrotuberale sowie aus der Incisura ischiadica minor gebildet. Die Vasa pudenda interna, der N. pudendus und der M. obturatorius internus ziehen hindurch.

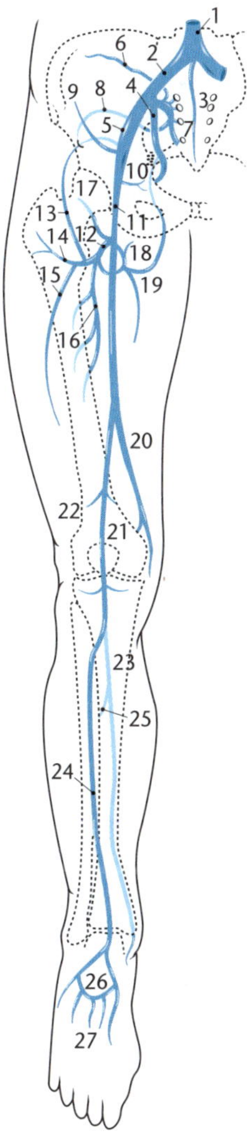

1 – Aorta
2 – A. iliaca communis
3 – A. sacralis mediana
4 – A. iliaca interna
5 – A. iliaca externa
6 – A. iliolumbalis
7 – Aa. sacrales laterales
8 – A. glutaea superior
9 – A. circumflexa iliaca profunda
10 – A. epigastrica inferior
11 – A. femoralis
12 – A. profunda femoris
13 – R. ascendens der A. circumflexa femoris lateralis
14 – R. transversus der A. circumflexa femoris lateralis
15 – R. descendens der A. circumflexa femoris lateralis
16 – Aa. perforantes
17 – R. ascendens der A. circumflexa femoris medialis
18 – R. acetabularis der A. circumflexa femoris medialis
19 – R. ascendens der A. circumflexa femoris medialis (geht in die A. obturatoria über)
20 – A. descendens genicularis
21 – A. poplitea
22 – A. superior lateralis genus
23 – A. tibialis posterior
24 – A. tibialis anterior
25 – A. peronaea
26 – A. dorsalis pedis (endet in der A. arcuata)

Abb. 3.2:   Arterien der unteren Extremität

Klinik: Die Glutealregion mit ihrer großen Muskelmasse kann eine große Menge an Medikamenten aufnehmen. Der **N. ischiadicus** verläuft jedoch hindurch und kann bei intramuskulären Injektionen leicht verletzt werden. Es sollte daher immer in den oberen äußeren Quadranten injiziert werden.

Frage: Wie verläuft der **N. ischiadicus?**

Antwort: Der **N. ischiadicus** zieht auf der Faszie des M. adductor magnus nach seinem Durchtritt aus dem Foramen ischiadicum infrapiriforme zwischen den Adduktoren und den Flexoren, oberhalb der Kniekehle zwischen den medialen und den lateralen Flexoren, distalwärts und teilt sich spätestens auf Höhe der Kniekehle in den **N. tibialis** und den **N. peronaeus communis.** Beide Teile sind jedoch schon im Becken angelegt mit einer gemeinsamen Bindegewebshülle. Er innerviert die Mm. obturatorius internus, gemelli, quadratus femoris und die ischiokrurale Muskulatur sowie alle Muskeln an Unterschenkel und Fuß.

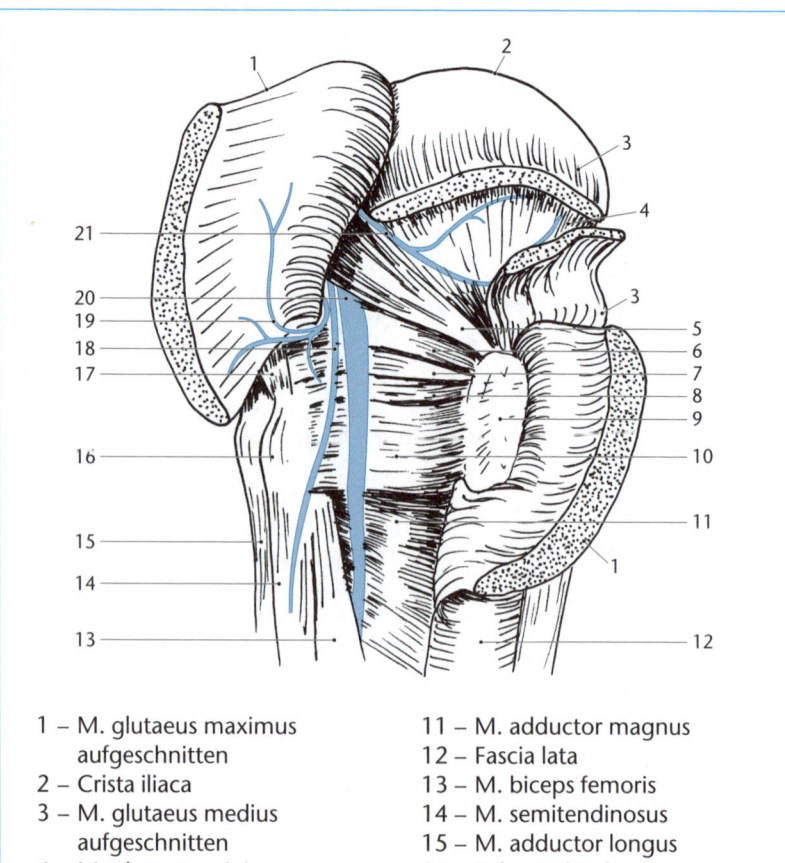

1 – M. gluteaus maximus aufgeschnitten	11 – M. adductor magnus
2 – Crista iliaca	12 – Fascia lata
3 – M. glutaeus medius aufgeschnitten	13 – M. biceps femoris
4 – M. glutaeus minimus	14 – M. semitendinosus
5 – M. piriformis	15 – M. adductor longus
6 – M. gemellus superior	16 – Tuber ischiadicum
7 – M. obturatorius internus	17 – Lig. sacrotuberale
8 – M. gemellus inferior	18 – N. cutaneus femoris posterior
9 – Trochanter major	19 – A. und N. glutaeus inferior
10 – M. quadratus femoris	20 – N. ischiadicus
	21 – A. und N. glutaeus superior

Abb. 3.3:   Foramen piriformis

3.3 Oberschenkel und Kniegelenk

Frage: Aus welchen Muskelansätzen wird der **Pes anserinus** gebildet?

? ☐ ☐ ☐ ☺ ☻ ☹

Antwort: Er entsteht durch die Sehnen der **Mm. sartorius** (oberflächliche Schicht), **gracilis** und **semitendinosus** (tiefe Schicht, ☞ Tab. 3.2). Oberflächliche Faserzüge setzen sich in die Fascia cruris fort.

Muskel	Ursprung	Ansatz	Innervation
M. quadriceps femoris (besteht aus vier Einzelmuskeln, M. rectus femoris und Mm. vasti)		gemeinsamer Ansatz: gemeinsame Endsehne mit der Patella als Sesambein, von dort zieht Lig. patellae zur Tuberositas tibiae	
M. rectus femoris	mit Caput rectum an Spina iliaca anterior inferior, mit Caput reflexum am Oberrand der Hüftpfanne	Lig. patellae	N. femoralis
M. vastus medialis	an den proximalen $2/3$ der Linea aspera und den Endsehnen der Mm. adductor longus und magnus	Lig. patellae	N. femoralis
M. vastus lateralis	Trochanter major, Labium laterale der Linea aspera	Lig. patellae und Retinaculum laterale	N. femoralis
M. vastus intermedius	vordere und laterale Fläche des Os femoris	Lig. patellae	N. femoralis
M. sartorius	Spina iliaca anterior superior spiralig in Faszienscheide der Fascia lata, kreuzt Beugeseite des Kniegelenks dorsal	Pes anserinus medial der Tuberositas tibiae	N. femoralis
Flexorengruppe (ischiokrurale Muskulatur)			
M. biceps femoris	Caput longum: hintere Fläche des Sitzbeinhöckers, Caput breve: mittleres Drittel der lateralen Lippe der Linea aspera	gemeinsame Endsehne am Fibulaköpfchen, wenige Fasern zur lateralen Tibiafläche	Caput longum: Tibialisanteil des N. ischiadicus, Caput breve: Peronäusanteil des N. ischiadicus
M. semitendinosus	Tuber ischiadicum, medial des Caput longum des M. biceps femoris	Pes anserinus an der medialen Tibiafläche	Tibialisanteil des N. ischiadicus
M. semimembranosus	Tuber ischiadicum, lateral des Caput longum des M. biceps femoris	medialer Tibiakondylus, Faszie des M. popliteus	Tibialisanteil des N. ischiadicus

Tab. 3.2: Extensoren- und Flexorengruppe des Oberschenkels (ischiokrurale Muskulatur)

Klinik: Der M. semitendinosus besitzt eine sehr lange Endsehne, die häufig zur Sehnenersatzplastik z.B. als Kreuzbandersatz verwendet wird.

Frage: Welches **Gefäß-Nerven-Bündel** kennen Sie am Oberschenkel?

Antwort: In der Fossa iliopectinea kommen die **A. und V. femoralis** mit dem **N. saphenus,** der distalen Fortsetzung des N. femoralis, zusammen. Der Nerv tritt von lateral an die Arterie heran, zieht gemeinsam mit den Gefäßen durch den **Adduktorenkanal** und verlässt diesen durch die Membrana vasoadductoria zur Medialseite des Knies, von wo er gemeinsam mit der V. saphena magna bis zum medialen Fußrand verläuft. Die Leitstruktur für das Gefäß-Nerven-Bündel ist der **M. sartorius,** der

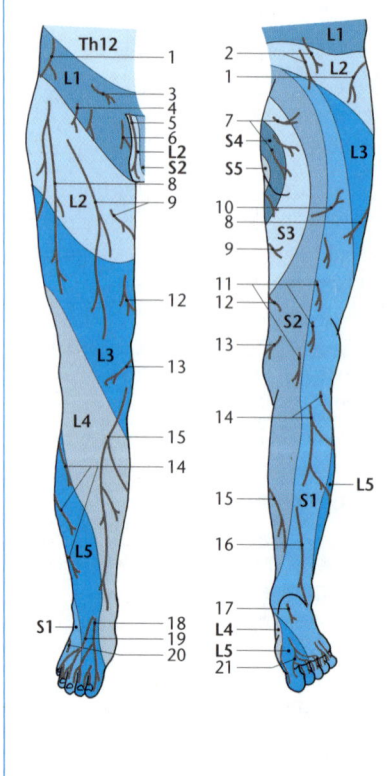

1 – R. cutaneus lateralis des
    N. iliohypogastricus
2 – Nn. clunium superiores
3 – R. cutaneus anterior des
    N. iliohypogastricus
4 – Rr. femorales des
    N. genitofemoralis
5 – R. genitalis des
    N. genitofemoralis
6 – N. scrotalis anterior des
    N. ilioinguinalis
7 – Nn. clunium medii
8 – N. cutaneus femoris lateralis
9 – N. cutaneus femoris anterior
10 – N. clunium inferior
11 – N. cuteneus femoris posterior
12 – R. cutaneus des N. obturatorius
13 – R. infrapatellaris des
    N. saphenus
14 – N. cutaneus surae lateralis
15 – Rr. cutanei cruris medialis des
    N. saphenus
16 – N. suralis
17 – Rr. calcanei mediales des
    N. tibialis
18 – N. cutaneus dorsalis medialis
19 – N. cutaneus dorsalis intermedius
20 – N. cutaneus dorsalis lateralis
21 – Nn. digitales plantares

Abb. 3.4:   Hautnerven und Dermatome der unteren Extremität

dieses bedeckt. Auf der Beugeseite des Oberschenkels gibt es keine größeren Gefäße. Wichtigste Struktur hier ist der **N. ischiadicus,** der zwischen Adduktoren- und Flexorengruppe nach distal verläuft.

Frage: Wie ist das **Kniegelenk** aufgebaut?

Antwort: Das Kniegelenk **(Articulatio genus)** besteht knöchern aus den Strukturen: Condylus mediale und laterale mit der dazwischenliegenden Fossa intercondylaris mit ihrer Facies patellaris, der Facies articularis superior tibiae, bestehend aus dem Condylus lateralis und medialis tibiae sowie der Eminentia intercondylaris, und der Patella. Das Fibulaköpfchen hat keine Verbindung zur Gelenkfläche, sondern besitzt medial eine kleine überknorpelte Fläche, die sich entsprechend am Condylus lateralis tibiae anlagert. Die **Menisci medialis** und **lateralis** liegen als C-förmige Scheiben auf der tibialen Gelenkfläche. Ventral sind sie über das Lig. transversum genus miteinander verbunden, dorsal zieht das Lig. meniscofemorale posterius vom lateralen Meniskushinterhorn zur lateralen Fläche des medialen Femurkondylus.

Frage: Welche **Bandstrukturen** stabilisieren das Kniegelenk?

Antwort: Die **seitliche** Stabilität wird von den **Ligg. collateralia tibiale** und **fibulare** sichergestellt. Das laterale Seitenband zieht vom Epicondylus lateralis femoris zum Caput fibulae. Das mediale ist im Gegensatz zum lateralen fest mit der Gelenkkapsel verbunden und zieht vom Epicondylus medialis femoris zur Medialfläche der proximalen Tibia und mit wenigen dorsalen Fasern zum medialen Meniskus. Es ist ein breites flaches Band, wohingegen das laterale Kollateralband rund ist. Beide Bänder stabilisieren das Kniegelenk in Streckstellung und geben ein Kreiseln in Beugestellung frei.

Die **hintere** Kapselwand wird u. a. durch Sehnenbündel der Mm. semimembranosus, popliteus und gastrocnemius verstärkt, welche die Stabilität unterstützen. Weitere Bänder sind das Lig. popliteum obliquum und das Lig. popliteum arcuatum, die die dorsale Kapselwand stabilisieren. Die Kreuzbänder als Binnenbänder des Kniegelenks sorgen für eine anteroposteriore Stabilität. Das **Lig. cruciatum anterius** zieht von der Area intercondylaris anterior der Tibia zum lateralen Femurkondylus, das **Lig. cruciatum posterius** zieht von der Area intercondylaris posterior zur lateralen Fläche des medialen Femurkondylus.

Klinik: Beim Riss der Kreuzbänder kommt es zur anteroposterioren Instabilität. Klinisch ist dies im Schubladentest zu diagnostizieren. Die vordere Schublade zeigt den Riss des vorderen Kreuzbandes, die hintere Schublade den des hinteren Kreuzbandes an.

 Frage: Welche **Bewegungsmöglichkeiten** bestehen im Kniegelenk?

Antwort: Das Kniegelenk ist in erster Linie ein **Scharniergelenk,** es kann daher beugen und strecken. Bei gebeugtem Knie sind jedoch auch Rotationsbewegungen möglich. Die eigentliche Beugung besteht beim Kniegelenk nur bei den ersten 20° aus einer reinen Beugung, anschließend kommt ein Gleitvorgang der Femurkondylen auf der tibialen Gelenkfläche hinzu. Die Tragachse verläuft beim physiologischen Knie ungefähr durch die Eminentia intercondylaris. Beim Genu valgum liegt die Belastung auf dem äußeren Gelenkspalt, beim Genu varum eher auf dem inneren Gelenkspalt.

Klinik: Durch die Rotationsmöglichkeit beim gebeugten Knie können in der Hockstellung die Menisci leicht zwischen den Gelenkflächen einklemmen und einreißen. Durch knöcherne Fehlbildungen oder aber auch durch Bandinstabilitäten kann es zu Achsabweichungen des Beines kommen. Hierzu zählen das Genu valgum (X-Bein) und Genu varum (O-Bein) sowie das Genu recurvatum. Physiologisch ist im Erwachsenenalter eine Valgusstellung von ca. 3–5°.

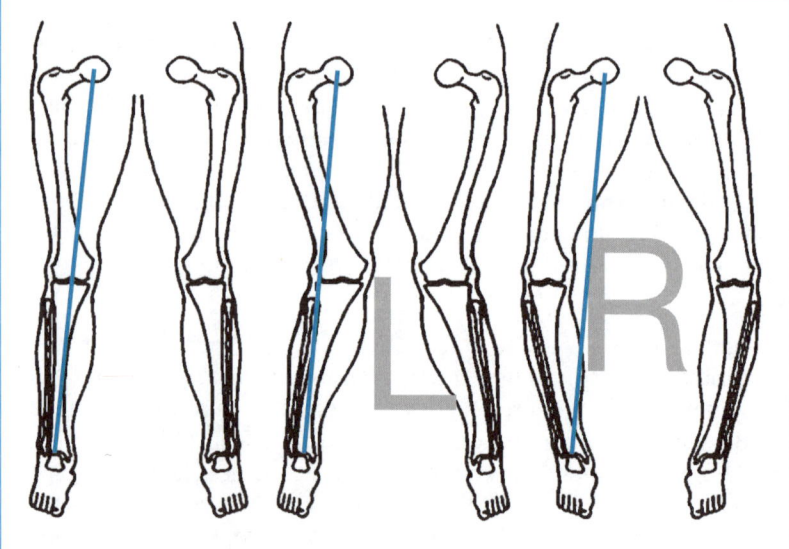

Abb. 3.5:   Beinfehlstellung

! **Merke:** Bei einem Genu va**l**gum kann man ein „**L**" zwischen die Beine stellen, bei einem Genu va**r**um passt ein „**R**" dazwischen.

3.4 Unterschenkel und Fuß

Frage: Welche **Gefäß-Nerven-Strukturen** sind am Knie und Unterschenkel besonders gefährdet? **?**

☐ ☐ ☐
☺ 😐 ☹

Antwort: In der Kniekehle läuft das Gefäß-Nerven-Bündel mit der **A. und V. poplitea** und dem **N. tibialis,** weiter lateral liegt der N. fibularis communis. Die Arterie liegt dabei am tiefsten und ist lediglich durch einen dünnen Fettkörper von der Femurkondyle getrennt. Bei Frakturen der Femurkondylen oder auch der proximalen Tibia kann die A. poplitea mitverletzt werden. Bei Verschluss der A. poplitea reicht ein Kollateralnetz über das Rete articulare genus meist nicht zur Versorgung des Unterschenkels aus.

Der **N. fibularis** (alt: peronaeus) **communis** trennt sich beim Eintritt in die Fossa poplitea vom N. tibialis und zieht an der Ansatzsehne des M. biceps femoris um das Fibulaköpfchen, wo er nur noch von Faszie und Haut bedeckt ist. Durch äußere und innere Einflüsse ist er an dieser Stelle besonders gefährdet, z.B. durch Druck von außen bei schlechter Lagerung, eine zu hohe Gipskante oder durch eine Fraktur der proximalen Fibula von innen. Er teilt sich im M. peronaeus longus in seine beiden Äste, den N. fibularis superficialis und den N. fibularis profundus.

Klinik: Die Nn. fibularis superficialis und profundus sind bei dem **Kompartmentsyndrom** besonders gefährdet. Durch eine Drucksteigerung in der entsprechenden Muskelloge kommt es zur ischämischen Muskelnekrose. Da der Nerv durch diese hindurchzieht, wird er übermäßig komprimiert und zeigt Lähmungserscheinungen, die langfristig bestehen bleiben können, wenn die Muskelloge nicht notfallmäßig gespalten wird.

Merke: Leitungsbahn in der Kniekehle: NIVEA = **N**erv außen – weiter **i**nnen **V**ene – dann **A**rterie **!**

Frage: Welche **Muskellogen** kennen Sie am Unterschenkel? **?**

☐ ☐ ☐
☺ 😐 ☹

Antwort: Am Unterschenkel werden drei Muskelkammern unterschieden (☞ Tab. 3.3). Umgeben sind sie alle von der Fascia cruris. Durch die Septa intermuscularia anterius und posterius cruris, die von der Faszie zur Fibula ziehen, sowie durch Fibula, Tibia und Membrana interossea cruris entstehen die
- **Kammer der Peronäusgruppe** mit den Mm. peronaeus longus und brevis

- **Flexorenkammer** mit den Mm. gastrocnemius, soleus und plantaris in der oberflächlichen Schicht und tiefer mit den Mm. flexor digitorum longus, tibialis posterior, flexor hallucis longus und popliteus
- **Extensorenkammer** mit den Mm. tibialis anterior, extensor hallucis longus, extensor digitorum longus und inkonstant mit dem M. peronaeus tertius

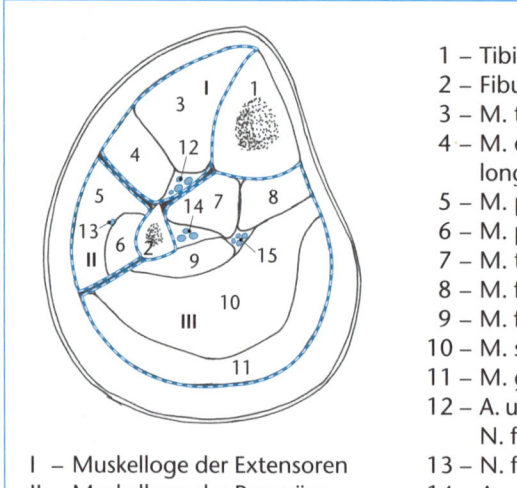

1 – Tibia
2 – Fibula
3 – M. tibialis anterior
4 – M. extensor digitorum longus
5 – M. peronaeus longus
6 – M. peronaeus brevis
7 – M. tibialis posterior
8 – M. flexor digitorum longus
9 – M. flexor hallucis longus
10 – M. soleus
11 – M. gastrocnemius
12 – A. und V. tibialis anterior und N. fibularis profundus
13 – N. fibularis superficialis
14 – A. und V. peronaea
15 – A. und V. tibialis posterior und N. tibialis

I – Muskelloge der Extensoren
II – Muskelloge der Peronäusgruppe
III– Muskelloge der Flexoren

Abb. 3.6:   Unterschenkelquerschnitt auf Höhe des proximalen Drittels

Muskel	Ursprung	Ansatz	Innervation
Extensorengruppe			
M. tibialis anterior	Condylus lateralis tibiae, laterale Fläche der proximalen $2/3$ der Tibia, Membrana interossea, Fascia cruris	Plantarfläche des Os metatarsale I und Os cuneiforme I	N. fibularis profundus
M. extensor digitorum longus	Condylus lateralis tibiae, Margo anterior der Fibula, Membrana interossea	Dorsalaponeurose der 2.– 5. Zehe	N. fibularis profundus
M. extensor hallucis longus	mediale Fläche der Fibula, Membrana interossea	Endphalanx der Großzehe	N. fibularis profundus
Peronäusgruppe			
M. peronaeus longus	Caput fibulae, Septa intermuscularia anterius und posterius, Fascia cruris	plantare Seite des Os metatarsale I, Os cuneiforme mediale	N. fibularis superficialis
M. peronaeus brevis	distale Hälfte der Fibula, Septa intermuscularia anterius und posterius	Tuberositas ossis metatarsalis V	N. fibularis superficialis

Muskel	Ursprung	Ansatz	Innervation
Flexorengruppe (oberflächliche Schicht)			
M. triceps surae (= M. gastrocnemius und M. soleus, entspricht der Wade)			
M. gastrocnemius	Facies poplitea, Caput mediale am Condylus medialis, Caput laterale am Condylus lateralis des Femurs	vereinigt sich mit M. soleus als Achillessehne am Tuber calcanei	N. tibialis
M. soleus	Caput fibulae und oberes Drittel der Fibula, Arcus tendineus m. solei, Linea m. solei der Tibia	Tuber calcanei (siehe M. gastrocnemius)	N. tibialis
M. plantaris	Condylus lateralis des Femurs	Tuber calcanei	N. tibialis
Flexorengruppe (tiefe Schicht)			
M. tibialis posterior	Membrana interossea, dorsale Fläche der Tibia, mediale Fläche der Fibula	Tuberositas ossis naviculare, Os cuneiforme I und II, Mittelfußknochen	N. tibialis
M. flexor hallucis longus	distale $^2/_3$ der Fibula, Membrana interossea, Sehne unterkreuzt an der Plantarfläche des Fußes am Chiasma plantae die Sehne des M. flexor digitorum longus	Endphalanx der Großzehe	N. tibialis
M. flexor digitorum longus	dorsale Fläche der Tibia	Endphalangen der 2.–5. Zehe	N. tibialis
M. popliteus	Condylus lateralis des Femur	dorsale Fläche der Tibia, proximal der Linea m. solei	N. tibialis

Tab. 3.3: Extensorengruppe, Peronäusgruppe und Flexorengruppe des Unterschenkels

Merke: Die Extensoren des Unterschenkels werden durch den N. fibularis profundus versorgt, die Flexoren durch den N. tibialis. **!**

Frage: Welche **Gelenke** am **Fuß** kennen Sie? **?**

Antwort: Die Hauptgelenke des Fußes sind das **obere Sprunggelenk** und das **untere Sprunggelenk** mit der Unterteilung in vorderes und hinteres Sprunggelenk. Unterteilt wird das untere Sprunggelenk durch das im Sinus tarsi liegende Lig. talocalcaneum interosseum.

Frage: Wie ist das obere Sprunggelenk aufgebaut? **?**

Antwort: Das obere Sprunggelenk **(Articulatio talocruralis)** wird aus der distalen **Tibia** und **Fibula** sowie aus dem **Talus** gebildet. Der Talus ist über drei Gelenkflächen mit der Malleolengabel verbunden. Medial und lateral stabilisieren kräftige Bandstrukturen das obere Sprunggelenk. Dies sind im Einzelnen medial das Lig. deltoideum (= Lig. mediale) vom Innenknöchel fächerförmig zum Talus, Os naviculare und zum Sustentaculum tali am Calcaneus. Lateral ziehen drei Bandstrukturen von der Fibulaspitze (Malleolus lateralis) als Ligg. talofibulare anterius und posterius zum Talus und als Lig. calcaneofibulare zum Calcaneus. Damit bei Belastung Tibia und Fibula durch den Talus nicht auseinandergedrängt werden, werden sie durch die **Membrana interossea** stabilisiert. Diese dient zur Abfederung bei Druckbelastung, als Muskelansatz und als Trennwand zwischen Beuge- und Streckmuskeln. Distal wird sie durch die Ligg. tibiofibularia anterius und posterius zur **Syndesmosis tibiofibularis** verstärkt.

Klinik: Die gebräuchlichste Einteilung von Außenknöchelfrakturen am Sprunggelenk erfolgt nach Weber. Bei einer **Weber-A-Fraktur** ist der Außenknöchel unterhalb der Syndesmose gebrochen. Frakturen auf Höhe der Syndesmose fallen in die Kategorie der **Weber-B-Frakturen.** Dabei ist die Syndesmose oft mit verletzt. Die **Weber-C-Fraktur** umfasst alle Frakturen oberhalb der Syndesmose, wobei hier die Syndesmose immer mit verletzt ist. Eine **Maissonneuve-Fraktur** ist eine hohe Weber-C-Fraktur, bei der die Fibula im oberen Drittel frakturiert sein kann und die Membrana interossea rupturiert ist. Diese wird häufig übersehen.

☐ ☐ ☐
☺ 😐 ☹

? **Frage:** Welche **Bewegungsmöglichkeiten** gibt es in den Sprunggelenken?

Antwort: Als Scharniergelenk kann das obere Sprunggelenk eine **Dorsalflexion** von ca. 20° und eine **Plantarflexion** von ca. 30° ausführen. Die Dorsalflexion, auch als Extension bezeichnet, wird durch die Mm. tibialis anterior, extensor hallucis longus und extensor digitorum longus erreicht, die Plantarflexion durch die Mm. soleus, gastrocnemius, tibialis posterior, flexor hallucis longus und flexor digitorum longus (☞ Tab. 3.4). Im unteren Sprunggelenk ist eine Supination (Heben des medialen Fußrandes) bis 50° und eine Pronation (Heben des lateralen Fußrandes) bis 30° möglich.

☐ ☐ ☐
☺ 😐 ☹

? **Frage:** Welche Fußfehlformen kennen Sie und wodurch sind sie entstanden?

Antwort: Am Fuß existiert ein **Längs-** und ein **Quergewölbe.** Das Längsgewölbe streckt sich vom Calcaneus bis zu den Metatarsaleköpfchen. Kommt es zu einer Insuffizienz der aktiven und/oder passiven Stabilisatoren, so entstehen Fußdeformitäten.

- Beim **Plattfuß** ist das Längsgewölbe abgeflacht,
- beim **Hohlfuß** ist es überhöht.
- Der **Spreizfuß** entsteht durch eine Abflachung des Quergewölbes insbesondere im Bereich der Mittelfußknochen.
- Der **Hackenfuß** entsteht durch eine starke Dorsalflexionsstellung aufgrund einer Lähmung der Unterschenkelflektoren (Ausfall des N. tibialis).
- Dahingegen liegt dem **Spitzfuß** eine Lähmung der Extensoren (N. fibularis profundus, ☞ Tab. 3.4) zu Grunde. Dies kann jedoch auch durch eine lange Zeit der Bettlägerigkeit verursacht sein, da die Plantarflexoren funktionell überwiegen.

Klinik: Bei bettlägerigen Patienten ist es wichtig, den Fuß immer im rechten Winkel zu halten, z. B. durch eine Schaumstoffschiene oder Gipsschale.

- Beim **Klumpfuß** ist der innere Fußrand angehoben und die laterale Fußkante steht nach plantar (Supinationsstellung).
- Der **Knickfuß** entsteht durch Verschiebung des Talus auf dem Calcaneus nach medial (Valgusstellung).
- Ein **Senkfuß** ist eine Kombination aus Knick- und Plattfuß.
- Meist sind die Fehlstellungen am Fuß Kombinationen aus all diesen Fehlstellungen.

Muskel	Ursprung	Ansatz	Innervation
Muskeln des Fußrückens			
M. extensor hallucis brevis	Dorsalfläche des Calcaneus	Grundphalanx der Großzehe	N. fibularis profundus
M. extensor digitorum brevis	Calcaneus	Dorsalaponeurose der 2.–4. Zehe	N. fibularis profundus
Muskeln des Großzehenballens			
M. abductor hallucis	Tuber calcanei, Aponeurosis plantaris	Grundphalanx der Großzehe, mediales Sesambein	N. plantaris medialis
M. flexor hallucis brevis	Ossa cuneiformia, Lig. plantare longum, Sehne des M. tibialis posterior	Caput mediale am medialen Sesambein und Grundphalanx der Großzehe, Caput laterale am lateralen Sesambein und Grundphalanx der Großzehe	N. plantaris medialis und lateralis

Muskel	Ursprung	Ansatz	Innervation
M. adductor hallucis	Caput obliquum am Os cuboideum, Os cuneiforme und 2.–4. Mittelfußknochen, Caput transversum an Gelenkkapsel des 3.–5. Zehengrundgelenks	laterales Sesambein und Kapsel des Großzehengrundgelenks	N. plantaris lateralis
Muskeln der mittleren Fußsohle			
M. flexor digitorum brevis	Tuber calcanei, Aponeurosis plantaris	Basis der Mittelphalangen der 2.–5. Zehe	N. plantaris medialis
M. quadratus plantae	Calcaneus	Sehne des M. flexor digitorum longus	N. plantaris lateralis
Mm. lumbricales	Sehne des M. flexor digitorum longus	Dorsalaponeurose der 2.–5. Zehe	N. plantaris medialis und lateralis
Mm. interossei dorsales und plantares	an den einander zugewandten Seiten der Metatarsalknochen	Grundphalangen der 2.–4. Zehe, Dorsalaponeurose	N. plantaris lateralis
Muskeln des Kleinzehenballens			
M. abductor digiti minimi	Tuber calcanei, Aponeurosis plantaris	Grundphalanx der Kleinzehe	N. plantaris lateralis
M. flexor digiti minimi brevis	Lig. plantare longum, Os metetarsale V	Grundphalanx der Kleinzehe	N. plantaris lateralis
M. opponens digiti minimi	Lig. plantare longum, Mittelfußknochen	Grundphalanx der Kleinzehe	N. plantaris lateralis

Tab. 3.4:   Fußmuskeln

 Klinik: Zur Diagnostik der Durchblutung am Bein ist der Pulsstatus sehr entscheidend, da er leicht klinisch getestet werden kann. Der Tastbefund kann bei Durchblutungsstörungen, wie sie bei Rauchern oder Diabetikern auftreten können, ein wichtiger klinischer Hinweis sein. Die **A. femoralis** ist in der Leistenbeuge (Fossa iliopectinea) leicht tastbar. Im weiteren Verlauf kann die **A. poplitea** bei gebeugtem Knie in der Kniekehle getastet werden. Nach Aufspaltung in die Aa. tibialis anterior und posterior kann auf dem Fußrücken die **A. tibialis anterior** getastet werden. Die **A. tibialis posterior** zieht in der Flexorenloge mit dem N. tibialis um den Innenknöchel, wo sie ebenfalls gut tastbar liegt und sich anschließend in die Aa. plantaris medialis und lateralis aufspaltet.

4 Rumpfwand

4.1 Wirbelsäule und Rücken

Frage: Erläutern Sie den **Aufbau** der Wirbelsäule! **?**

☐ ☐ ☐
☺ ☺ ☹

Antwort: Die Wirbelsäule unterteilt sich in die Halswirbelsäule (HWS) mit sieben Wirbelkörpern, die zwölf Brustwirbelkörper (BWK) und die Lendenwirbelsäule (LWS), welche aus fünf Wirbelkörpern besteht. Das Os sacrum (Kreuzbein) sind die miteinander verschmolzenen fünf Kreuzwirbel, es bildet die Verbindung zum Becken über das Sakroiliakalgelenk. Das Steißbein (Os coccygeus) ist ein Rudiment des bei vielen Tieren vorkommenden Schwanzes.

Frage: Nennen Sie die **Unterschiede** zwischen den einzelnen Wirbeln! **?**

☐ ☐ ☐
☺ ☺ ☹

Antwort: Jeder Wirbel ist aus einem **Wirbelkörper** (Corpus vertebrae) und dem **Wirbelbogen** (Arcus vertebralis) aufgebaut. Der Wirbelbogen wiederum besteht aus den beiden **Pediculi arcus vertebralis** (Wurzel), die durch die Lamina arcus vertebralis und den Wirbelkörper das **Foramen vertebrale** bilden. Dorsal sitzt der **Proc. spinosus,** lateral die beiden **Procc. transversi.**

Klinik: Es gibt an der Wirbelsäule diverse Anlagevariationen. So können einzelne Wirbel miteinander als **Blockwirbel** verschmolzen oder einige Teile der Wirbel nicht entwickelt sein. Es kommt zur **Keilwirbelbildung** und damit möglicherweise zur Skoliose, bei fehlendem Bogenschluss kann eine **Spina bifida** resultieren, oder es kommt zum Wirbelgleiten aufgrund einer Spaltbildung im Wirbelbogen **(Spondylolisthese).**

Die **Halswirbel** haben, abgesehen vom ersten und zweiten Wirbel, einen kleinen Wirbelkörper und bilden ein großes Foramen vertebrale. Der Processus transversi umschließt das Foramen transversarium, in der die A. vertebralis verläuft. Die Dornfortsätze sind beim 2.–6. Wirbelkörper gespalten. Erkennungszeichen der **Brustwirbel** stellen die Gelenkflächen zu den Rippen dar (Fovea costalis inferior und superior sowie Processus transversi). Die **Lendenwirbel** sind die kräftigsten Wirbel. Der Processus transversus ist nur als rudimentärer Proc. accessorius vorhanden. Stattdessen existieren hier ein Proc. costalis, ein Rippenrudiment sowie ein Proc. mamillaris.

Eine anatomische Sonderstellung nehmen erster und zweiter Halswirbel ein. Der **Atlas** (erster Halswirbel) besteht aus einem kleinen Arcus anterior und einem Arcus posterior. Beide Arci werden durch die Massa lateralis miteinander verbunden, die wiederum die Gelenkverbindung zum Kopf bilden. Der **Axis** (zweiter Halswirbel) besteht neben Körper und Bogen aus dem Dens axis, der über die Facies articularis anterior und posterior mit der Fovea dentis des Atlasbogens korrespondiert.

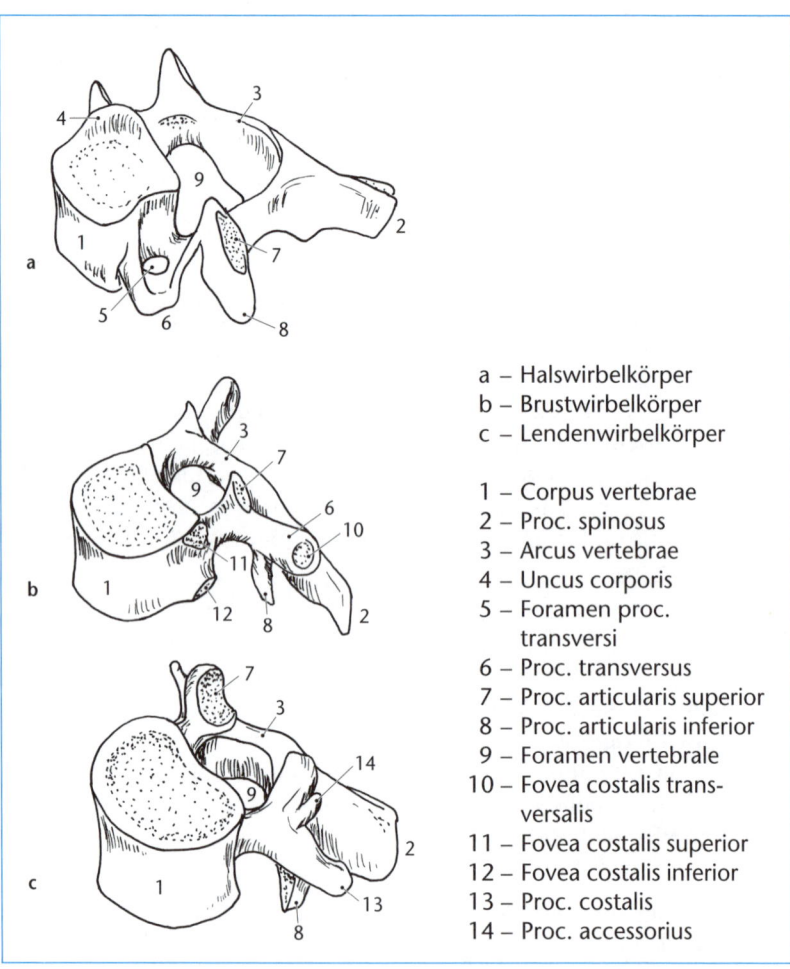

a – Halswirbelkörper
b – Brustwirbelkörper
c – Lendenwirbelkörper

1 – Corpus vertebrae
2 – Proc. spinosus
3 – Arcus vertebrae
4 – Uncus corporis
5 – Foramen proc.
     transversi
6 – Proc. transversus
7 – Proc. articularis superior
8 – Proc. articularis inferior
9 – Foramen vertebrale
10 – Fovea costalis trans-
      versalis
11 – Fovea costalis superior
12 – Fovea costalis inferior
13 – Proc. costalis
14 – Proc. accessorius

Abb. 4.1: Aufbau eines Wirbelkörpers

Frage: Wie sind die **Wirbel** untereinander **verbunden?**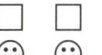

Antwort: Verbunden sind die Wirbel miteinander zum einen über die **Bandscheiben** (Disci intervertebrales) und zum anderen über die **Procc. articulares superior** und **inferior.** Zusätzlich stärken Bandstrukturen den Halt der Wirbelsäule. Die Bandscheibe besteht aus dem Anulus fibrosus, in dessen Mitte der gallertige Nucleus pulposus sitzt.

Klinik: Mit zunehmendem Alter nimmt der kolloidosmotische Druck im Nucleus pulposus ab und es kommt zur Verformung, die bis zum Austritt des Gallertkernes über den Anulus fibrosus führen kann **(Bandscheibenvorfall).** Drängt die Masse aus fibrösem und gallertigem Gewebe in den Spinalkanal, kann es zur Bedrängung einer Nervenwurzel und damit zu neurologischen Schädigungen kommen.

Die Wirbelkörper werden durch die **Ligg. longitudinale anterius** und **posterius** stabilisiert, wobei das anteriore Band deutlich kräftiger ist. Sie gehen über in die **Ligg. sacrococcygeum anterius** und **posterius profundum.** An den Wirbelbögen laufen die **Ligg. flava** innerhalb des Foramen vertebrale, wo sie die dorsale Wand bilden. Sie besitzen überwiegend elastische Fasern. Die **Ligg. interspinalia** (zwischen den Dornfortsätzen verlaufend) gehen im Nackenbereich in die **Ligg. nuchae** über. Sie verhindern insbesondere im Nacken eine übermäßige Ventralflexion, wie sie z.B. bei einem Schleudertrauma auftritt, haben aber im Brustwirbelsäulenbereich nur eine untergeordnete Funktion. Das **Lig. supraspinale** zieht über die Dornfortsatzspitzen und ist im Lumbalbereich am kräftigsten ausgebildet. Zusätzlich verlaufen **Ligg. intertransversaria** zwischen den Procc. transversi bzw. accessorii.

Frage: Welche **Bewegungsmöglichkeiten** sind in den einzelnen Abschnitten der Wirbelsäule möglich?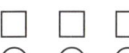

Antwort: Da die Procc. articulares der einzelnen Wirbel sich in Form und Stellung unterscheiden, sind auch verschiedene Bewegungsmuster möglich: In der **Halswirbelsäule** liegen die Wirbelbogengelenke **fast horizontal** und erlauben damit ausgedehnte Bewegungen in der Rotation um die Längsachse aber auch in der Ventral- und Dorsalflexion sowie eine Seitwärtsneigung. Hingegen sind die Gelenkflächen der **Brustwirbel fast frontal** gestellt. Zudem reichen die Dornfortsätze weit nach kaudal, was zusammen eine Rückneigung kaum zulässt aber eine starke Vorbeugung ermöglicht. Ebenso ist eine Seitneigung möglich, eine Rotation nur im unteren Brustwirbelsäulenbereich. An der **Lendenwirbelsäule** stehen die Procc. articulares **sagittal,** wodurch eine Seitneigung gut möglich ist, jedoch eine Rotation um die Längsachse fast aufgehoben ist.

☐ ☐ ☐
☺ 😐 ☹

? Frage: Welche Form beschreibt die Wirbelsäule?

Antwort: Die Wirbelsäule besteht aus einer **doppelten S-Form.** Im Einzelnen sind dies die **Hals- und Lendenlordose** sowie die **Brust- und Steißbeinkyphose.** Die Brustkyphose erweitert den Thorax für die thorakalen Organe.

> ✚ In der Frontalebene ist die Wirbelsäule orthograd. Bei Verbiegung spricht man von links- oder rechts-konvexer **Skoliose.** Übermäßige Kyphosierung oder Lordosierung, häufig durch Haltungsschwächen, führt zu Flach-, Rund- oder Hohlrundrücken.

☐ ☐ ☐
☺ 😐 ☹

? Frage: Welche **Funktionen** hat die Wirbelsäule?

Antwort: Da der Mensch aufrecht geht, soll die Wirbelsäule eine **Stützfunktion** bewirken und als eine Art **federnder Stoßdämpfer** z. B. des Kopfes (insbesondere des Gehirns) dienen. Zusätzlich bietet sie durch den Canalis vertebralis einen **Schutz für das Rückenmark.** Viele Muskeln setzen an den Wirbelkörpern und den Bändern an. Außerdem trägt sie durch die Vielzahl der Gelenke zur guten Beweglichkeit des Rumpfes bei.

☐ ☐ ☐
☺ 😐 ☹

? Frage: Beschreiben Sie die **autochthone Rückenmuskulatur!**

Antwort: Die Rückenmuskulatur besteht aus einer oberflächlichen und aus einer tiefen Schicht (☞ Tab. 4.1). Als Gesamtmuskel bezeichnet man die tiefe autochthone Schicht als **M. erector spinae.** Sie liegt dem Skelett direkt auf und wird von den Rr. posteriores der Spinalnerven innerviert. Durch diese Muskulatur sind alle Bewegungen der Wirbelsäule und die Sicherung der aufrechten Körperhaltung möglich. Die Fascia thoracolumbalis – im Nacken geht sie in die Fascia nuchae über – umhüllt die autochthone Muskulatur. Eine weitere Unterteilung splittet die Muskeln in einen medialen Muskelstrang mit dem spinalen und dem transversospinalen System und in einen lateralen Strang mit einem sakrospinalen, einem spinotransversalen und einem intertransversalen System.

Muskel	Ursprung	Ansatz	Innervation
medialer Strang			
spinales System (Mm. spinales, Mm. interspinales)	Procc. spinosi	Procc. spinosi, überspringen mindestens einen Wirbel	Rr. posteriores der Spinalnerven
transversospinales System (Mm. semispinales, Mm. multifidi, Mm. rotatores)	Os occipitale bzw. Querfortsätze	Dornfortsätze	Rr. posteriores der Spinalnerven
lateraler Strang			
sakrospinales System (Mm. iliocostales, Mm. longissimi)	Os sacrum, Wirbel und Rippen	Wirbel und Rippen	Rr. posteriores der Spinalnerven
spinotransversales System (M. splenius capitis, M. splenius cervicis)	Dornfortsätze	Querfortsätze	Rr. posteriores der Spinalnerven
intertransversales System (Mm. intertransversarii)	Querfortsätze	Querfortsätze	Rr. posteriores der Spinalnerven
kurze Nackenmuskulatur			
M. rectus capitis posterior major	Dorn des Axis	mittleres Drittel der Linea nuchae inferior	N. suboccipitalis
M. rectus capitis posterior minor	Tuberculum posterius des Atlas	mediales Drittel der Linea nuchae inferior	N. suboccipitalis
M. obliquus capitis superior	Atlasquerfortsatz	laterales Drittel der Linea nuchae inferior	N. suboccipitalis
M. obliquus capitis inferior	Dornfortsatz des Axis	Atlasquerfortsatz	N. suboccipitalis

Tab. 4.1:   Autochtone Rückenmuskulatur (M. erector spinae)

Frage: Aus welchen Muskeln ist die **oberflächliche** Nackenschicht aufgebaut? **?**   ☐ ☐ ☐   ☺ 😐 ☹

Antwort: Der Nacken wird anatomisch von der Linea nuchae, dem siebten Halswirbel sowie lateral dem Akromion begrenzt. Dorsal fällt äußerlich der **M. trapezius** auf, der einen rautenförmigen Sehnenspiegel besitzt. Der **M. sternocleidomastoideus** hat seinen Ursprung am Mastoid und zieht dann nach ventrokaudal zum Sternum und der medialen Klavikula. Darunter verläuft der **M. splenius capitis.**

4.2   Brustwand

☐ ☐ ☐
☺ 😐 ☹

? **Frage:** Aus welchen **knöchernen Elementen** besteht der Brustkorb?

🎗🎗🎗🎗🎗🎗🎗🎗🎗🎗🎗🎗🎗

✚ Im Halsbereich ver-
schmelzen die Querfort-
sätze manchmal nicht
mit den Halswirbeln. So
entstehen **Halsrippen,**
die zu Gefäßengpässen
oder auch neurologi-
schen Störungen durch
Druck auf den Plexus
brachialis führen kön-
nen.

Antwort: Der Thorax besteht aus dem **Sternum** ventral, den **zwölf Rip-penpaaren** und den **zwölf Brustwirbeln.** Das Sternum ist ein platter Knochen, der wiederum unterteilt ist in das Manubrium sterni, das Cor-pus sterni und den Proc. xiphoideus. Am Manubrium ist der Ansatz der Klavikula und der obersten 1½ Rippen. Am Übergang zum Corpus ist auch äußerlich der Angulus sterni (Brustbeinwinkel) tastbar, auf dessen Höhe die zweite Rippe ansetzt. Das Sternum hat mit der 1.–7. Rippe di-rekt Verbindung (Costae verae). Die 8.–10. Rippe sind über den knor-peligen Rippenbogen (Arcus costalis) verbunden (Costae spuriae). Die 11. und 12. Rippe enden frei in der Brustwand (Costae fluctuantes). Am Unterrand jeder Rippe befindet sich der Sulcus costae, in dem die Inter-kostalgefäße und -nerven laufen.

☐ ☐ ☐
☺ 😐 ☹

? **Frage:** Welche **Muskeln** sind zwischen den **Rippen** zu finden?

Antwort: Zwischen den Rippen befinden sich die Interkostalmuskeln (☞ Tab. 4.2). Dazu gehören die Mm. intercostales externi, interni und intimi, die Mm. subcostales und der M. transversus thoracis.

Muskel	Ursprung	Ansatz	Innervation
Mm. intercostales externi	äußerer Unterrand einer Rip-pe schräg von hinten oben nach vorn unten (Inspiration)	Oberrand der darun-ter liegenden Rippe	Rr. ventrales der Nn. intercostales
Mm. intercostales interni	innerer Oberrand einer Rippe im rechten Winkel zu den Mm. externi (Exspiration)	Sulcus costae	Rr. ventrales der Nn. intercostales
Mm. intercostales intimi	innerer Oberrand einer Rip-pe, zwischen interni und inti-mi verlaufen Gefäße und Ner-ven	Sulcus costae	Rr. ventrales der Nn. intercostales
Mm. subcostales	sehnig am oberen Rand der unteren Rippe	dorsale Seite der übernächsten Rippe	Rr. ventrales der Nn. intercostales
M. transversus thoracis	Innenseite des Corpus sterni und Proc. xiphoideus	Unterrand des 2.–6. Rippenknorpels	Rr. ventrales der Nn. intercostales

Tab. 4.2:   Interkostalmuskeln

☐ ☐ ☐
☺ 😐 ☹

? **Frage:** Benennen Sie den Verlauf der **A. thoracica interna** mit ihren Ästen!

Antwort: Die A. thoracica interna entspringt aus der **A. subclavia** und zieht etwa 1 cm lateral des Sternalrandes vor der Pleura costalis in der Fascia endothoracica abwärts. Sie teilt sich auf Höhe des sechsten Interkostalraumes in die **A. musculophrenica** und die **A. epigastrica superior.** Auf dem Weg durch den Thorax gibt sie die A. pericardiacophrenica ab, die Rr. intercostales anteriores, die Rr. thymici und mediastinales sowie die Rr. sternales und perforantes. Die A. epigastrica superior zieht in der **Rektusscheide** abwärts und anastomisiert mit der A. epigastrica inferior, mit der sie bei Verschluss der Aorta einen Kollateralkreislauf bilden kann.

Frage: Was wissen Sie über den Aufbau des **Zwerchfells**? **?**

Antwort: Das **Diaphragma** ist wie eine Halbkugel gestaltet. Es bildet den Boden des Thorax und das Dach des Abdomens. Es handelt sich um eine muskulös-sehnige Platte, die sich ringförmig von der unteren Thoraxapertur bis in die zentrale Sehnenplatte (Centrum tendineum) spannt. Es besteht aus der **Pars lumbalis** mit Crus dextrum und sinistrum, die sich jeweils noch in das Crus mediale und laterale aufteilen, sowie aus der **Pars costalis** und der **Pars sternalis.**

Frage: Können Sie die **Lücken** und die jeweils **hindurchtretenden Strukturen** aufzählen? **?**

Antwort: Es gibt folgende Öffnungen im Zwerchfell:
- den **Hiatus aorticus** zwischen den beiden Crura medialia der Pars lumbalis, der durch das Lig. arcuatum medianum verstärkt wird und die **Aorta descendens** und den **Ductus thoracicus** hindurchtretenlässt
- den **Hiatus oesophageus** in der Pars lumbalis, der den **Oesophagus** sowie die **Trunci vagales** anterior und posterior hindurchlässt
- das **Foramen v. cavae** im Centrum tendineum, durch das die **V. cava inferior** und der R. phrenicoabdominalis des rechten **N. phrenicus** hindurchtreten
- den **medialen Lumbalspalt** mit N. splanchnicus major und **V. azygos** (rechts) bzw. **V. hemiazygos** (links)
- den **lateralen Lumbalspalt** zwischen Crus mediale und laterale, der den **Truncus sympathicus** und den N. splanchnicus minor führt
- das **Bochdalek-Dreieck** als muskelschwache Stelle zwischen Pars lumbalis und Pars costalis
- die **Larrey-Spalte** (Trigonum sternocostale) zwischen Pars sternalis und Pars costalis, durch das die **A. und V. epigastrica superior** hindurchtreten

Klinik: Gerade in den muskelschwachen Stellen des Zwerchfells wie dem Bochdalek-Dreieck können **Zwerchfellhernien** entstehen. Dies können angeborene Hernien sein, aber insbesondere im Hiatus oesophagus auch erworbene nichttraumatische Hernien. In allen Fällen können sich Baucheingeweide mit Peritoneum und Pleura in die Lunge vorwölben und diese zum Teil stark komprimieren.

□ □ □
☺ ☺ ☹

? **Frage:** Wie wird das Zwerchfell **innerviert?**

✚ Schmerzen im Bereich der Leber und Gallenblase können daher in die rechte Schulter ausstrahlen, Schmerzen der Bauchspeicheldrüse in die linke Schulter.

Antwort: Der **N. phrenicus** innerviert motorisch das Diaphragma. Er zieht rechts durch das Foramen v. cavae, links hinter der Herzspitze entlang. Sensible Fasern ziehen als Rr. phrenicoabdominales rechts durch das Foramen v. cavae zur Leber und Gallenblase, links durch den Hiatus oesophagus zur Bauchspeicheldrüse. Da die Muskulatur des Zwerchfells aus den zervikalen Myotomen entsteht, wachsen auch **Nervenfasern aus C3–5** in das Septum transversum ein, die sich dann zum N. phrenicus vereinigen.

4.3   Bauchwand

□ □ □
☺ ☺ ☹

? **Frage:** Wie ist die Bauchwand **aufgebaut?**

Antwort: Die Bauchwand kann man in drei Schichten einteilen. Die **oberflächliche Schicht** besteht aus der Haut, der Unterhaut mit z.T. starken Fetteinlagerungen und aus der oberflächlichen Bauchfaszie (Fascia abdominis superficialis). Die **mittlere Schicht** enthält die Muskel-Sehnen-Platte zwischen Thorax und Becken, die innere Bauchfaszie (Fascia transversalis) und die Lendenwirbelsäule. Die **tiefe Schicht** ist die Grenzschicht zur Peritonealhöhle mit dem parietalen Bauchfell und einem bisweilen kräftigen subserösen Bindegewebslager.

Muskeln der ventralen Bauchwand sind der **M. rectus abdominis,** dessen Fasern vertikal verlaufen, die **Mm. obliquus externus** und **internus abdominis,** deren Fasern schräg ziehen, sowie der **M. transversus abdominis** mit horizontal verlaufenden Fasern (☞ Tab. 4.3). Die dorsale Bauchwand wird vom **M. quadratus lumborum** gebildet.

Muskel	Ursprung	Ansatz	Innervation
M. obliquus externus abdominis	Außenseite der 5.–12. Rippe, von hinten oben nach vorne unten (entspr. Mm. intercostales externi)	Linea alba, Crista iliaca und Lig. inguinale	Nn. intercostales V–XII

Muskel	Ursprung	Ansatz	Innervation
M. obliquus internus abdominis	Fascia thoracolumbalis, Linea intermedia der Crista iliaca, Spina iliaca anterior superior, laterale Hälfte des Lig. inguinale, verläuft z. T. senkrecht zum M. obliquus externus abdominis	9.–12. Rippe, Linea alba	Nn. intercostales VIII–XII, N. iliohypogastricus, N. Ilioinguinalis
M. transversus abdominis	Innenseite der 7.–12. Rippe, Fascia thoracolumbalis, Labium internum der Crista iliaca, lat. Drittel des Lig. inguinale	Transversus-Aponeurose geht mit Linea semilunaris in die Rektusscheide über	Nn. intercostales VII–XII, N. iliohypogastricus, N. ilioinguinalis
M. cremaster	entsteht durch Fasern der Mm. obliquus internus abdominis und transversus abdominis	begleitet beim Mann den Samenstrang bis zum Hoden	R. genitalis des N. genitofemoralis
M. rectus abdominis (ventraler Bauchmuskel)	sternale Enden der 5.–7. Rippe, Proc. xiphoideus	Symphyse, Tuberculum pubicum, wird durch 3–4 Intersectiones tendineae in unabhängige Abschnitte unterteilt	Nn. intercostales V–XII
M. pyramidalis (fehlt bei 20% der Menschen)	Symphyse, Crista pubica	Linea alba	N. subcostalis
M. quadratus lumborum (hinterer Bauchmuskel)	Crista iliaca, Lig. iliolumbale	12. Rippe, Proc. costalis des 1.–4. Lendenwirbels	N. subcostalis, Plexus lumbalis

Tab. 4.3: Bauchmuskeln

Frage: Welche **Schwachstellen** der Bauchwand kennen Sie, und welche Folgen können diese verursachen? **?**

Antwort: Die Bauchwand wird zum überwiegenden Teil von Muskelschichten gebildet. Im Bereich der **Linea alba,** insbesondere kranial des Bauchnabels und lateral des M. rectus abdominis, fehlt jedoch eine muskuläre Deckung. Hier ist eine **Rectusdiastase** möglich, die zu einer epigastrischen Hernie führen kann. Am **Nabel** wird die Durchtrittsstelle der Umbilicalgefäße postnatal durch einen Bindegewebspropf ausgefüllt, der durch hohen intraabdominellen Druck durch eine **Umbilikalhernie** verdrängt werden kann. Zeitlebens durchdringt der **Leistenkanal** die Bauchwand, der ebenfalls einen Loci minoris resistentiae darstellt, auch wenn er schräg über mehrere Zentimeter die Bauchwand passiert (☞ Kap. 3.2).

+ Laterale Leistenhernie: Bruchpforte in der lateralen Leistengrube (Fossa inguinalis lateralis), lateral von der A. epigastrica inferior, Bruchsack schiebt sich im Leistenkanal innerhalb des Samenstranges vor. **Mediale Leistenhernie:** immer erworben, liegt in der Fossa inguinalis medialis, Bruchsack besteht aus Peritoneum und Fascia transversalis.

Frage: Durch welche Schichten schneiden Sie, wenn Sie im rechten Unterbauch, z.B. zur Appendektomie, den Darm darstellen möchten?

Antwort: Nach Durchtrennung der Hautschichten und Darstellung des Unterhautfettgewebes (Cutis, Tela subcutanea) trifft man auf die oberflächliche **Bauchfaszie.** Medial liegt zwischen dieser Faszie und dem M. rectus abdominis die **Lamina anterior der Rektusscheide,** etwas weiter lateral trifft man auf die Muskelschichten der Mm. obliqui externus und internus sowie transversus abdominis mit jeweils dünnen Muskelfaszien, die man möglichst im Faserverlauf durchtrennt. Anschließend folgt die **Fascia transversalis,** die direkt auf dem **Peritoneum** liegt.

Klinik: Bei einem Verschluss der Pfortader kann sich ein Kollateralkreislauf an der Bauchwand entwickeln. Das **Pfortadersystem** anastomisiert mit den oberflächlichen und tiefen Venen der Bauchwand in der Nabelregion durch die **Vv. paraumbilicales.** Diese verlaufen im Lig. teres hepatis. Bei einer Stauung der V. porta weiten sich die geschlängelten Bauchwandvenen zum **Caput medusae** und transportieren das Blut nach kranial in das Gebiet der V. cava superior oder nach kaudal in das der V. cava inferior.

4.4　Weibliche Brust

Frage: Beschreiben Sie den **Aufbau** der weiblichen Brust!

Antwort: Die **Mamma** besteht aus Drüsen-, Fett- und Bindegewebe, welches in der Subcutis liegt. Die **Glandula mammaria** besteht aus 15–20 Lobi. Zwischen diesen Lobi liegt Fettgewebe, welches durch Bindegewebe zu einem Körper zusammengehalten wird. Das Fettgewebe bestimmt durch seine Fülle die Straffheit der Brust, das Bindegewebe durch seine Anordnung die Form. Weitere Faktoren wie Alter, Hauttyp, Körperhaltung und Stillperioden beeinflussen die Form zudem.

Die Brust liegt bei der jungen liegenden Frau auf Höhe der 3.–6. Rippe und liegt der Brustfaszie direkt an. Durch die **Ligg. suspensoria mammaria** ist die Dermisschicht der Mamma mit der Brustfaszie verbunden. Diese Faserzüge können sich nach mehreren Schwangerschaften und im Alter lockern. Die **Papilla mammaria** liegt im stärker pigmentierten Warzenhof (Areola mammae). Im Randbereich der Areola liegen kreisförmig angeordnet **apokrine Glandulae areolares** zur Befeuchtung der Papille beim Saugvorgang des Säuglings.

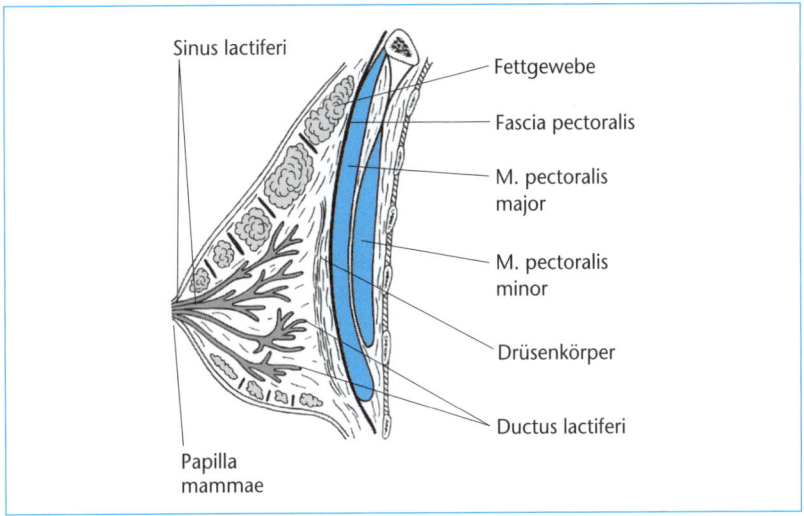

Sinus lactiferi

Fettgewebe

Fascia pectoralis

M. pectoralis major

M. pectoralis minor

Drüsenkörper

Ductus lactiferi

Papilla mammae

Abb. 4.2: Weibliche Brust mit Brustdrüse [1]

Frage: Wie verändert sich eine ruhende in eine **laktierende** Glandula mammaria?

? ☺ ☻ ☹

Antwort: Die **Milchgänge** beginnen bereits ab dem zweiten Schwangerschaftsmonat aufgrund des Östrogeneinflusses zu sprossen und sich weiter aufzuzweigen. In der Mitte der Schwangerschaft bilden sich zunehmend mehr **Alveolen** aus den seiten- und endständigen Knospen. Dies geschieht unter dem Einfluss von **Progesteron.** Ab dem achten Schwangerschaftsmonat bewirkt **Prolactin** die Bildung der Vormilch (Colostrum). Wenige Tage nach der Geburt beginnt die eigentliche Milchsekretion.

Frage: Welche **Lymphknoten** sind bei einer Entzündung der Brustdrüse befallen?

? ☺ ☻ ☹

Antwort: Über ein oberflächliches und ein tiefes Lymphgefäßsystem, welche miteinander korrespondieren, gelangt Lymphe aus der Mamma zur **Achselhöhle** (Nodi lymphatici axillares pectorales, centrales und apicales, und Nodi lymphatici cervicales laterales profundi), zum **M. pectoralis major** (Nodi lymphatici axillares interpectorales) oder durch die **Brustwand** zu den Nodi lymphatici parasternales und intercostales.

✚ Besonders wichtig ist diese Ausbreitung auch bei einer möglichen Metastasierung eines Mammakarzinoms.

5 Kopf

Frage: Nennen Sie die Knochen des Gesichts- und Gehirnschädels! **?**

Antwort: Der Schädel (Cranium) wird in **Neurocranium** und **Viscerocranium** unterteilt. Der Gehirnschädel mit dem Schädeldach (Calvaria) und der Schädelbasis (Basis cranii) besteht aus dem Os frontale (Stirnbein), den Ossa parietalia (Scheitelbeine), dem Os occipitale (Hinterhauptsbein), zwei Ossa temporalia (Schläfenbeine) und dem Os sphenoidale (Keilbein). Der Gesichtsschädel setzt sich zusammen aus dem Os ethmoidale (Siebbein), den Ossa lacrimalia (Tränenbeine), den Ossa nasalia (Nasenbeine), dem Vomer (Pflugscharbein), zwei unteren Nasenmuscheln (Conchae nasales inferiores), zwei Ossa palatina (Gaumenbeine), den Maxillae (Oberkieferknochen) und der Mandibula (Unterkieferknochen). Zusätzlich befinden sich im Schädel noch das Zungenbein (Os hyoideum) sowie die Gehörknöchelchen Hammer (Malleus), Amboss (Incus) und Steigbügel (Stapes).

5.1 Gehirnschädel

Frage: Können Sie die **Fontanellen** und **Suturen** des Wachstumsalters nennen? **?**

Antwort: Da die einzelnen Schädelknochen bei der Geburt noch nicht miteinander verbunden sind, kann sich der Kopf im Geburtskanal in geringem Maße verformen. Ab dem fünften Lebensjahr hat der Schädel seine endgültige Größe nahezu erreicht. Am Schädel eines Neugeborenen kann man insbesondere die viereckige **Stirnfontanelle** (Fonticulus anterior) tasten sowie die **Hinterhauptfontanelle** (Fonticulus posterior), die dreieckig ist. Dadurch ist eine Lagebestimmung des Kopfes im Geburtskanal möglich. Zusätzlich existieren die **vordere Seitenfontanelle** (Fonticulus sphenoidalis) und die **hintere Seitenfontanelle** (Fonticulus mastoideus) jeweils paarig. Die Stirnfontanelle bleibt im Gegensatz zu den anderen bis zum zweiten Lebensjahr offen tastbar.

Folgende Suturen sind am Cranium zu erkennen: die **Lambdanaht** (Sutura lambdoidea), die **Stirnnaht** (Sutura frontalis), die **Pfeilnaht** (Sutura sagittalis) und die **Kranznaht** (Sutura coronalis). Die Stirnnaht verknöchert bereits im ersten bis zweiten Lebensjahr, wohingegen die anderen Suturen erst zwischen dem 20. und 50. Lebensjahr endgültig verknöchert sind.

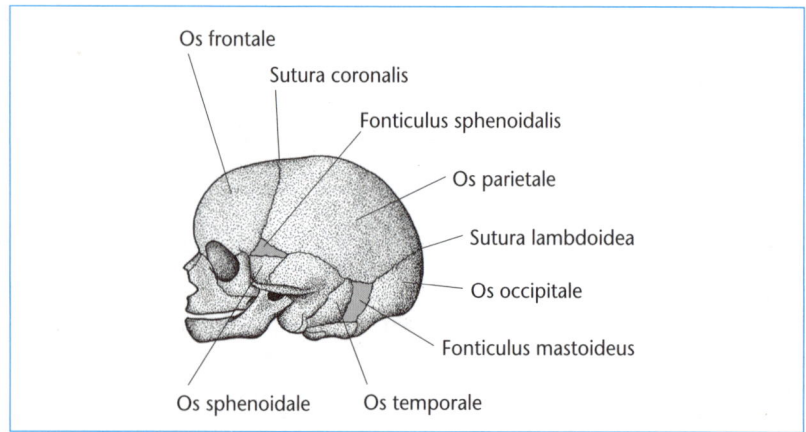

Abb. 5.1:   Fontanellen und Suturen am Schädel eines Neugeborenen [1]

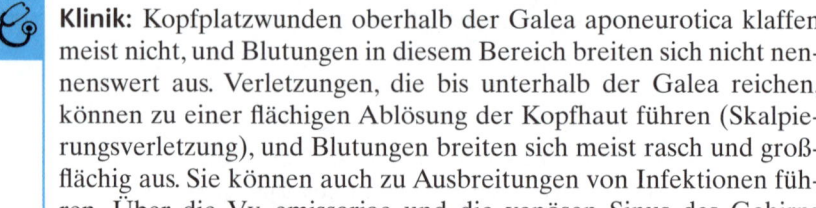

Frage: Aus welchen **Schichten** besteht das Schädeldach und die **Kopfschwarte?**

Antwort: Von außen nach innen besteht die Kopfschwarte aus der **Cutis** mit Epidermis und Dermis, der **Subcutis** und anschließend der **Galea aponeurotica,** einer Sehnenplatte, die als Ansatz der Kopfmuskeln (M. epicranius) dient. Darunter liegt der **subaponeurotische Verschiebespalt,** der die Galea aponeurotica vom Pericranium trennt.

Klinik: Kopfplatzwunden oberhalb der Galea aponeurotica klaffen meist nicht, und Blutungen in diesem Bereich breiten sich nicht nennenswert aus. Verletzungen, die bis unterhalb der Galea reichen, können zu einer flächigen Ablösung der Kopfhaut führen (Skalpierungsverletzung), und Blutungen breiten sich meist rasch und großflächig aus. Sie können auch zu Ausbreitungen von Infektionen führen. Über die Vv. emissariae und die venösen Sinus des Gehirns können Infektionen der Kopfschwarte nach intrakraniell wandern.

Das **Pericranium** ist aufgeteilt in die Lamina externa und interna mit der dazwischen liegenden Diploe. Direkt der Lamina interna liegt die **Dura mater encephali** an und ist mit dieser flächenhaft verwachsen. Anschließend folgen die **Arachnoidea mater encephali** und die **Pia mater encephali,** die die Hirnoberfläche umkleidet.

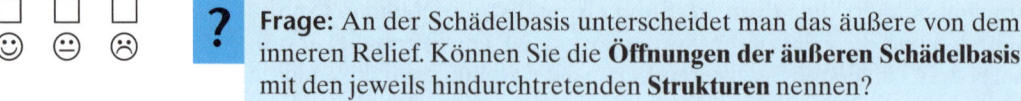

Frage: An der Schädelbasis unterscheidet man das äußere von dem inneren Relief. Können Sie die **Öffnungen der äußeren Schädelbasis** mit den jeweils hindurchtretenden **Strukturen** nennen?

Antwort: Das **Foramen magnum** liegt nahezu im Zentrum der äußeren Schädelbasis und stellt die Verbindung zwischen dem Gehirn und dem Rückenmark dar. Es befindet sich im hinteren Abschnitt des Os occipitale zusammen mit den **Foramina stylomastoideum** (N. facialis, A. stylomastoidea) und **jugulare** (Sinus petrosus inferior, Nn. glossopharyngeus, vagus und accessorius, A. meningea posterior und V. jugularis interna), dem **Canalis hypoglossi** (Plexus venosus und N. hypoglossus) und **Canalis condylaris** (V. emissaria condylaris) sowie dem **Porus acusticus externus.**

Der vordere Abschnitt der äußeren Schale wird vom Os palatinum, der Maxilla und dem Os zygomaticum gebildet. Er hat als Öffnungen das **Foramen incisivum** (N. nasopalatinus), **Foramen palatinum majus** (A. und N. palatinus major) und **Foramen palatinum minus** (N. palatinus minor).

Der mittlere Abschnitt der äußeren Schädelbasis wird aus dem Os occipitale, den Ossa temporalia und dem Os sphenoidale gebildet. Er reicht vom hinteren Gaumenrand bis zum Foramen magnum und enthält die meisten Öffnungen für Gefäße und Nerven. Im einzelnen sind dies die **Choanae** (hintere Nasenöffnung), das **Foramen spinosum** (A. meningea media, R. meningeus), das **Foramen ovale** (N. mandibularis und A. meningea accessoria) und das **Foramen lacerum** (N. petrosus major und minor), die **Fissura orbitalis inferior** (A. und N. infraorbitalis) und die **Fissura petrotympanica** (A. tympanica anterior, Chorda tympani), der **Canalis pterygoideus** (Nn. petrosus major und profundus), der **Canalis caroticus** (A. carotis interna, Plexus sympathicus caroticus, Plexus venosus caroticus internus), der **Canalis musculotubarius** (Tuba auditiva, M. tensor tympani) und der **Canaliculus tympanicus** (N. tympanicus, A. tympanica inferior).

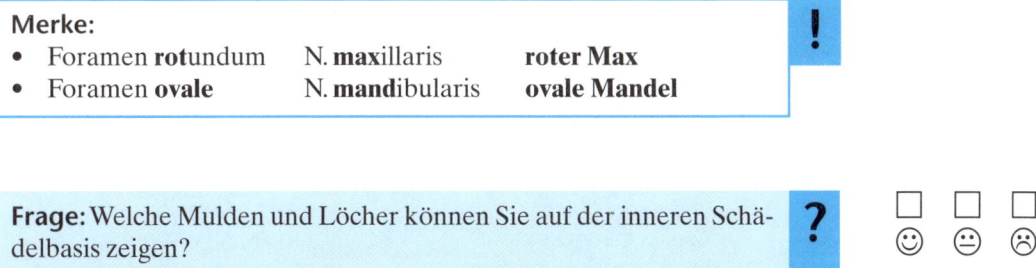

> **Merke:**   **!**
> - Foramen **rot**undum   N. **max**illaris   **roter Max**
> - Foramen **ovale**   N. **mand**ibularis   **ovale Mandel**

Frage: Welche Mulden und Löcher können Sie auf der inneren Schädelbasis zeigen?   **?**   ☐ ☐ ☐ ☺ ☺ ☹

Antwort: Die **innere Schädelbasis** (Basis cranii interna) wird in die Fossae cranii anterior, media und posterior unterteilt. Die vordere Schädelgrube wird vom Os frontale, der Lamina cribrosa des Os ethmoidale und dem Os sphenoidale gebildet. Sie bildet das Dach von Orbita und Nasenhöhle. Hier befinden sich
- die **Lamina cribrosa** (Nn. olfactorii, N., A. und V. ethmoidalis anterior)
- das **Foramen caecum** (selten mit V. emissaria)

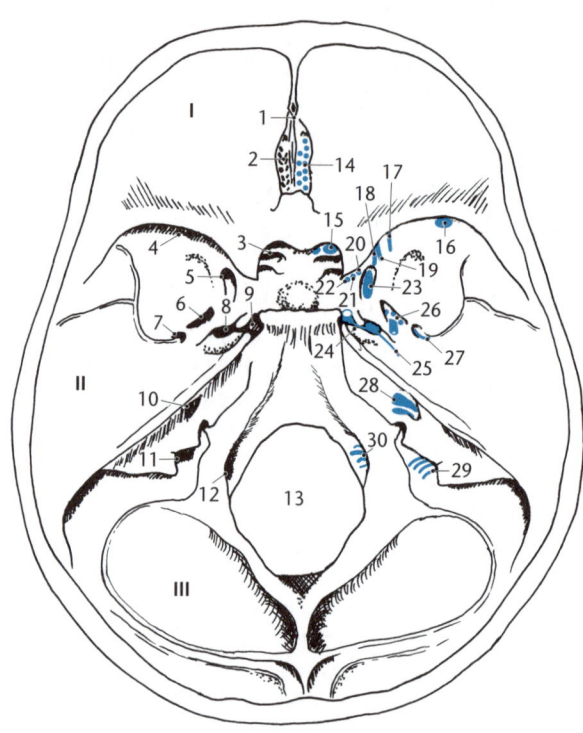

I   – Fossa cranii anterior
II – Fossa cranii media
III – Fossa cranii posterior

1 – Foramen caecum
2 – Lamina cribrosa
3 – Canalis opticus
4 – Fissura orbitalis superior
5 – Foramen rotundum
6 – Foramen ovale
7 – Foramen spinosum
8 – Foramen lacerum mit
    Sulcus Nn. petrosi major
    und minor
9 – Canalis caroticus
10 – Porus acusticus internus
11 – Foramen jugulare
12 – Canalis hypoglossi
13 – Foramen magnum
14 – Nn. olfactorii
15 – N. opticus und
     A. ophthalmica

16 – V. ophthalmica superior
17 – N. lacrimalis
18 – N. trochlearis
19 – N. frontalis
20 – N. abducens
21 – N. oculomotorius
22 – N. nasociliaris
23 – N. maxillaris
24 – A. carotis interna und Plexus
     caroticus internus
25 – Nn. petrosi major und minor
26 – Plexus venosus foraminis ovalis
     und N. mandibularis
27 – A. meningea media
28 – N. facialis, N. vestibulocochlea-
     ris und A. und V. labyrinthi
29 – Sinus petrosus inferior, N. glos-
     sopharyngeus, N. vagus und N.
     accessorius, A. meningea pos-
     terior und V. jugularis interna
30 – N. hypoglossus und Plexus ve-
     nosus canalis hypoglossi

Abb. 5.2:   Innere Schädelbasis

Aus den Alae majores des Os sphenoidale und den Partes petrosae und squamosae der Ossa temporalia wird die mittlere Schädelgrube gebildet. Hier befinden sich

- der **Canalis opticus** (N. opticus, A. ophthalmica)
- die **Fissura orbitalis superior** (Nn. oculomotorius, trochlearis, lacrimalis, frontalis, nasociliaris und abducens, V. ophthalmica superior)
- das **Foramen rotundum** (N. maxillaris)
- das **Foramen ovale** (N. mandibularis und A. meningea accessoria)
- das **Foramen spinosum** (A. meningea media, R. meningeus)
- der **Canalis caroticus** (A. carotis interna, Plexus sympathicus caroticus, Plexus venosus caroticus internus)
- das **Foramen lacerum** (N. petrosus major und minor)
- die **Hiati canalis n. petrosi majoris** (N. petrosus major) und **minoris** (N. petrosus minor, A. tympanica superior)

Die hintere Schädelgrube, gebildet aus dem Os occipitale und den Partes petrosae der Ossa temporalia, enthält

- das **Foramen magnum** (Medulla oblongata, Radices spinales des N. accessorius, Aa. vertebrales, A. spinalis anterior, Aa. spinales posteriores, V. spinalis)
- den **Porus acusticus internus** (N. facialis, N. vestibulocochlearis, A. und V. labyrinthi)
- das **Foramen jugulare** (Sinus petrosus inferior, Nn. glossopharyngeus, vagus und accessorius, A. meningea posterior und V. jugularis interna)
- den **Canalis hypoglossi** (N. hypoglossus)

Klinik: Frakturen bevorzugen die schwachen Stellen der Schädelbasis. In der vorderen Schädelgrube sind dies die **Lamina cribrosa** oder der **Orbitaboden,** bei dem der N. opticus besonders gefährdet ist. Dadurch kann es zu einer Verschiebung des Augapfels und Doppelbildern kommen. Ein Brillenhämatom durch Einblutungen in die Augenlider ist ein Hinweis dafür. In der mittleren Schädelgrube verlaufen die Frakturlinien häufig entlang der **Nervenaustrittspunkte** und können entsprechende neurologische Störungen verursachen. Weitere Schwachstellen sind die **Sella turcica** oder die **Schläfenbeinpyramide.** Klinische Zeichen einer Schädelbasisfraktur können ferner ein Austritt von Liquor oder Hirnbrei aus Ohren, Nasen oder Rachen sein.

Frage: Wie **verlaufen** die **Hirnnerven I bis VI** im Schädel, und welche Äste geben sie ab?

Antwort: Die Hirnnerven treten direkt aus dem Gehirn in den Subarachnoidalraum. Der N. trochlearis hat den längsten Verlauf im Subarachnoidalraum und tritt als einziger dorsal aus dem Gehirn aus, alle anderen an der Hirnbasis.

Die **Nn. olfactorii (I)** treten durch die Lamina cribrosa in die Schädelhöhle und in den Bulbus olfactorius in der Cavitas subarachnoidea. Es ist ein sensorischer Nerv. Die Riechzellen liegen in der oberen Nasenmuschel und im oberen Teil des Nasenseptums.

Der **N. opticus (II)** gelangt durch den Canalis opticus in die Schädelhöhle. Seine nasalen Fasern kreuzen sich im Chiasma opticum auf Höhe der Sella turcica und ziehen mit den ungekreuzten Fasern im Tractus opticus weiter zu den drei Sehzentren. Als sensorischer Nerv leitet er die Lichtreize weiter. Ihn umhüllen die drei Hirnhäute (Dura mater, Arachnoidea, Pia mater), da er entwicklungsgeschichtlich eine Ausstülpung des Zwischenhirns ist.

Der **N. oculomotorius (III)** verläuft in der oberen seitlichen Wand des Sinus cavernosus und tritt durch die Fissura orbitalis superior in die Augenhöhle. In der Orbita teilt er sich in den R. superior und inferior. Der R. superior ist rein motorisch, aus dem R. inferior geht die parasympathische Radix oculomotoria zum Ganglion ciliare ab (M. ciliaris und M. sphincter pupillae). Motorisch werden die äußeren Augenmuskeln innerviert (außer M. obliquus superior und M. rectus lateralis).

Hinter der Vierhügelplatte entspringt der **N. trochlearis (IV).** Er windet sich um den Hirnstamm und tritt hinter dem N. oculomotorius durch den Sinus cavernosus und durch die Fissura orbitalis superior. In der Orbita verläuft er oberhalb des M. levator palpebrae superioris. Er innerviert motorisch den M. obliquus superior.

Der **N. trigeminus (V)** besitzt eine sensible und eine motorische Wurzel (Radix sensoria und Radix motoria). Beide ziehen zunächst gemeinsam durch die mittlere Schädelgrube, wo die Radix sensoria das Ganglion trigeminale (Gasseri) bildet. Es ist von der Arachnoidea umhüllt. Hieraus gehen die drei **Nn. ophthalmicus, maxillaris** und **mandibularis** hervor. Die motorische Wurzel zieht unterhalb des Ganglions entlang des N. mandibularis und innerviert die Kaumuskulatur. Die drei Hauptäste unterteilen sich jeweils erneut. Aus dem N. ophthalmicus gehen hinter der Fissura orbitalis superior der N. frontalis, der N. lacrimalis und der N. nasociliaris hervor. Der N. maxillaris teilt sich nach Durchtritt durch das Foramen rotundum in der Fossa pterygopalatina in die Nn. pterygopalatini, den N. zygomaticus und den N. infraorbitalis. Der N. mandibularis gibt, nachdem er das Foramen ovale verlassen hat, in der Fossa infratemporalis den N. auriculotemporalis, den N. lingualis und den N. alveolaris inferior ab.

Der **N. abducens (VI)** zieht hinter dem Dorsum sellae auf dem Clivus neben der A. carotis interna durch den Sinus cavernosus und die Fissura orbitalis superior in die Orbita. Er versorgt motorisch den M. rectus lateralis.

Frage: Und wie verlaufen die **Hirnnerven VII–XII?**

Antwort: Der **N. facialis (VII)** ist gemeinsam mit dem N. intermedius und dem N. vestibulocochlearis von Arachnoidea und Dura umhüllt. Alle drei ziehen durch den Porus acusticus internus in den Meatus acusticus internus. Dort verlassen die Nn. facialis und intermedius den Meatus durch den Canalis facialis, wo sie das äußere Fazialisknie bilden, und ziehen zum Foramen stylomastoideum als N. intermediofacialis. Vor Durchtritt durch das Foramen gehen die Nn. petrosus major, stapedius und die Chorda tympani ab, direkt hinter dem Foramen der N. auricularis posterior und die Rr. stylohyoideus und digastricus.

Klinik: Eine **zentrale Fazialislähmung** unterscheidet sich von einer **peripheren** Lähmung dadurch, dass die Stirn trotz halbseitiger Gesichtslähmung noch gerunzelt werden kann. Die Stirnmuskulatur wird doppelt versorgt von beiden Ncl. faciales. So innerviert bei Erkrankung die gesunde Gegenseite die Stirn motorisch mit.

Der **N. vestibulocochlearis (VIII)** zieht gemeinsam mit dem N. facialis in den Meatus acusticus internus. Er besitzt die Radix vestibularis, die zum Ganglion vestibulare (Gleichgewichtsorgan) im inneren Gehörgang zieht, und die Radix cochlearis, die als Hörnerv zum Ganglion cochleare in der Schnecke zieht.

Dorsal der Olive entspringt der **N. glossopharyngeus (IX).** Er verlässt gemeinsam mit dem N. vagus und dem N. accessorius die Schädelhöhle durch das Foramen jugulare und zieht zwischen A. carotis interna und V. jugularis interna zur Schlundwand und Zungenwurzel. Er gibt im Ganglion inferius direkt unterhalb des Foramen jugulare den N. tympanicus zur Paukenhöhle ab. Dort bildet er den Plexus tympanicus, aus dem wiederum der N. petrosus minor zur Parotis hervorgeht. Zusätzlich gibt er den R. sinus carotici ab, der über den Sinus caroticus den Blutdruck und die Herzfrequenz reguliert.

Der **N. vagus (X)** verläuft gemeinsam mit dem N. glossopharyngeus und N. accessorius intrakraniell und durch das Foramen jugulare. Durch das Spatium parapharyngeum zieht er mit dem N. accessorius und dem N. hypoglossus in der Vagina carotica abwärts bis in den Bauchraum. Er besitzt sensible, motorische und parasympathische Fasern.

Der **N. accessorius (XI)** besitzt die Radices spinales, die durch das Foramen magnum in die Schädelhöhle gelangen. Dort vereinigen sie sich mit den Radices craniales zum N. accessorius und ziehen durch das Foramen jugulare. Dahinter teilt sich der Nerv in den R. internus mit motorischen Fasern für den N. vagus und in den R. externus, der motorische Spinalfasern zum M. trapezius und M. sternocleidomastoideus führt.

Der **N. hypoglossus (XII)** zieht durch das Foramen magnum in den Canalis hypoglossi. Kaudal verläuft er mit dem N. vagus zwischen V. jugularis interna und A. carotis interna, überkreuzt die A. carotis externa und zieht zur inneren und äußeren Zungenmuskulatur.

> **!** **Merke:** die zwölf Hirnnerven
>
> | | |
> |---|---|
> | • Nn. **o**lfactorii | **O**nkel |
> | • N. **o**pticus | **O**tto |
> | • N. **o**culomotorius | **o**rgelt |
> | • N. **t**rochlearis | **t**ag- |
> | • N. **t**rigeminus | **t**äglich, |
> | • N. **a**bducens | **a**ber |
> | • N. **f**acialis | **f**reitags |
> | • N. **v**estibulocochlearis | **v**erspeist |
> | • N. **g**lossopharyngeus | er **g**erne |
> | • N. **v**agus | **v**iele |
> | • N. **a**ccessorius | **a**lte |
> | • N. **h**ypoglossus | **H**amburger. |

☐ ☐ ☐
☺ ☺ ☹

> **?** **Frage:** Können Sie den **Circulus arteriosus cerebri** (Willisi) beschreiben?

Antwort: Der Circulus arteriosus cerebri ist ein Arterienring an der Hirnbasis. Er verbindet die arterielle Versorgung der rechten und linken Gehirnhälfte. Gespeist wird er aus den beiden **Aa. carotes internae** und den **Aa. vertebrales.**

Die **A. carotis interna** zieht durch den **Canalis caroticus** in die mittlere Schädelgrube. Im Kanal gibt sie feine Aa. caroticotympanicae ab. Durch das Foramen lacerum tritt sie S-förmig gekrümmt in den Sulcus caroticus, wo sie Äste zur Wand des Sinus cavernosus, zum Ganglion trigeminale und zur Hypophyse abgibt. Anschließend tritt sie durch die Dura, gibt die A. ophthalmica ab und teilt sich in die Aa. cerebri.

Die **A. vertebralis** gelangt hinter der Massa lateralis des Atlas in den Subarachnoidalraum und durch das Foramen magnum in die Schädelhöhle. Hier gehen die A. spinalis anterior zum Rükkenmark ab, die Rr. meningei zur Dura der hinteren Schädelgrube und die A. inferior posterior cerebri zum hinteren Teil der Unterfläche des Kleinhirns. Die beiden Aa. vertebrales vereinigen sich auf dem Clivus zur **A. basilaris.** Von der A. basilaris gehen Äste zu Kleinhirn, Brücke und Innenohr ab, bevor sie sich in die Aa. cerebri posterior aufzweigt.

Die Aa. communicans posterior verbinden die beiden Aa. cerebri posterior mit den Aa. carotes internae. Ventral wird der Kreis durch die A. communicans anterior zwischen den Aa. cerebri anterior geschlossen.

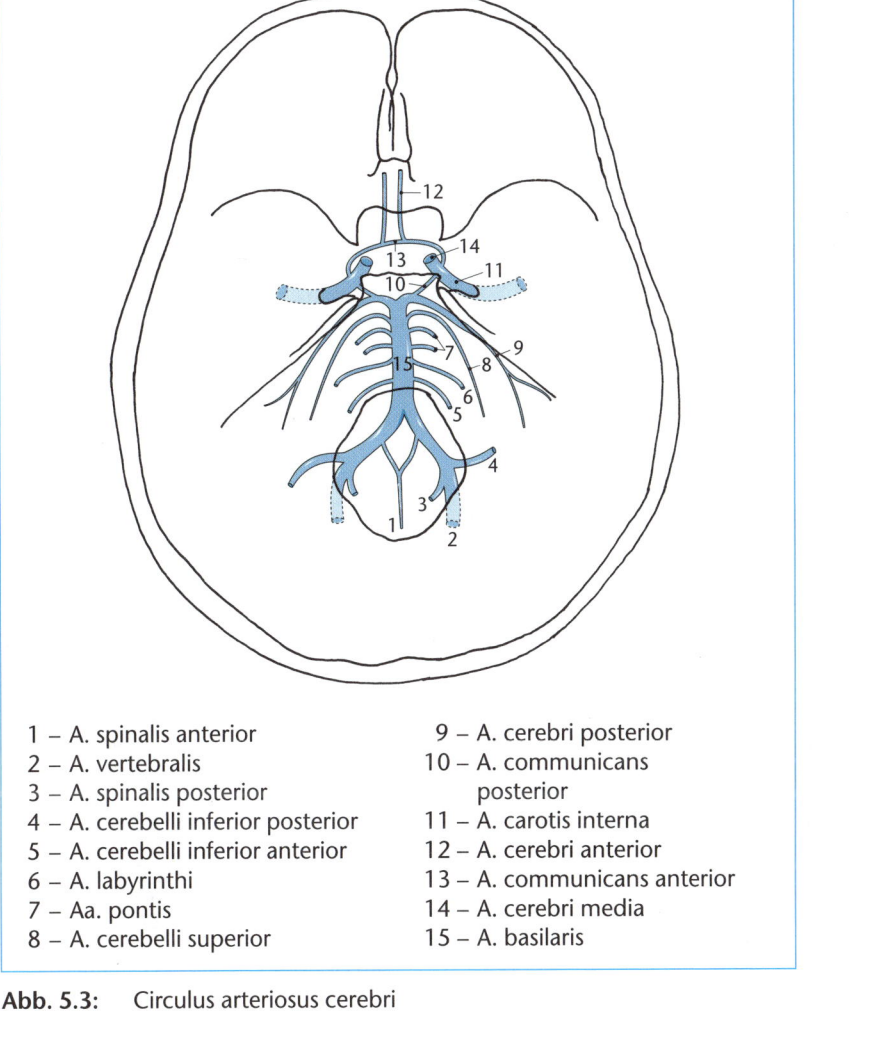

1 – A. spinalis anterior
2 – A. vertebralis
3 – A. spinalis posterior
4 – A. cerebelli inferior posterior
5 – A. cerebelli inferior anterior
6 – A. labyrinthi
7 – Aa. pontis
8 – A. cerebelli superior

9 – A. cerebri posterior
10 – A. communicans
    posterior
11 – A. carotis interna
12 – A. cerebri anterior
13 – A. communicans anterior
14 – A. cerebri media
15 – A. basilaris

Abb. 5.3: Circulus arteriosus cerebri

5.2 Gesichtsschädel

Frage: Wie ist das **Kiefergelenk aufgebaut?** **?**

□ □ □
☺ ☻ ☹

Antwort: Das Kiefergelenk **(Articulatio temporomandibularis)** setzt sich aus dem Caput mandibulae und der Fossa mandibularis der Pars squamosa des Schläfenbeines zusammen. Das Tuberculum articulare des Os temporale bildet den vorderen Anteil des Gelenks. Zwischen den Gelenkknochen liegt der **Discus articularis,** der das Gelenk in zwei Teilgelenke unterteilt. Zusätzlich gleicht er das Größenungleichgewicht beider Gelenkpartner aus. Die Gelenkkaspel ist relativ schlaff und wird außen vom **Lig. laterale temporomandibulare** verstärkt. Es hemmt die

Verschiebung in Richtung äußeren Gehörgang. Innen liegen die **Ligg. stylomandibulare** und **sphenomandibulare,** die mit der Kapsel nicht verbunden sind.

☐ ☐ ☐
☺ 😐 ☹

? **Frage:** Welche **Bewegungsmöglichkeiten** gibt es im Kiefergelenk?

📝
➕ Zum Druckausgleich bei Start oder Landung im Flugzeug hilft häufig das Öffnen des Mundes oder Gähnen. Dadurch wird der direkt hinter dem Kiefergelenk liegende äußere Gehörgang erweitert und man spürt ein erleichterndes Knacken.

Antwort: Das Kiefergelenk kann sich in drei Richtungen bewegen. Zum einen kann der Mund geöffnet und geschlossen, zum anderen der Unterkiefer vor- und zurückgeschoben werden, und zum dritten findet eine Rotation beim Mahlvorgang der Nahrung statt. Das Kauen setzt sich aus allen drei Bewegungen gleichzeitig zusammen. Das Öffnen bewirken die Mm. mylohyoideus, geniohyoideus und der Venter anterior des M. digastricus. Die Schließmuskeln sind die Mm. temporalis, masseter und pterygoideus medialis (☞ Tab. 5.1). Der M. pterygoideus lateralis und der vordere Teil des M. masseter schieben den Unterkiefer vor, der hintere Teil des M. temporalis zieht ihn zurück. Die Mahlbewegungen werden durch die Mm. pterygoideus lateralis und masseter durchgeführt.

Muskel	Ursprung	Ansatz	Innervation
M. temporalis	fächerförmig in Fossa temporalis und Fascia temporalis	Proc. coronoideus mandibulae	Nn. temporales profundi des N. mandibularis
M. masseter	Pars superficialis: vordere 2/3 des Jochbogens Pars profunda: hinterer Abschnitt des Jochbogens	Angulus mandibulae (superficialis) und Außenseite des Ramus mandibulae (profunda)	N. massetericus des N. mandibularis
M. pterygoideus medialis	Fossa pterygoidea	Innenseite des Angulus mandibulae	N. pterygoideus medialis des N. mandibularis
M. pterygoideus lateralis	oberer Kopf: Unterfläche des großen Keilbeinflügels unterer Kopf: Lamina lateralis des Proc. pterygoideus	Proc. condylaris mandibulae und Discus articularis	N. pterygoideus lateralis des N. mandibularis

Tab. 5.1:   Kaumuskulatur

☐ ☐ ☐
☺ 😐 ☹

? **Frage:** Wie wird die **Kopfhaut nerval** versorgt?

Antwort: Das Gesicht und die Stirn werden vom **N. trigeminus** versorgt: Den Nasenrücken und die Stirn innervieren der **N. ophthalmicus,** die Nasenseitenwände und den Jochbogen bis zur Oberlippe der **N. maxillaris.** Der Unterkiefer über das Ohr bis zur Schläfe wird vom **N. mandibularis** versorgt. Die sensible Innervation des seitlichen und vorderen Halsbereiches bis zum Unterkieferunterrand und bis hinter das Ohr erfolgt durch Nerven des **Plexus cervicalis** (Nn. occipitalis major, occipitalis minor, auricularis magnus und transversus colli), der Nacken bis zum Hinterhaupt wird durch die **2.–4. Zervikalnerven** versorgt.

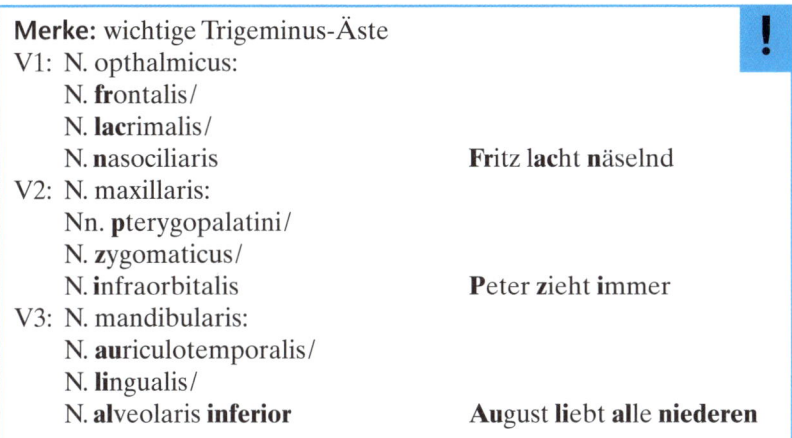

Merke: wichtige Trigeminus-Äste	**!**
V1: N. opthalmicus:	
N. **fr**ontalis/	
N. **lac**rimalis/	
N. **n**asociliaris	**Fr**itz **lac**ht **n**äselnd
V2: N. maxillaris:	
Nn. **p**terygopalatini/	
N. **z**ygomaticus/	
N. **i**nfraorbitalis	**P**eter **z**ieht **i**mmer
V3: N. mandibularis:	
N. **au**riculotemporalis/	
N. **li**ngualis/	
N. **al**veolaris **inferior**	**Au**gust **li**ebt **alle niederen**

✚ Die 3 Hauptäste des N. trigeminus treten im Gesicht aus ihren Foramina (druckempfindlich z. B. bei Entzündungen der Nasennebenhöhlen): Foramen supraorbitale (N. supraorbitalis), infraorbitale (N. infraorbitalis) und mentale (N. mentalis), unterhalb der Mundwinkel gelegen.

Frage: Welche Muskeln gehören zur **Gesichtsmuskulatur?** **?**

Antwort: Im Kopfbereich gibt es die Kaumuskulatur, die Zungenbeinmuskulatur, die Zungenmuskeln, die Gaumenmuskeln und die mimische Muskulatur, die eigentliche Gesichtsmuskulatur (☞ Tab. 5.2). Zu ihr zählen in erster Linie die Mundmuskulatur und die Muskulatur um die Augenspalten, die jeweils ringförmig angeordnet sind. Zusätzlich gehören Muskelzüge um die Nasenöffnung und das Ohr dazu, die nur rudimentär ausgebildet sind.

Muskel	Ursprung	Ansatz	Innervation
Muskeln um die Lidspalte			
M. orbicularis oculi	kreisförmig um Lidspalt mit Pars palpebralis, lacrimalis und orbitalis	siehe Ursprung	N. facialis
M. corrugator supercilii	Pars nasalis des Stirnbeins	lateral in der Haut der Augenbraue	N. facialis
M. depressor supercilii	Nasenrücken	Stirnhaut	N. facialis
Muskeln um die Mundöffnung			
M. orbicularis oris	umgrenzt Mundöffnung	unterteilt sich in vier Quadranten	N. facialis
M. buccinator	Alveolaransatz des Ober- und Unterkiefers, dazwischen die sehnige Raphe pterygomandibularis	M. orbicularis oris	N. facialis

Muskel	Ursprung	Ansatz	Innervation
M. depressor labii inferioris	Platysma	Unterlippe	N. facialis
M. depressor anguli oris	Unterrand der Mandibula	Mundwinkel	N. facialis
M. transversus menti	zwischen Mm. depressor anguli	siehe Ursprung	N. facialis
M. risorius	Fascia parotide	Mundwinkel (verursacht „Lachgrübchen")	N. facialis
M. mentalis	Unterkiefer	Kinnhaut (verursacht „Kinngrübchen")	N. facialis
M. levator anguli oris	Fossa canina	Mundwinkel	N. facialis
M. levator labii superioris	Unterrand der Orbita	Oberlippe	N. facialis
M. levator labii superioris alaeque nasi	Stirnfortsatz der Maxilla	Oberlippe	N. facialis
M. zygomaticus major	Jochbein	Oberlippe und Mundwinkel	N. facialis
M. zygomaticus minor	medial des M. zygomaticus major	Oberlippe	N. facialis
Muskeln um die Nasenöffnung			
M. nasalis	Alveolenwand des oberen Eckzahnes	Nasenflügel und knorpeliger Nasenrücken	N. facialis
M. depressor septi	Alveolarfortsatz des mittleren Schneidezahns	Ende des knorpeligen Nasenseptums	N. facialis
M. procerus	Nasenwurzel	Haut oberhalb der Nase	N. facialis
Muskeln des äußeren Ohres			
M. auricularis	anterior: Fascia temporalis, superior: Galea aponeurotica, posterior: Warzenfortsatz	Wurzel der Ohrmuschel	N. facialis

Tab. 5.2:   Gesichtsmuskeln

☐ ☐ ☐
☺ ☺ ☹

? **Frage:** Welche Strukturen werden vom N. facialis innerviert?

Antwort: Nachdem der **N. facialis** das Gehirn verlassen hat, bildet er das Geniculum n. facialis. Dort zweigt der N. intermedius mit seinen Anteilen N. petrosus major und Chorda tympani ab. Der N. petrosus major enthält präganglionäre parasympathische Fasern zum Ganglion pterygopalatinum **(Geschmacksfasern der Gaumenschleimhaut).** Die Chorda tympani führt **Geschmacksfasern aus der Zungenschleimhaut.**

Der Hauptanteil des N. facialis zieht als Plexus intraparotideus zur **Gesichtsmuskulatur.** Von ihm gehen die Rr. temporales zu den mimischen

Muskeln oberhalb der Lidspalten, Rr. zygomatici zu den mimischen Muskeln zwischen Lid- und Mundspalte, Rr. buccales zu den mimischen Muskeln im Mundbereich, der R. lingualis als inkonstanter Ast zum Foramen caecum der Zunge, der R. marginalis mandibulae zu den mimischen Muskeln unterhalb der Mundspalte und der R. colli zum Platysma ab.

Zusätzlich zweigen der N. stapedius zum M. stapedius, der R. communicans im Plexus tympanicus zum N. glossopharyngeus, ein R. communicans nach Abgang der Chorda tympani zum N. vagus, der N. auricularis posterior zu den hinteren Ohrmuskeln und dem Venter occipitalis des M. occipitofrontalis sowie der R. digastricus zum M. digastricus und der R. stylohyoideus zum M. stylohyoideus ab.

5.3 Nasen- und Mundhöhlen

Frage: Aus welchen **Strukturen** wird die **Nasenhöhle** gebildet?

Antwort: Die beiden Nasenhöhlen (Cavitas nasi) werden geteilt durch die **Nasenscheidenwand** (Septum nasi), die aus der Lamina perpendicularis, dem Vomer und dem Scheidewandknorpel (Cartilago septi nasi) besteht. Sie besitzen je eine vordere Öffnung (Apertura piriformis) und eine innere Öffnung (Choanae). Der Hauptraum steht mit den Nasennebenhöhlen (Sinus paranasales) in Verbindung. Das Dach der Nasenhöhle wird von der **Lamina cribrosa** gebildet. Nach vorne folgt die **Pars nasalis des Stirnbeins** und das **Nasenbein.** Hinten wird sie durch die Vorderfläche des **Keilbeinkörpers** begrenzt. Der Boden besteht aus dem **Proc. palatinus der Maxilla** und weiter dorsal aus der **Lamina horizontalis** des Gaumenbeins, welche zugleich das Munddach (Gaumen) darstellen.

An der inneren Nasenseitenwand stellt die Limen nasi die Grenze zwischen Nasenvorhof und Nasenhöhle dar. Die Form des Nasenloches wird von dem Cartilago alaris major gebildet. An der lateralen Wand ragen die Nasenmuscheln (Conchae nasi superior, media und inferior) in die Nasenöhle. Der **Meatus nasi superior** liegt unterhalb der obersten Nasenmuschel. In ihm enden die hinteren Siebbeinzellen. Der **Meatus nasi medius** bildet den Hiatus semilunaris. Er verengt sich zum Infundibulum ethmoidale, in das die vorderen Siebbeinzellen und Stirn- und Kieferhöhle münden. In dem **Meatus nasi inferior** endet der Tränennasengang (Ductus nasolacrimalis).

Frage: Wie ist die Nase **mikroanatomisch** aufgebaut?

Antwort: Die Nasenschleimhaut besteht in der **Regio olfactoria,** die die obere Nasenmuschel, das Dach und das Nasenseptum bekleidet, aus

✚ Wenn im Venenple-
xus **(Locus Kieselba-
chii)** Gefäße platzen,
führt dies häufig zu star-
kem Nasenbluten.

mehrreihigem Zylinderepithel. Dort findet man Riechzellen, Stützzellen und Basal- oder Ersatzzellen. Die **Regio respiratoria** umfasst den
Bereich der unteren und mittleren Nasenmuschel. Hier kommt mehr-
reihiges Flimmerepithel mit Becherzellen vor. Der Flimmerschlag ist
rachenwärts gerichtet. Zusätzlich existieren hier Glandulae nasales, deren Sekret die Nasenschleimhaut befeuchtet. Ausgedehnte Venengeflechte sorgen für eine Erwärmung der Atemluft und dienen als
Schwellkörper.

? **Frage:** Wie wird die Nase **nerval** versorgt?

Antwort: Die Nase besitzt eine sensible, eine sekretorische und eine
sensorische Innervation. Die sensiblen Fasern stammen aus dem **N.
ophthalmicus** (N. ethmoidalis) und dem **N. maxillaris** (Nn. nasales aus
dem Ganglion pterygopalatinum). Parasympathische Fasern kommen
aus dem **N. petrosus major,** sympathische aus dem **N. petrosus profundus.** Sensorisch innervieren die **Nn. olfactorii** die Regio olfactoria.

? **Frage:** Wie stehen die **Nasennebenhöhlen** miteinander in Verbindung?

Antwort: Alle Nasennebenhöhlen stehen mit dem Hauptraum der Nasenhöhle in Verbindung. Die größte ist die Kieferhöhle **(Sinus maxillaris).** Sie endet trichterförmig als Infundibulum ethmoidale am Hiatus
maxillaris unter der mittleren Nasenmuschel. Die tiefste Stelle liegt
über den Wurzeln der zweiten Prämolaren und ersten Molaren. Der **Sinus frontalis** (Stirnhöhle) ist besonders variabel und oft asymmetrisch.
Zwischen beiden Sinus liegt das Septum interfrontale. Ihre Mündungen
liegen unter den mittleren Nasenmuscheln in direkter Nachbarschaft
zum Ausgang der Sinus maxilllares. Der Boden grenzt an die Orbita.

 Klinik: Infektionen der Zahnwurzeln können in den Sinus maxillaris
einbrechen. Infektionen der Stirnhöhle können auf die Kieferhöhle
übergreifen.

Die Keilbeinhöhle **(Sinus sphenoidalis)** mündet in den Recessus sphe-
noethmoidalis hinter der oberen Nasenmuschel. Das Dach liegt nahe
dem Canalis opticus und dem Chiasma opticum sowie zur Hypophyse.
Die Gesamtheit der Siebbeinzellen **(Sinus ethmoidales)** ist nicht wie die
anderen paarig angelegt. Meist liegen acht bis zehn Zellen im Os ethmoidale. Die hinteren Siebeinzellen münden in den oberen Nasengang,
die vorderen in den mittleren Nasengang im Bereich des Infundibulum
ethmoidale. Somit stehen alle Nasennebenhöhlen, abgesehen vom
Sinus maxillaris, in engem Kontakt zur Orbita und auch zu den Hirnhäuten.

Frage: Wie ist die **Mundhöhle** aufgebaut?

Antwort: Die Mundhöhle beginnt an den Lippen und Wangen ventral und erstreckt sich bis zur Schlundenge. Das Dach wird aus dem **weichen und harten Gaumen** gebildet, der Boden vom **muskulären Mundboden.** Sie beinhaltet die Zähne, die durch ihre Zahnreihen die Mundhöhle in Vorhof und in die eigentliche Mundhöhle unterteilen. Die Lippen (Labia oris) erhalten ihre Form durch den M. orbicularis oris und sind außen mit Gesichtshaut, innen mit Mundschleimhaut überzogen. In den Wangen liegt der M. buccinator, auf diesem befindet sich der Wangenfettpropf (Corpus adiposum buccae).

Klinik: Im Lippen-Kiefer-Bereich sind **Missbildungen** relativ häufig. Dies können die Hasenscharte (Cheiloschisis, Spaltbildung im seitlichen Abschnitt der Oberlippe), die Kieferspalte (Cheilognathoschisis) oder die Gaumenspalte (Palatoschisis, auch Wolfsrachen genannt) sein. Bei Letzterer liegt die Spalte hinter der Fossa incisiva. Ist sie mit einer Hasenscharte kombiniert, so spricht man von der Cheilognathopalatoschisis. Je nach Ausprägung können das Saugen oder auch die Lautbildung gestört sein.

Frage: Können Sie die **Muskeln** des **weichen Gaumens** nennen?

Antwort: Harter und weicher Gaumen bilden das Dach des Mundbodens. Der **harte Gaumen** (Palatum durum) bietet der Zunge ein Widerlager. Im hinteren Bereich des harten und weichen Gaumens sitzen die **Glandulae palatinae.** Als **weichen Gaumen** (Palatum molle) bezeichnet man das **Gaumensegel,** welches in das Zäpfchen **(Uvula)** mündet. Es besteht aus einer Sehnenplatte (Aponeurosis palatinae), die durch die Mm. tensor veli palatini und levator veli palatini gespannt wird (☞ Tab. 5.3).

Frage: Können Sie den **Zahnaufbau** beschreiben?

Antwort: Der Zahn wird unterteilt in **Zahnkrone** (Corona dentis) mit Schneidekante bzw. Kaufläche, **Zahnhals** (Cervix dentis) mit der Verbindung zur Gingiva und **Zahnwurzel** (Radix dentis), die in die Zahnalveole eingepflanzt ist. Jeder Zahn besteht aus drei Hartsubstanzen: dem **Dentin** (Zahnbein), das die Hauptmasse bildet und die Pulpahöhle umschließt, dem **Zahnschmelz** (Enamelum), der das Dentin an der Zahnkrone umgibt, und dem **Zement** (Cementum), der zwischen Dentin und Gingiva liegt und Kollagenfasern der Wurzelhaut aufnimmt. Der Zahnschmelz enthält mehr anorganisches Material und weniger Wasser als der Knochen und ist damit die härteste Struktur unseres Körpers. Er besitzt keine Nerven oder Gefäße. Die Wurzelhaut (Periodontium) besteht aus vielen Kollagenfasern (Sharpey-Fasern, Fibrae alveolodentales), die in den Zement ziehen und damit den Zahn federnd aufhängen. Hier verlaufen viele Gefäße und auch sensible Nerven für den Drucksinn. An der Spitze des Zahns (Apex radicis dentis) liegt das Foramen apicis radicis dentis, durch das Nerven und Gefäße in die Pulpa eintreten.

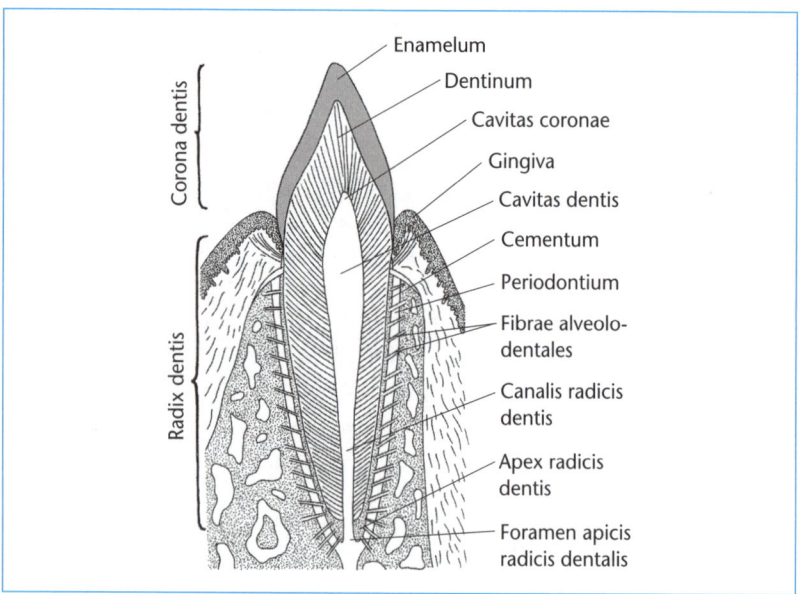

Abb. 5.4:   Aufbau des Zahns [1]

☐ ☐ ☐
☺ ☺ ☹

? Frage: Wie sind die Zähne **angeordnet?**

Antwort: Das **Erwachsenengebiss** besteht aus 32 Zähnen. Diese setzen sich je Gebisshälfte aus zwei Schneidezähnen, einem Eckzahn, zwei Backenzähnen und drei Mahlzähnen zusammen. Die internationale Nummerierung besteht aus einer zweistelligen Zahl. Die erste Zahl definiert den Quadranten (rechter Oberkiefer = 1, linker Oberkiefer = 2, linker Unterkiefer = 3, rechter Unterkiefer = 4), die zweite den Zahn von hinten nach vorne. Der rechte obere Eckzahn wird z.B. mit der Nummer 13 benannt (gesprochen: eins-drei).

☐ ☐ ☐
☺ ☺ ☹

? Frage: Wie werden die Zähne **versorgt?**

Antwort: Die arterielle Versorgung der Zähne, des Zahnfleisches und der Alveolen erfolgt aus der A. maxillaris über die **Aa. alveolares superior posterior** (Oberkiefer) und **inferior** (Unterkiefer). Die Nerven zum

Oberkiefer stammen aus dem **N. maxillaris,** die zum Unterkiefer aus dem **N. mandibularis.**

> **Klinik:** Die Lokalanästhesie der Zähne erfolgt am Oberkiefer direkt an der Zahnwurzel mit Umspritzung derselben. Am Unterkiefer wird eine Regionalanästhesie des N. alveolaris inferior am Foramen mandibulae sowie der Nn. buccalis und lingualis gesetzt.

Frage: Welche Muskeln gehören zur **Zungenmuskulatur?** **?** ☐ ☐ ☐ ☺ ☺ ☹

Antwort: Man unterscheidet die obere Zungenbeinmuskulatur **(muskulöser Mundboden)** von der eigentlichen **Zungenmuskulatur** (☞ Tab. 5.3). Die Zungenmuskeln inserieren großteils an der Aponeurosis linguae unter der Schleimhaut des Zungenrückens. Sie wird zusätzlich in Außen- und Binnenmuskeln unterteilt, die in drei Richtungen im Raum verteilt sind und der Zunge damit eine hohe Beweglichkeit und Verformbarkeit verleihen. Die Zunge kann z.B. durch Kontraktion der beiden Mm. genioglossi, die longitudinal verlaufen, unter Hilfe der Binnenmuskeln herausgestreckt werden. Dabei bringen die Mm. geniohyoidei das Zungenbein nach vorne. Bei den Binnenmuskeln wirken meist zwei der drei als Antagonisten und erzwingen so die Dehnung des dritten. Bei Kontraktion der transversalen und vertikalen Faserzüge wird sie demnach schmal und lang.

➕ Bei einer Lähmung des N. hypoglossus weicht die herausgestreckte Zunge zur kranken Seite ab.

Muskel	Ursprung	Ansatz	Innervation
Außenmuskeln der Zunge			
M. genioglossus	Spina mentalis des Unterkiefers	Aponeurosis linguae	N. hypoglossus
M. hyoglossus	großes Zungenbeinhorn und -körper	seitlicher Rand der Aponeurosis linguae	N. hypoglossus
M. chondroglossus (variabler Muskel)	kleines Zungenbeinhorn	Aponeurosis linguae	N. hypoglossus
M. styloglossus	Proc. styloideus, Lig. stylomandibulare	Aponeurosis linguae	N. hypoglossus
Binnenmuskeln der Zunge			
M. verticalis linguae	Zungengrund	Aponeurosis linguae	N. hypoglossus
M. longitudinalis superior	Zungengrund	Aponeurosis linguae	N. hypoglossus
M. longitudinalis inferior	Zungenwurzel	Zungenspitze	N. hypoglossus
M. transversus linguae	Zungenrücken und -seitenränder	Septum linguae	N. hypoglossus

Muskel	Ursprung	Ansatz	Innervation
Obere Zungenbeinmuskeln			
M. mylohyoideus (=Diaphragma oris)	Linea mylohyoidea an der Innenseite des Unterkiefers	Os hyoideum	N. mylohyoideus des N. madibularis
M. geniohyoideus	Spina mentalis an der Innenfläche des Kinns	Os hyoideum	R. musculi geniohyoidei aus 1. und 2. Zervikalnerven
M. digastricus	venter posterior an der Incisura mastoidea des Os temporale, venter anterior an der Innenfläche des Unterkiefers	Os hyoideum, wo der M stylohyoideus ihn umfasst und mit dem venter anterior vereinigt	venter posterior: N. facialis, venter anterior: N. mylohyoideus
M. stylohyoideus	Proc. styloideus des Schläfenbeins	Os hyoideum	N. facialis
Muskeln des Gaumensegels und des weichen Gaumens			
M. tensor veli palatini	Fossa scaphoidea, großer Keilbeinflügel und membranöse Außenwand der Tuba auditiva	als Sehne um Hamulus pterygoideus zur Gaumenaponeurose	N. musculi tensoris veli palatini
M. levator veli palatini	Unterfläche der Felsenbeinpyramide	Gaumensegel	Plexus pharyngeus
M. uvulae	Aponeurosis palatina	Uvula	Plexus pharyngeus
M. palatoglossus	Aponeurosis palatina	M. transversus linguae	N. glossopharyngeus
M. palatopharyngeus	Aponeurosis palatina, Hamulus pterygoideus	dorsale Pharynxwand, Hinterrand des Schildknorpels	N. glossopharyngeus

Tab. 5.3:   Zungen- und Mundbodenmuskulatur

☐ ☐ ☐
☺ ☹ ☹

? Frage: Wie ist das **Geschmacksorgan** aufgebaut?

Antwort: Das Organum gustus wird von den **Geschmacksknospen** gebildet. Es besitzt Sinnes- und Stützzellen. Die Sinneszellen sind sekundäre Zellen. Das dort angreifende 1. Neuron zieht zum Geschmackskern der Rautengrube. Die Geschmacksknospen sind bei den Geschmackspapillen im Epithelüberzug eingebettet. Es gibt die **Papillae vallatae,** Geschmackspapillen, die V-förmig in der Pars praesulcalis angeordnet sind. Davor liegt ein kleiner Graben, in den die **Ebner'schen Spüldrüsen** einmünden, um die Geschmacksstoffe fortzuspülen. Zusätzlich unterscheidet man die **Papillae foliatae** (Blätterpapillen), die ebenfalls als Geschmackspapillen am seitlichen Zungenrand liegen, und die **Papillae fungiformes** (Pilzpapillen) am Zungenrand und an der Zungenspitze, die im Säuglings- und Kleinstkindesalter Geschmacksknospen enthalten. Die **Papillae filiformes** sind Tastpapillen auf dem gesamten Zungenrücken, die zusätzlich als feine Raspeln wirken. Die **Geschmacksqualitäten** werden ebenfalls in unterschiedlichen Regionen wahrgenommen: süß am Zungenrand vorne, salzig in der Mitte, sauer hinten-seitlich und bitter im Bereich der Papillae vallatae.

Außerdem besitzt die Zunge sowohl muköse als auch seröse Drüsen. Die **mukösen Drüsen** (Glandulae linguales posteriores) sitzen am Zungengrund und am hinteren Seitenrand der Zunge. Die **serösen Drüsen** sind die Papillae vallatae und foliatae. Zusätzlich existiert eine **gemischte Drüse,** die Glandula lingualis anterior (Blandin-Nuhn-Drüse), die an der Unterseite der Zungenspitze sitzt und ihre Mündungsgänge beidseits des Frenulum linguae hat.

Frage: Beschreiben Sie die **nervale** Versorgung der Zunge!   **?**

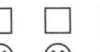

Antwort: Die gesamte Muskulatur der Zunge wird vom **N. hypoglossus** versorgt. Sensible Fasern laufen von der Zungenschleimhaut über den **N. lingualis** aus der Pars praesulcalis, über den **N. glossopharyngeus** aus der Pars postsulcalis und über den **N. vagus** aus der Region zwischen Zungengrund und Kehlkopfeingang. Die Geschmacksfasern schließen sich den drei Nerven an.

Frage: Können Sie die großen **Speicheldrüsen** im Mund benennen?   **?**

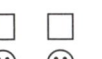

Antwort: Zu den großen Speicheldrüsen zählen die Glandula parotis, die Glandula submandibularis und die Glandula sublingualis. Sie sind paarig in der Mundhöhle angeordnet.

Die Ohrspeicheldrüse **(Glandula parotis)** liegt in der **Fossa retromandibularis** und wird vom Meatus acusticus, der Mandibula und dem M. masseter, vom Proc. mastoideus, dem M. sternocleidomastoideus sowie vom Proc. styloideus und dem M. digastricus begrenzt. Außen liegt die Fascia parotidea fest verwachsen an, die mit ihrem derben oberflächlichen und tiefen Blatt die Parotisloge bildet, in der die Drüse liegt. Sie ist eine **rein seröse Drüse,** die Ptyalin produziert, ein stärkespaltendes Enzym. Der Ductus parotideus verläuft unterhalb vom Jochbogen über den M. masseter, durchbohrt den M. buccinator und mündet im Vorhof der Mundhöhle gegenüber dem zweiten oberen Molaren. Er wird sympathisch aus dem Ganglion cervicale superius und parasympathisch durch den N. glossopharyngeus versorgt.

Die **Glandula sublingualis** liegt **zwischen Unterkiefer und Zunge** und wölbt die Mundbodenschleimhaut vor (Plica sublingualis). Sie reicht vom M. mylohyoideus bis zur Caruncula sublingualis, der Mündung des Ductus sublingualis major. Er fördert Sekret des vorderen Anteils der Drüse. Den hinteren Anteil bilden viele kleine Drüsen, die in vielen kleinen Ductus sublinguales minores ebenfalls an der Caruncula sublingualis münden. Sie ist eine **gemischte,** aber **überwiegend muköse Drüse,** die den schleimigen Gleitspeichel produziert.

Unterhalb des Mundbodens im **Trigonum submandibulare** liegt die **Glandula submandibularis.** Sie wird begrenzt vom vorderen und hinteren Bauch des M. digastricus sowie der Mandibula. Der Ductus submandibularis zieht um den Hinterrand des M. mylohyoideus, auf dem Diaphragma oris und mündet neben dem Frenulum linguae, dem Zungenbändchen, auf der Caruncula sublingualis. Sie ist eine **gemischt seromuköse Drüse, überwiegend serös** (☞ Kap. 1.3). Die Glandulae sublingualis und submandibularis werden sympathisch aus dem Ganglion cervicale superius und parasympathisch aus dem N. facialis versorgt.

? **Frage:** Welche weiteren Strukturen liegen in der **Parotisloge?**

Antwort: Die **A. carotis externa** teilt sich hier in die A. maxillaris und A. temporalis superficialis. Die **V. retromandibularis** und der **N. auriculotemporalis** ziehen hindurch, und der **N. facialis** teilt sich hier in den Plexus parotideus auf.

? **Frage:** Wie wird die Nahrung aus der Mundhöhle in die Speiseröhre transportiert?

Antwort: Die Schlundenge **(Isthmus faucium)** ist die Verbindung zwischen Mundhöhle und Rachenraum. Der vordere (Arcus palatoglossus) und der hintere Gaumenbogen (Arcus palatopharyngeus) können durch Kontraktion ihrer Muskeln diese Verbindung einengen bzw. vom Nahrungsbrei einzelne Bisse abtrennen. Zwischen beiden Bögen liegen in den lateralen dreieckigen Nische die Tonsillae palatinae. Die Mm. palatoglossi bilden zusammen mit dem M. transversus linguae einen Muskelring (☞ Tab. 5.3).

Beim **Schluckakt** wird zunächst der Mundboden kontrahiert und die Zunge drängt den Bissen gegen den weichen Gaumen. Durch Erregung von Rezeptoren in der Gaumenschleimhaut wird sodann zur Sicherung der Atemwege der Epipharynx durch Anheben des Gaumensegels verschlossen. Ebenso wird der Kehlkopfeingang verschlossen, indem der Kehlkopf und das Zungenbein angehoben werden und zugleich ein Fettkörper den Kehlkopfdeckel nach unten drückt. Hierdurch entfaltet sich auch der Pharynx, in den die Nahrung durch die Zunge hineingedrängt wird. Der untere Schlundschnürer bildet durch Verkürzung einen Sack im Pharynx, der die Nahrung aufnimmt und durch Kontraktion weiter in den Oesophagus befördert (☞ Tab. 5.4).

Muskel	Ursprung	Ansatz	Innervation
M. constrictor pharyngis superior	Hamulus pterygoideus des Os sphenoidale, Linea mylohyoidea der Mandibula, Pars petrosa des Os temporale	Raphe pharyngis	N. glossopharyngeus
M. constrictor pharyngis medius	Cornu minus und majus des Os hyoideum	Raphe pharyngis	N. glossopharyngeus, N. vagus
M. constrictor pharyngis inferior	Schild- und Ringknorpel	Raphe pharyngis	N. vagus
M. stylopharyngeus	Proc. styloideus des Os temporale	laterale Pharynxwand	N. glossopharyngeus
M. salpingopharyngeus	Tuba auditiva	laterale Pharynxwand	N. glossopharyngeus
M. palatopharyngeus	Aponeurosis palatina, Hamulus pterygoideus	dorsale Pharynxwand, Hinterrand des Schildknorpels	N. glossopharyngeus

Tab. 5.4: Rachenmuskulatur

Frage: Welche Strukturen gehören zum **lymphatischen Rachenring?** **?**

Antwort: Als lymphatischen Rachenring **(Waldeyer-Rachenring)** bezeichnet man die paarige **Tonsilla palatina** (Gaumenmandel), die **Tonsilla pharyngealis** (Rachenmandel), die **Tonsilla tubaria** (Tubenmandel) und die **Tonsilla lingualis** (Zungentonsille). Zwischen beiden Gaumenbögen liegt die Tonsilla palatina, die läppchenartig unterteilt ist und Krypten enthält. Die Tonsilla pharyngealis liegt paarig im Pharynxdach hinter den Choanen mit flachen Buchten, die Tonsilla tubaria am Rand der Tubenöffnung unter der Schleimhaut. Die Gesamtheit des lymphatischen Gewebes der Zunge wird als Tonsilla lingualis bezeichnet.

5.4 Augen

Frage: Wie ist die **Orbita aufgebaut?** **?**

Antwort: Die Orbita liegt wie eine vierseitige Pyramide mit ihrer Spitze nach hinten zeigend im Gesichtsschädel. Die Basis bildet den äußeren Eingang zur Orbita. Begrenzt wird der Eingang oben durch das **Stirnbein,** unten durch **Maxilla** und **Jochbein,** medial durch den **Stirnfortsatz der Maxilla** und lateral durch das **Jochbein.** Das Dach bilden das **Stirnbein** und **Keilbein** (Ala minor), welches dorsomedial den Canalis opticus münden lässt. Am Aufbau sind weiterhin beteiligt medial das Tränenbein, die Lamina orbitalis des Siebbeins und das Keilbein, am Boden die Maxilla, das Jochbein und das Gaumenbein und lateral der Proc. zygomaticus des Stirnbeins und die Ala major des Keilbeins.

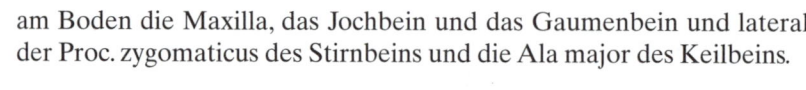

? Frage: Welche **Strukturen** liegen in der Orbita?

Antwort: Die Orbita beherbergt neben dem Augapfel fetthaltiges Bindegewebe, die Tränendrüse, den N. opticus sowie weitere Augennerven und -gefäße, die Augenmuskeln sowie den M. orbitalis. Letzterer ist beim Menschen nur rudimentär vorhanden, fällt jedoch der ihn innervierende Sympathikus aus, so kommt es zum Enophthalmus (Zurückfallen des Augapfels in die Orbita).

? Frage: Welche **Räume** existieren im Augapfel?

Antwort: Man unterscheidet die vordere Augenkammer zwischen Kornea und Iris, die hintere Augenkammer zwischen Iris, Corpus ciliare und Linse sowie den Glaskörper. Die **vordere Augenkammer** enthält das Kammerwasser. Es wird von den Epithelzellen des Ziliarkörpers gebildet und fließt im Kammerwinkel (Angulus iridocornealis) über den Schlemm-Kanal (Sinus venosus sclerae) ab, wo es resorbiert wird. An der Pupille steht die vordere mit der **hinteren Augenkammer** in Verbindung. Durch die hintere Kammer ziehen Zonulafasern als Aufhängung der Linse. Der **Glaskörper** (Corpus vitreum) nimmt den Hauptteil des Augapfels ein. Er besteht aus durchsichtiger gallertiger Masse und ist von kollagenen Fasern und Hyaluronsäuremolekülen durchsetzt.

Klinik: Nimmt der Augeninnendruck durch eine Abflussbehinderung zu, so kommt es zu einer Trübung. Man spricht vom **Glaukom** oder „grünen Star".

? Frage: Können Sie den **Schichtaufbau** des Augapfels beschreiben?

 Man kann durch Berührung einen Fremdreflex auslösen, der beide Augenlider schließen lässt (Nn. ciliares des N. ophthalmicus – Pons – Kerngebiet des N. trigeminus – Fazialiskern – N. facialis – N. orbicularis oculi).

Antwort: Der fast kugelförmige Augapfel liegt in der Orbita wie ein Kugelgelenk. An seinem hinteren Pol tritt der N. opticus ein, der S-förmig verläuft und damit dem Augapfel seine Bewegungsfreiheit lässt. Der Augapfel besteht aus drei Häuten: der Tunica fibrosa, der Tunica vasculosa und der **Tunica interna bulbi** (von außen nach innen). Die **Tunica fibrosa** ist vorne als Kornea (Hornhaut) durchsichtig, hinten als Sklera (Lederhaut) weiß erscheinend. Die **Kornea** ist etwas stärker gekrümmt und besitzt lediglich marklose sensible Nervenfasern, keine Gefäße.

Am Limbus corneae geht die Kornea in die **Sklera** über, die aus kollagenen Fasern besteht. Diese sind dreidimensional angeordnet und erhalten damit die Form des Augapfels aufrecht. An der Durchtrittsstelle des N. opticus ist sie siebartig durchbrochen.

Die **Tunica vasculosa** gliedert sich in die vorne liegende Iris, den folgenden Corpus ciliare und die Choroidea (Aderhaut). Die **Iris** (Regenbogenhaut) liegt hinter der Kornea und der Linse direkt auf. Mit ihrem Margo pupillaris bildet sie das Sehloch (Pupille). Abhängig vom Gehalt an Pigment und Melanozyten in der mittleren Schicht erscheint sie in unterschiedlichen Farben. Im vorderen Blatt der Iris liegen die Mm. sphincter pupillae (parasympathische Innervation) und dilatator pupillae (sympathische Innervation), die die Iris je nach Lichteinfall in der Größe verändern können. Im innersten Blatt verlaufen parasympathische und sympathische Nervenfasern.

✚ Man unterscheidet den Orbiculus ciliaris mit niedrigen Plicae ciliares, der durch die Zonulafasern die Linse hält, von der davor liegenden Corona ciliaris mit ca. 80 kleinen Falten, die im Epithel das Kammerwasser produzieren.

Klinik: Bei einer vollständigen Lähmung des N. oculomotorius ist die Pupille weit und reaktionslos (Mydriasis). Man kann nicht mehr akkomodieren. Durch Atropin kommt es ebenfalls zur Parasympathikuslähmung bzw. durch Adrenalin zur Sympathikusreizung. Umgekehrt führt eine Parasympathikusreizung bzw. Sympathikuslähmung zur Engstellung (Miosis) der Pupille.

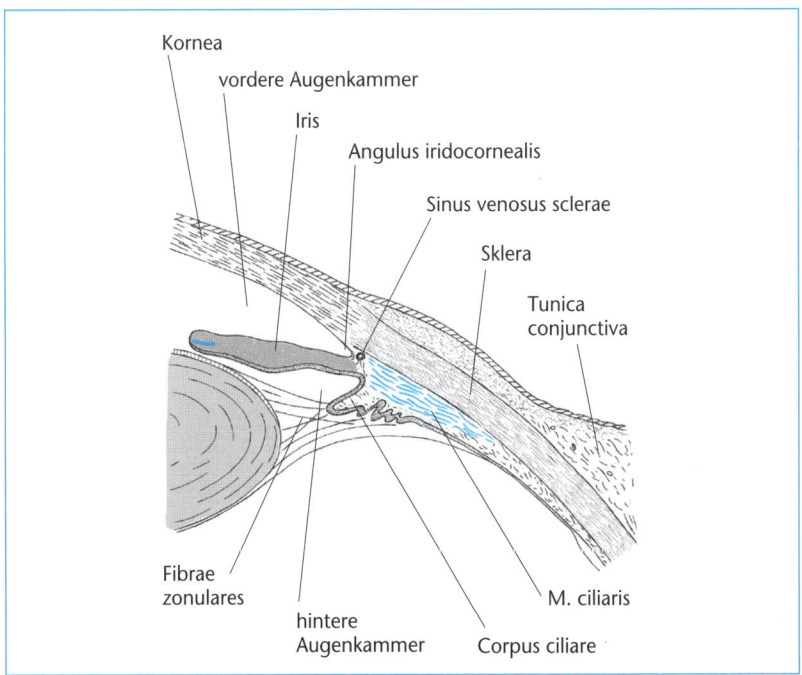

Abb. 5.5: Aufbau des vorderen Augenabschnittes [1]

Das **Corpus ciliare** ist ringförmig am Übergang zum lichtempfindlichen Teil der Netzhaut und besitzt den M. ciliaris. Es dient zur Befestigung der Linse und beeinflusst die Linsenkrümmung. Der M. ciliaris bewirkt durch Kontraktion eine Entspannung der Linsenfasern. Dadurch wird diese kugelförmiger, die Linsenkrümmung nimmt zu, ebenso die Akkomodation. Er wird wie der M. sphincter pupillae parasympathisch innerviert.

Zwischen Lederhaut und Netzhaut liegt die Aderhaut **(Choroidea).** Sie enthält Pigmentzellen und erscheint daher braunrot. Ihre drei Schichten sind die Lamina choroidocapillaris mit dichtem Kapillarnetz, aber ohne Pigment, die Lamina vasculosa mit Arterien und Venen und noch weiter außen die Lamina suprachoroidea mit Lymphräumen im lockeren Bindegewebe.

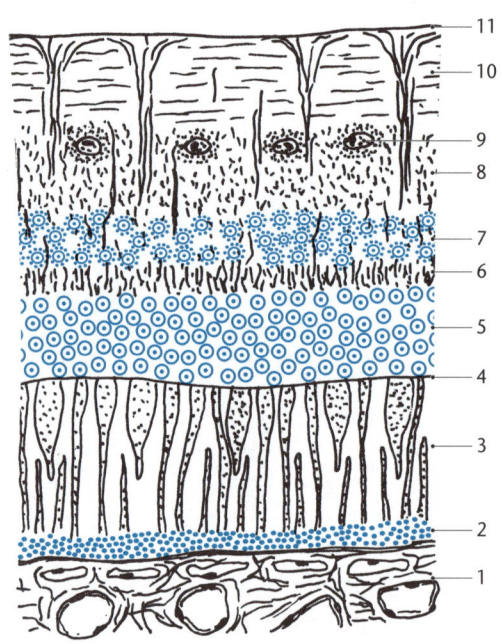

1 – Choroidea mit Pigmentzellen
    und Kapillaren
2 – Pigmentepithel
3 – Schicht der Stäbchen und
    Zapfen
4 – äußere Gliagrenzschicht
5 – äußere Körnerschicht

6 – äußere plexiforme Schicht
7 – innere Körnerschicht
8 – innere plexiforme Schicht
9 – Optikus-Ganglienzellschicht
10 – Optikus-Nervenfaserschicht
11 – innere Gliagrenzschicht

Abb. 5.6:   Aufbau der Netz- und Aderhaut

Direkt auf der Aderhaut innen liegt die **Retina** (Netzhaut). In der Fläche unterscheidet man die Pars caeca, einschichtiges Epithel, die das Corpus ciliare und die Iris überkleidet, und die Pars optica, die aus zwei Blättern besteht und den gesamten Augenhintergrund auskleidet. Das äußerste Blatt ist die Pars pigmentosa, die Lichtreflexe verhindert. Die Pars nervosa besteht aus insgesamt neun Schichten und leitet die Reize der Sehzellen zum Gehirn. Je drei Zellschichten repräsentieren ein Neuron, die Schicht der Photorezeptoren (Stratum neuroepitheliale), die Schicht der Retinaganglienzellen (Stratum ganglionare retinae) und die Schicht der Optikusganglienzellen (Stratum ganglionare nervi optici). Im Stratum neuroepitheliale liegen die lichtempfindlichen Stäbchen und Zapfen.

> ✚ Wir besitzen ca. 120 Mio. Stäbchen zum Hell-Dunkel-Sehen und ca. 6 Mio. Zapfen zum Farbsehen.

Etwa 4 mm temporal des Discus n. optici liegt die **Macula lutea** mit der **Fovea centralis,** der Stelle des schärfsten Sehens, da sie nur aus Zapfen besteht und alle weiteren Schichten nahezu fehlen. Im Gegensatz dazu gibt es am Discus n. optici keinerlei Sehzellen. Daher wird er auch als blinder Fleck bezeichnet.

Frage: Erklären Sie den Aufbau der **Sehbahn!** **?**

Antwort: Die **Axone** des **dritten Neurons** in der Retina vereinigen sich zunächst zum **N. opticus,** ziehen durch das **Chiasma opticum,** anschließend durch den **Tractus opticus** und enden im **Corpus geniculatum laterale** (viertes Neuron). Im Chiasma opticum kreuzen die Nervenfasern aus den nasalen Netzhautarealen zur Gegenseite. Vom Corpus geniculatum laterale zieht die Sehstrahlung zur Area striata, wobei die Fasern aus den unteren Quadranten der Retina oberhalb des Sulcus calcarinus enden, die aus den oberen Quadranten unterhalb. Der N. opticus ist wie die Retina ein ausgelagerter Teil des Zwischenhirns. Er wird daher auch von den Hirnhäuten umgeben.

> **Klinik:** Je nach **Gesichtsfeldausfall** kann auf den Schädigungsort im Gehirn geschlossen werden. Ist der N. opticus verletzt, kommt es zur Erblindung eines Auges. Liegt die Schädigung hinter dem Chiasma opticum, so kommt es zum Ausfall der korrespondierenden Gesichtsfeldhälften beider Augen. Durch einen Hypophysentumor beispielsweise kann es zum Ausfall der beiden temporalen Gesichtsfeldhälften kommen (entspr. der nasalen Retinahälften).

Frage: Wie erfolgt die **Bewegung** des Augapfels? **?**

Antwort: Insgesamt erfolgt die Bewegung durch **vier gerade** und **zwei schräge** Augenmuskeln (☞ Tab. 5.5). Sie entspringen mit Ausnahme des

M. obliquus inferior alle am Anulus tendineus communis, einem Sehnenring um den N. opticus, und ziehen pyramidenartig um den Augapfel. Sie alle arbeiten extrem fein zusammen, damit keine Doppelbilder entstehen. Der Augapfel wird abduziert durch den M. rectus lateralis, adduziert durch den M. rectus medialis. Gehoben wird er durch die Mm. rectus superior und obliquus inferior, gesenkt durch die Mm. rectus inferior und obliquus superior, einwärts gedreht durch die Mm. rectus superior und obliquus superior und auswärts gedreht durch die Mm. rectus inferior und obliquus inferior.

Muskel	Ursprung	Ansatz	Innervation
äußere Augenmuskeln			
M. rectus superior	Anulus tendineus communis	Sklera oben vor dem Äquator	N. oculomotorius
M. rectus inferior	Anulus tendineus communis	Sklera unten vor dem Äquator	N. oculomotorius
M. rectus medialis	Anulus tendineus communis	Sklera nasal vor dem Äquator	N. oculomotorius
M. rectus lateralis	Anulus tendineus communis	Sklera temporal vor dem Äquator	N. abducens
M. obliquus superior	Anulus tendineus communis	Sklera oben hinter dem Äquator	N. trochlearis
M. obliquus inferior	medialer Orbitarand	Sklera unten hinter dem Äquator	N. oculomotorius
Muskeln der Augenlider			
M. levator palpebrae superioris	Anulus tendineus communis	Tarsus und Bindebewebe des Oberlids	N. oculomotorius
M. orbicularis oculi	kreisförmig um Lidspalt mit Pars palpebralis, lacrimalis, orbitalis	siehe Ursprung	N. facialis
M. tarsalis superior	M. levator palpebrae superioris	Tarsus des Oberlids	Ganglion stellatum (sympathisch)
M. tarsalis inferior	M. orbicularis oculi	Unterlid	Ganglion stellatum (sympathisch)

Tab. 5.5:   Augenmuskeln und Muskeln der Augenlider

☐ ☐ ☐
☺ ☺ ☹   **?** **Frage:** Welche **Drüsen** kennen Sie am Auge?

Antwort: Die Augenlider sind zur Befeuchtung der Kornea und der Konjunktiva da und zum Schutz vor Fremdkörpern. Im Augenlid findet man unterschiedliche Drüsen. Die **Meibom-Drüsen** (Gll. tarsales) sind Talgdrüsen, die im Tarsus liegen. An den Wimpern münden die apokrinen Talgdrüsen Gll. ciliares **(Moll-Drüsen)** und die holokrinen Gll. sebaceae **(Zeiss-Drüsen).** Zusätzlich existieren die Tränendrüsen **(Gll. lacrimales),** die auf beiden Seiten seitlich oben in der Fossa glandulae lacrimalis des Os frontale liegen. Sie wird durch den M. levator palpebrae superioris in die Pars orbitalis (oberhalb) und die Pars palpebralis (unterhalb) unterteilt. Das Sekret wird über etwa zehn Ausführungsgänge in den Konjunktivalsack abgegeben. Über die Kornea fließt es zur Caruncula lacrimalis (Tränenwärzchen). Dort beginnt jeweils am Ober- und am Unterlid der Canaliculus lacrimalis, der in den Tränensack (Saccus lacrimalis) mündet und weiter zum Ductus nasolacrimalis in die Nasenhöhle führt.

5.5 Hör- und Gleichgewichtsorgan

Frage: Wie ist das **äußere Ohr** aufgebaut? **?**

Antwort: Zum äußeren Ohr gehört die Ohrmuschel, der äußere Gehörgang und das Trommelfell, welches die Begrenzung zum Mittelohr darstellt. Die **Ohrmuschel** besteht aus einer Knorpelplatte, die einen Schalltrichter formt. Außen verläuft die Helix, innen eine zweite parallele Falte, die Anthelix. Vor der äußeren Gehörgangsöffnung liegt der Tragus, kaudal davon der Antitragus. Der **äußere Gehörgang** besteht aus einem äußeren knorpeligen und einem inneren knöchernen Anteil. Von der Ohrmuschel verläuft er schräg nach vorne innen mit einem leichten Knick. Die Haut besitzt Haare mit Talgdrüsen und apokrinen Drüsen (Glandulae ceruminosae). Das **Trommelfell** (Membrana tympani) spannt sich trichterförmig am Grund des äußeren Gehörganges auf. Der Rand wird vom Anulus fibrocartilagineus gebildet, einem Knorpelring, der fest mit dem Felsenbein verwachsen ist. Der überwiegende Teil ist straff gespannt (Pars tensa), ein kleiner Teil kranial des Hammers ist schlaff (Pars flaccida = Shrapnell-Membran), da hier die Lamina propria fehlt, eine derbe Bindegewebsmembran. Gespannt wird das Trommelfell durch den M. tensor tympani. Es ist mit dem Handgriff des Hammers verwachsen. Zentral liegt der Umbo, von dem bei der Ohrspiegelung ein dreieckiger Lichtreflex nach vorne unten zeigt. Die Innervation erfolgt über die Nn. tympanicus (Innenseite), auriculotemporalis (äußerer Teil) und den R. auricularis des N. vagus (äußerer Gehörgang und äußeres Trommelfell).

> ✚ Zur klinischen Inspektion des Gehörgangs wird er durch Zug an der Ohrmuschel nach hinten oben gerade gerichtet.

Frage: Welche **Strukturen** gehören zum **Mittelohr?** **?**

Antwort: Das Mittelohr besteht aus der Paukenhöhle, den Gehörknöchelchen, der Ohrtrompete und pneumatischen Nebenräumen.

Die **Cavitas tympani** wird von sechs Wänden umgeben. Die laterale Wand wird vom Trommelfell gebildet, medial wird sie zum Innenohr abgegrenzt. Hier liegen das Promontorium und die Fenestra vestibuli und cochleae. Das Dach ist eine dünne Knochenlammelle zur mittleren Schädelgrube (Paries tegmentalis). Die vordere Wand grenzt an den Canalis caroticus, die hintere an den Proc. mastoideus. Der Boden ist von einer dünnen Knochenlamelle von der Fossa jugularis getrennt.

Als pneumatische Nebenräume bezeichnet man die **Cellulae mastoideae** und das **Antrum mastoideum.** Sie sind mit Schleimhaut ausgekleidet und dienen als Resonanzräume.

Die Gehörknöchelchen sind der Hammer **(Malleus),** der Amboss **(Incus)** und der Steigbügel (von außen nach innen). Sie dienen der Schallübertragung vom Trommelfell auf die Perilymphe des Innenohres. Sie sind gelenkig verbunden und mit Schleimhaut überzogen. Der **Stapes** (Steigbügel) verschließt das Fenestra vestibuli der medialen Wand der Paukenhöhle. Die Tuba auditiva (Ohrtrompete) ist eine ca. 3–4 cm lange teils knorpelige, teils knöcherne Röhre. Sie zieht von lateral oben nach medial vorne unten und mündet mit dem Ostium pharyngeum hinter der unteren Nasenmuschel. Ihre Funktion ist die gleichmäßige Belüftung und Luftdruckausgleich auf beiden Seiten des Trommelfells.

 Klinik: Entzündungen des Mittelohres können leicht auf benachbarte Strukturen übergreifen. Der Eiter sammelt sich häufig am Boden unterhalb der Tuba auditiva. Durch die dünne Wand der Prominentia canalis facialis breiten sich die Entzündungen leicht auf den N. facialis aus oder auch auf die Schleimhaut der Cellulae mastoideae und damit bis zu den Hirnhäuten.

? **Frage:** Welche Muskeln finden sich im Mittelohr?

Antwort: Der **M. tensor tympani** reguliert die Spannung des Trommelfells. Er zieht vom Semicanalis m. tensoris tympani um den Proc. cochleariformis zur Basis des Manubrium mallei. Innerviert wird er vom N. pterygoideus medialis. Der **M. stapedius** zieht von der Eminentia pyramidalis zum Caput des Stapes. Als kleinster Muskel des Menschen hebt er den Steigbügel aus der Fenestra vestibuli und schwächt damit sehr laute Geräusche ab. (Innervation: N. facialis).

? **Frage:** Wo sollte man zur **Parazentese** (Entlastung von Eiter) das Trommelfell punktieren?

Antwort: Die Chorda tympani zieht nach Abgang aus dem N. facialis rückläufig in die Paukenhöhle und zieht im Bereich der beiden oberen äußeren Quadranten entlang. Zusätzlich liegen hinter dem hinteren oberen Quadranten der lange Fortsatz des Amboss und der Steigbügel.

Eine relativ sichere Punktion ist daher in den beiden unteren Quadranten möglich.

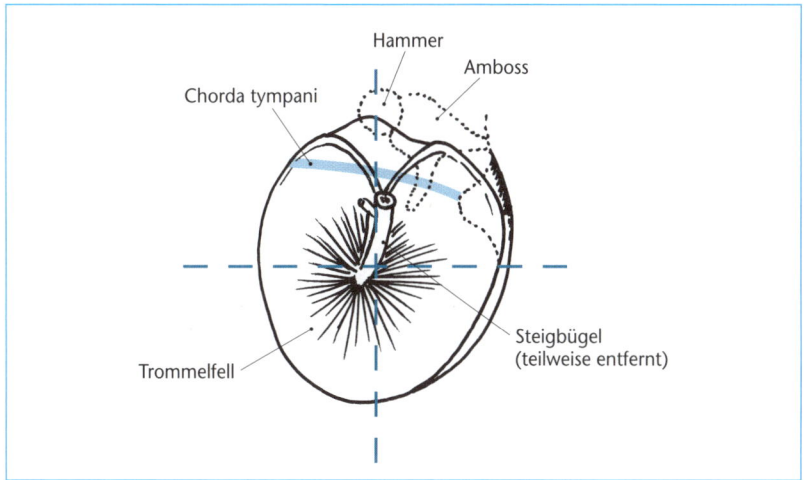

Abb. 5.7: Trommelfell und Gehörknöchelchen

Frage: Welche **Organe** findet man im **Innenohr?** **?**

Antwort: Das Innenohr beherbergt sowohl das **Hörorgan** als auch das **Gleichgewichtsorgan.** Es wird auch als Labyrinth bezeichnet und besteht aus dem Vorhof, der über das Fenestra vestibuli und das Fenestra cochleae mit dem Mittelohr in Verbindung steht. Das Fenestra cochleae ist durch die Membrana tympani secundaria („zweites Trommelfell") verschlossen. Man unterscheidet das **häutige Labyrinth** (Labyrinthus membranaceus) mit Endolymphe und das **knöcherne Labyrinth** (Labyrinthus osseus), welches das häutige umschließt. Dazwischen liegt das Spatium perilymphaticum.

Frage: Wie funktioniert das **Gleichgewichtsorgan?** **?**

Antwort: Das Gleichgewichtsorgan besteht aus den drei Bogengängen und deren Ampullen, dem Sacculus und Utriculus sowie auch dem Ductus endolymphaticus. Im **Sacculus** und **Utriculus** liegen die Maculae sacculi, die die Stütz- und Sinneszellen enthalten. Bedeckt sind sie wiederum von der **gallertigen Otolithenmembran.** Die Sinnesharchen (Kinozilien und Stereozilien) werden von den schwereren Otolithen bei einer Bewegung verbogen, was als Beschleunigung in die entsprechende Richtung wahrgenommen wird. Die **Maculae** registrieren **Translationsbeschleunigungen,** die **Bogengänge** hingegen **Drehbeschleunigungen.** Die Bogengänge liegen jeweils im rechten Winkel zueinander. Am Ende besitzen sie jeweils eine Crista ampullaris, die wie die Maculae Stütz- und Sinneszellen enthält. Die gallertige Deckschicht wird hier Cupula ampullaris genannt. Sie besitzt keine Otolithen. Die Erregung der Sinneszellen wird über die Pars vestibularis des N. vestibulocochlearis an das Gehirn geleitet.

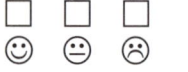

? Frage: Wie werden die Schallwellen zur **Geräuschempfindung** umgesetzt?

Antwort: Die Schallwellen gelangen durch den äußeren Gehörgang auf das Trommelfell und die Gehörknöchelchen. Sie verringern die Vibration der Welle, verstärken aber durch ihre Hebelwirkung ihre Kraft um das 20-fache. Die **Schwingungen** der Steigbügelplatte übertragen sich weiter durch die Fenestra vestibuli auf die **Perilymphe** im Vorhof des Innenohres. Über die **Scala vestibuli** (Vorhoftreppe) wird die Vibration in die **Cochlea** fortgeleitet. Die Länge der Fortleitung ist von der Tonfrequenz abhängig. Hohe Töne enden kurz nach Beginn der Scala, tiefe Töne werden bis zum Helicotrema fortgeleitet. Am Ort des größten Ausschlages wird die **Membrana vestibularis** (Reissner-Membran), die den Ductus cochlearis von der Scala vestibuli trennt, eingedrückt. Jetzt ist eine Endolymphbewegung entstanden, die die Stütz- und Sinneszellen des **Corti-Organs** über die Membrana tectoria erregt. Hier erfolgt die Umwandlung von mechanischer Energie zu elektrischer Energie. Dieser Reiz wird über die Nervenfasern der Nn. spirales zum **Ganglion spirale cochleae (erstes Neuron)** und anschließend über die Pars coch-

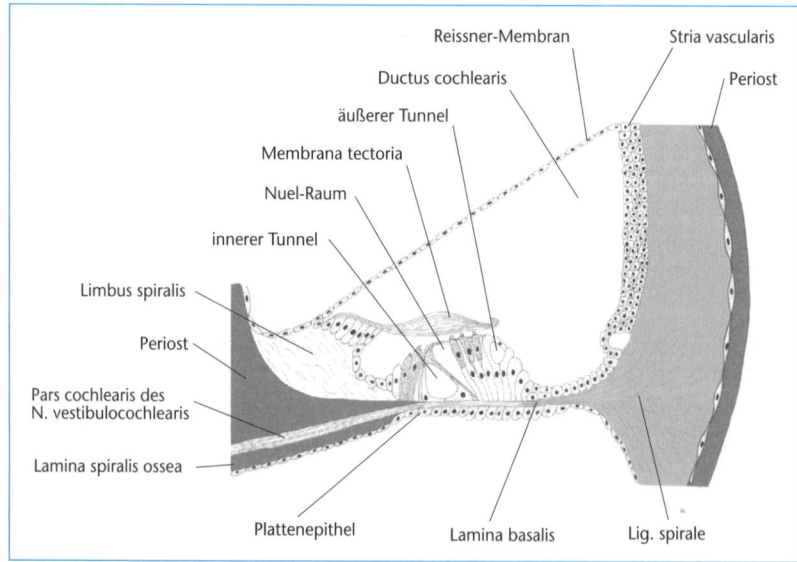

Abb. 5.8:   Ductus cochlearis [1]

leae des N. vestibulocochlearis zum **Nucleus cochlearis (zweites Neuron)** im Rautenhirn weitergeleitet.

Der Druckausgleich erfolgt über die Lamina basalis zwischen Ductus cochlearis und Scala tympani. Die Schwingungen werden über die Perilymphe bis zur Fenestra cochleae und damit zum Mittelohr fortgetragen.

6 Hals

Frage: Welche **Knochen** kennen Sie am Hals neben der Halswirbel- **?** □ □ □
säule? ☺ ☺ ☹

Antwort: Hier gibt es lediglich noch das **Os hyoideum,** das Zungenbein. Dieses liegt auf Höhe des 4. Halswirbelkörpers. Mit seinem Corpus und den beiden Cornu majus ähnelt es einem Hufeisen. Es ist in die
von Mundboden und unterer Zungenbeinmuskulatur gebildete Mus-
kelschlinge eingebettet und damit beim Schluckakt oder bei Halsbewe-
gung verschieblich. Über das Cornu minus ist das Zungenbein durch
das Lig. stylohyoideum mit dem **Proc. styloideus** des Os temporale verbunden. Es kann vollständig oder aber auch nur zum Teil verknöchern.
Zusätzlich verbindet die Membrana thyrohyoidea das Os hyoideum mit
dem Kehlkopf.

Frage: Nennen Sie mir die **unteren Zungenbeinmuskeln!** **?** □ □ □
☺ ☺ ☹

Antwort: Zu den unteren Zungenbeinmuskeln gehören die Mm. sternohyoideus, sternothyroideus, thyrohyoideus und omohyoideus (☞
Tab. 6.1).

Muskel	Ursprung	Ansatz	Innervation
M. sternohyoideus	Manubrium sterni, sternales Ende der Clavicula, Sternoclaviculargelenk	Os hyoideum	Ansa cervicalis
M. sternothyroideus	Manubrium sterni, 1. Rippe	Linea obliqua des Schildknorpels	Ansa cervicalis
M. thyrohyoideus	Linea obliqua des Schildknorpels	Os hyoideum	Ansa cervicalis
M. omohyoideus	Margo superior der Scapula, Lig. transversum scapulae	Os hyoideum	Ansa cervicalis

Tab. 6.1: Untere Zungenbeinmuskeln (infrahyale Muskulatur). Obere Zungenbeinmuskulatur: ☞ Tab. 5.3.

Klinik: Bei einer Verkürzung des M. sternocleidomastoideus (z.B.
angeborener Torticollis) wird durch den Zug des Muskels – bzw. in
diesem Fall durch verminderte Dehnung – der Kopf zur kranken
Seite geneigt und zur gesunden Seite gedreht.

☐ ☐ ☐
☺ ☺ ☹

? **Frage:** Welche **Muskeln** verlaufen am **Hals**?

Antwort: Es gibt die oberflächlichen, die tiefen und die prävertebralen Halsmuskeln (☞ Tab. 6.2).

Muskel	Ursprung	Ansatz	Innervation
oberflächliche Schicht			
Platysma	Mandibula, Fascia parotidea	Subcutis der Brust-wand	R. colli n. facialis
M. sternocleidomas-toideus	Klavikula und Manubrium sterni	Proc. mastoideus des Schläfenbeins, Linea nuchae superior	N. accessorius und Nn. cervicales II–IV
M. trapezius	Linea nuchae suprema und Protuberantia occipitalis externa, Dornfortsätze der Brustwirbel	laterales Drittel der Klavikula, Acromion, Spina scapulae	N. accessorius und Nn. cervicales III u. IV
tiefe Schicht			
M. scalenus anterior	Tub. anterius des 3.–6. Hals-wirbelquerfortsatzes	1. Rippe	Rr. ventrales der Nn. cervicales IV–VIII
M. scalenus medius	Tub. anterius des 1.–7. Hals-wirbelquerfortsatzes	1. (–2.) Rippe	Rr. ventrales der Nn. cervicales IV–VIII
M. scalenus posteri-or	Tub. posterius des 5. und 6. Halswirbelquerfortsatzes	2. (–3.) Rippe	Rr. ventrales der Nn. cervicales IV–VIII
prävertebrale Schicht			
M. rectus capitis an-terior u. lateralis	Massa lateralis des Atlas	Os occipitale	R. ventralis des N. cervicalis I
M. longus capitis	Tub. anterius des 3.–6. Hals-wirbelquerfortsatzes	Pars basilaris des Os occipitale	Rr. ventrales der Nn. cervicales I–VI
M. longus colli	drei unteren Hals- und drei oberen BWK, Querfortsätze der 2.–5. Halswirbels	Querfortsätze der 5.–7. Halswirbel, 2.–4. HWK, Tub. anterius des Atlas	Rr. ventrales der Nn. cervicales II–VI

Tab. 6.2:   Halsmuskeln

☐ ☐ ☐
☺ ☺ ☹

? **Frage:** Welche Strukturen laufen durch die **Skalenuslücke?**

Antwort: Durch die durch den M. scalenus anterior und M. scalenus medius gebildete Skalenuslücke ziehen die **A. subclavia** und der **Plexus brachialis.** Die V. subclavia zieht hingegen ventral des M. scalenus anterior über die 1. Rippe.

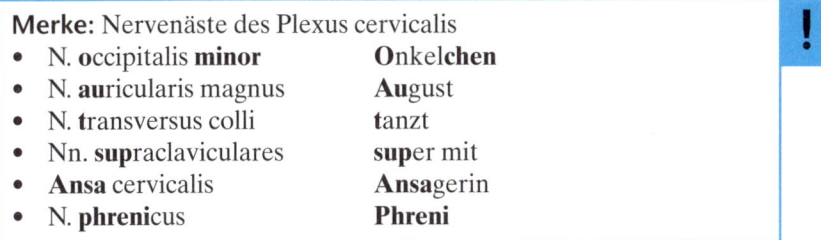

> **Merke:** Nervenäste des Plexus cervicalis !
> - N. occipitalis **minor**   **Onkel**chen
> - N. **au**ricularis magnus   **Au**gust
> - N. **t**ransversus colli   **t**anzt
> - Nn. **sup**raclaviculares   **sup**er mit
> - **Ansa** cervicalis   **Ansa**gerin
> - N. **phren**icus   **Phren**i

Frage: Welche Möglichkeiten an **venösen oder arteriellen Zugängen** gibt es im Halsbereich? **?**

Antwort: Oberflächlich verläuft am Hals die **V. jugularis externa,** die aus der V. auricularis posterior und der V. occipitalis hervorgeht. Sie liegt unter dem Platysma, zieht über den M. sternocleidomastoideus und mündet hinter dem Trigonum omoclaviculare in die V. subclavia. Eine weitere oberflächliche Vene ist die **V. jugularis anterior** am Vorderrand des M. sternocleidomastoideus aus Venen des Mundbodens. Sie verbindet sich oberhalb des Manubrium sterni über den Arcus venosus jugularis mit der Vene der Gegenseite, zieht um den Muskel herum und mündet in die V. jugularis externa oder direkt in die V. subclavia. Eine weitere venöse Punktionsstelle ist die **V. subclavia,** die Fortsetzung der V. axillaris, die unterhalb der Klavikula von der ersten Rippe bis zur Mündung in die V. jugularis interna zieht. Da sie sehr kräftig ist, kann auch über sie ein zentraler Venenkatheter gelegt werden. Ebenso ist die **V. jugularis interna** geeignet. Diese leitet Blut aus den venösen Sinus der Schädelbasis, aus dem Gesicht und den Halsorganen zum Herzen. Die rechte ist meist kräftiger als die linke und beginnt im Foramen jugulare. Sie verläuft zunächst dorsal, später lateral der A. carotis interna und tritt im unteren Halsbereich vor die A. carotis communis. Hier kann sie medial des M. sternocleidomastoideus punktiert werden. Sie vereinigt sich im Venenwinkel mit der V. subclavia zur V. brachiocevalica.

Als arterieller Zugang kann die **A. subclavia** gewählt werden, die rechts aus dem Truncus brachiocephalicus, links aus dem Aortenbogen hervorgeht. Sie überkreuzt die erste Rippe in der Skalenuslücke und kann am Übergang des mittleren zum lateralen Drittel der Klavikula unter dieser punktiert werden. Zum Hals zieht die **A. carotis communis,** die wie die A. subclavia rechts aus dem Truncus brachiocevalicus, links aus dem Aortenbogen hervorgeht. In Höhe des vierten Halswirbels gabelt sie sich im Trigonum caroticum in die Aa. carotis externa und interna. Die **A. carotis externa** verläuft medial vorne und versorgt Halsorgane, das Gesicht und die Kopfschwarte. Die **A. carotis interna** verläuft, ohne weitere Gefäße abzugeben, dorsolateral bis in den Canalis caroticus der Schädelbasis zu den Hirnarterien.

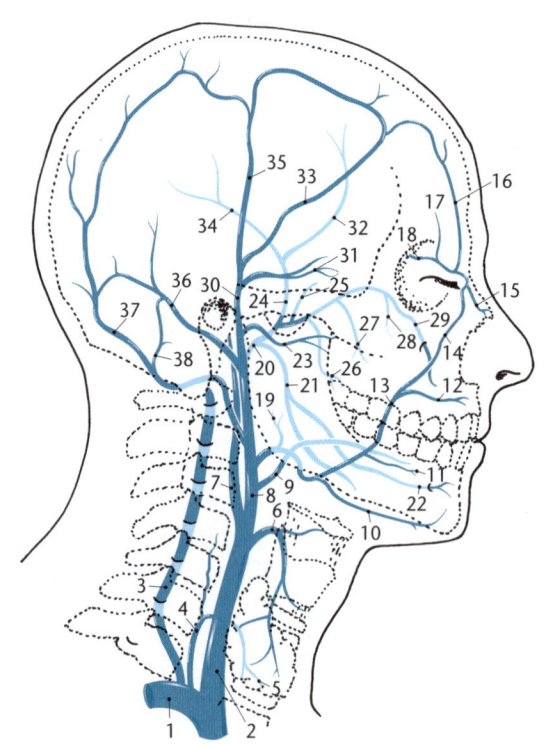

1 – A. subclavia
2 – A. carotis communis
3 – A. vertebralis
4 – Truncus thyrocervicalis
5 – A. thyroidea inferior
6 – A. thyroidea superior mit
R. sternocleidomastoideus
7 – A. carotis interna
8 – A. carotis externa
9 – A. lingualis
10 – A. submentalis
11 – A. labialis inferior
12 – A. labialis superior
13 – A. facialis
14 – A. angularis
15 – A. dorsalis nasi
16 – A. supratrochlearis
17 – A. supraorbitalis
18 – A. ophthalmica
19 – A. pharyngea ascendens
20 – A. maxillaris
21 – A. alveolaris inferior

22 – A. mentalis
23 – A. transversa facialis
24 – A. meningea media
25 – A. temporalis profunda
26 – A. buccalis
27 – A. alveolaris superior posterior
28 – A. alveolaris superior anterior
29 – A. infraorbitalis
30 – A. temporalis superficialis
31 – A. zygomaticoorbitalis
32 – R. frontalis der A. meningea
media
33 – R. frontalis der A. temporalis
superficialis
34 – R. parietalis der A. meningea
media
35 – R. parietalis der A. temporalis
superficialis
36 – A. auricularis posterior
37 – A. occipitalis
38 – R. auricularis der A. occipitalis

Abb. 6.1: Arterien am Hals

> **Merke:** Äste der A. carotis externa:
> - A. **thy**roidea superior — **Theo**
> - A. **lin**gualis — **Lingen**
> - A. **fa**cialis — **fa**briziert
> - A. **pha**ryngea ascendens — **pha**ntastisch
> - R. **st**ernocleidomastoideus — **st**arke
> - A. **oc**cipitalis — **Oc**hsenschwanzsuppe
> - A. **au**ricularis posterior — **au**s
> - A. **t**emporalis superficialis — **t**oten
> - A. **m**axillaris — **M**äusen.

!

Frage: Bitte beschreiben Sie den Verlauf des **N. vagus** und nennen Sie seine Äste!

? ☐ ☐ ☐ ☺ ☻ ☹

Antwort: Der N. vagus verlässt die Schädelbasis durch das Foramen jugulare, verläuft mit der V. jugularis interna und der A. carotis interna (später communis) gemeinsam durch die **Apertura thoracis superior** und zieht links vor dem Aortenbogen hinter dem jeweiligen Hauptbronchus zum **Zwerchfell.** Durch den **Hiatus oesophagus** ziehen beide Äste in den Bauchraum. Der N. vagus innerviert die quergestreifte Muskulatur am Oesophagus, Larynx und Pharynx, die glatte Muskulatur der Atmungsorgane und des Darmkanals sowie das Herz. Zusätzlich führt er **sensible Fasern** und **sekretorische Fasern** der Drüsen der Atemwege und des Darms sowie **afferente Fasern** der Eingeweide. Im Einzelnen sind seine Äste:
- im Kopf-Hals-Bereich der R. meningeus, der R. auricularis, die Rr. pharyngei, der N. laryngeus superior, die Rr. cardiaci cervicales superiores, die Rr. cardiaci cervicales inferiores und der N. laryngeus recurrens
- im Brustbereich die Rr. cardiaci thoracici und Rr. bronchiales
- im Bauchbereich aus dem Truncus vagalis anterior die Rr. gastrici anteriores und Rr. hepatici, aus dem Truncus vagalis posterior die Rr. gastrici posteriores, Rr. coeliaci und Rr. renales

---

Frage: Wie entsteht die **Stimme?**

? ☐ ☐ ☐ ☺ ☻ ☹

Antwort: Die Töne werden durch den **Larynx** (Kehlkopf) gebildet. Durch Artikulation in der Mundhöhle und der Mundöffnung entsteht dadurch unsere Sprache. Der Kehlkopf besteht aus vier großen Knorpeln, dem Schildknorpel (Cartilago thyroidea), dem Ringknorpel (Cartilago cricoidea), dem Stellknorpel (Cartilago arytaenoidea) und dem Kehldeckel (Cartilago epiglottica = Epiglottis). Zusätzlich spannen sich diverse Bänder auf wie die Membrana thyrohyoidea zwischen Zungenbein und oberem Rand des Schildknorpels, das Lig. cricothyroideum zwischen Schild- und Ringknorpel, das Lig. cricotracheale zwischen Ringknorpel und Trachea, das Lig. vestibulare zwischen Epiglottis und Stellknorpel sowie das Lig. vocale zwischen Stellknorpel und Schildknorpel.

> **Klinik:** Bei einem lebensbedrohlichen Verschluss des Larynx kann eine **Koniotomie** durchgeführt werden. Dabei wird das Lig. cricothyroideum quer durchtrennt, das unterhalb der Stimmritze liegt. Im Krankenhaus wird die Trachea auf Höhe des 2.–7. Trachealknorpels eröffnet. Man spricht von einer **Tracheotomie,** die weniger bleibende Schäden verursacht als eine Koniotomie.

Die Stimme bildende Weichteile werden **Glottis** genannt. Die Rima glottidis (Stimmritze) wird in den vorderen zwei Dritteln als **Pars intermembranacea** von der Plica vocalis gebildet, im hinteren Drittel als **Pars intercartilaginea** von den Stellknorpeln begrenzt. Die Höhe der Stimme hängt von der Größe des Kehlkopfes und dem Winkel zwischen den Schildknorpelplatten ab. Beim Mann beträgt dieser Winkel ca. 90°, bei der Frau ca. 120°. Zur Phonation wird die Stimmritze einleitend verschlossen. Dies erfolgt über die Mm. cricoarytaenoideus lateralis, thyroarytaenoideus, arytaenoideus transversus und arytaenoideus obliquus, die den Schildknorpel kippen (☞ Tab. 6.3). Durch einen Luftstoß aus der Lunge werden die Stimmbänder in Schwingung gebracht. Über

Muskel	Ursprung	Ansatz	Innervation
M. cricoarytaenoideus posterior	Ringknorpelplatte	Proc. muscularis des Stellknorpels	N. laryngeus inferior
M. cricoarytaenoideus lateralis	Ringknorpelspange	Proc. muscularis des Stellknorpels	N. laryngeus inferior
M. thyroarytaenoideus	laterale Schildknorpelplatte	Vorder-Seitenfläche des Stellknorpels	N. laryngeus inferior
M. thyroepiglotticus	laterale Schildknorpelplatte	Cartilago epiglottica	N. laryngeus inferior
M. arytaenoideus transversus	seitlicher Stellknorpel	gegenüberliegender Stellknorpel	N. laryngeus inferior
M. arytaenoideus obliquus	Proc. muscularis des Stellknorpels	Spitze des gegenüberliegender Stellknorpels	N. laryngeus inferior
M. aryepiglotticus	seitlicher Stellknorpel	Plica aryepiglottica	N. laryngeus inferior
M. cricothyroideus	Ringknorpelspange (außen verlaufend)	Unterrand des Schildknorpels	N. laryngeus **superior** (Cave!)
M. vocalis	Rückfläche des Schildknorpels	Proc. vocalis des Stellknorpels	N. laryngeus inferior

Tab. 6.3:   Kehlkopfmuskulatur

die Mm. cricothyroideus und vocalis werden die Stimmbänder gespannt, der M. cricoarytaenoideus öffnet die Stimmritze. Beim Flüstern
bleiben die Stimmritzen geschlossen. Lediglich ein kleines Flüsterdrei-
eck ist geöffnet.

Frage: Wie ist die **Schilddrüse** aufgebaut?

Antwort: Die Schilddrüse **(Glandula thyroidea)** ist eine Drüse bestehend aus zwei Teilen, die über einen **Isthmus** miteinander verbunden
sind. Sie liegt unterhalb des Schildknorpels. Nach oben reichen die Lappen bis zum Trigonum caroticum. Hinten liegen sie dem Ösophagus an.
Sie ist von einer doppelten Bindegewebskapsel umgeben, in deren Blättern die Epithelkörperchen eingebettet sind – meist je Lappen eins
oben und eins unten.

Klinik: In der Rinne zwischen Schilddrüse und Ösophagus verläuft
der **N. laryngeus recurrens,** der bei einer Schilddrüsenoperation besonders gefährdet ist.

Bei einer **Hyperthyreose** wird zu viel Schilddrüsenhormon (Thyroxin,
Trijodthyronin) gebildet. Dadurch kommt es zur krankhaften Steige-
rung des Zellstoffwechsels, Abmagerung, Temperaturerhöhung und
Zeichen eines gesteigerten Sympathikotonus. Bei einer Unterfunktion
(Hypothyreose) sind geistige Regsamkeit, Wachstum und Stoffwechsel
verlangsamt. Liegt ein nahrungsbedingter Jodmangel vor, kommt es zu
einem gutartigen Wachstum der Schilddrüse, der Struma oder dem
Kropf.

7 Brusteingeweide

Frage: Was versteht man unter dem **Mediastinum?** ?

Antwort: Das Mediastinum ist das mittelständige Bindegewebslager des Thorax. Es erstreckt sich von der Rückseite des Sternums bis zur Vorderfläche der Brustwirbelkörper und wird von der Pleura mediastinalis und dem Zwerchfell begrenzt. Man unterscheidet:

- **oberes und hinteres Mediastinum,** welche hauptsächlich die Gefäß-Nerven-Straße in Brust- und Bauchraum und den Thymus enthält
- **mittleres Mediastinum** mit Herz und Herzbeutel
- **vorderes Mediastinum** als ein Bindegewebsraum

Die Trachea und der Ösophagus ziehen ebenfalls durch das obere Mediastinum, wobei sich die Trachea auf Höhe des 5. Brustwirbelkörpers in ihre beiden Hauptbronchien aufgabelt. Der Ösophagus zieht hinter und etwas links der Trachea entlang, durch das hintere Mediastinum rechts hinter dem linken Vorhof des Herzens und bis zum Hiatus oesophagus des Zwerchfells etwa auf Höhe des 10.–11. Brustwirbels.

7.1 Trachea und Lunge

Frage: Beschreiben Sie den Aufbau der **Atemwege!** ?

Antwort: Die **Trachea** ist die Fortsetzung des Kehlkopfes. Sie ist wegen des etwas stärkeren Zuges der größeren rechten Lunge leicht nach rechts gebogen. Dadurch ist auch der rechte Hauptbronchus kräftiger und steiler verlaufend als der linke. Entsprechend der Aufteilung der Lunge teilen sich auch die **Hauptbronchien** (Bronchi principales) rechts in drei, links in zwei **Lappenbronchien** (Bronchi lobares), anschließend rechts in zehn und links in neun **Segmentbronchien** (Bronchi segmentales). Weiter folgen die **Bronchi lobulares,** die **Bronchioli terminales** und die **Bronchioli respiratorii.** Diese zweigen sich wiederum in die Ductus alveolares auf, von denen dann die Alveolen in Gruppen (Sacculus alveolares) abgehen. Parallel zum Bronchialbaum verästelt sich auch die Lungenarterie.

> ✚ Bei einer Aspiration z.B. eines Fremdkörpers ist der rechte Hauptbronchus wegen seines steileren Verlaufs häufiger gefährdet.

Frage: Wie kann ein **Pneumothorax** entstehen? ?

Antwort: Normalerweise ist eine geringe Menge an Flüssigkeit im Pleuraspalt (Cavitas pleuralis) zwischen **Pleura parietalis** und Lungenfell **(Pleura pulmonalis),** die am Lungenhilus und am Lig. pulmonale ineinander übergehen. Durch die Adhäsionskräfte der Flüssigkeit haften beide Blätter fest aufeinander. Es entsteht ein Unterdruck (Donders'scher Druck), der beim Einatmen verstärkt wird. Gelangt durch eine äußere Verletzung oder eine Zerreißung des Lungengewebes Luft in den Pleuraspalt, so fällt aufgrund der elastischen Fasern in der Lunge diese zusammen (Pneumothorax).

Klinik: Der sicherste Zugang für eine **Pleuradrainage** zur Entlastung eines Pneumothorax ist im 5.–7. Interkostalraum dorsal der mittleren Axillarlinie, da bis hier die Interkostalgefäße im Sulcus verlaufen. Die Hautinzision erfolgt auf Höhe der Rippe, die Präparation durch den M. serratus anterior und die Interkostalmuskulatur orientiert sich am Oberrand der Rippe, um auch hier die Gefäß-Nerven-Straße zu schonen. Anschließend muss die Fascia endothoracica und die darauf fest haftende Pleura parietalis durchstoßen werden. Die Drainage soll im Pleuraspalt (Cavitas pleuralis) zwischen Pleura parietalis und Lungenfell (Pleura pulmonalis) liegen, um hier den natürlich vorhandenen Unterdruck wiederherzustellen.

☐ ☐ ☐
☺ ☺ ☹

Frage: Welche Strukturen liegen an der **Lungenspitze** und sind durch Verletzungen bzw. Erkrankungen besonders gefährdet?

Antwort: Die Lungenspitze (Apex pulmonalis) wird durch die **Mm. scaleni** zeltartig überspannt. Bei einer Punktion der **A.** oder **V. subclavia** oder aber durch eine stark dislozierte Klavikulafraktur kann die Lunge perforiert werden und damit zu einem Pneumothorax führen. Ein Tumor in der Lungenspitze (Pancoast-Tumor) kann durch verdrängendes Wachstum insbesondere die ventral der Lungenspitze liegenden **A. und V. thoracica interna** sowie den **N. phrenicus** bzw. den **Plexus brachialis** bedrängen.

☐ ☐ ☐
☺ ☺ ☹

Frage: Was ist der **Surfactant?**

Antwort: Der Surfactant wird auch als Antiatelektasefaktor bezeichnet. Eine Lungenatelektase ist ein Kollaps der Alveolarwände. Durch den Surfactant, einen feinen Phospholipidfilm im Lumen der Alveolen, wird deren **Oberflächenspannung herabgesetzt.**

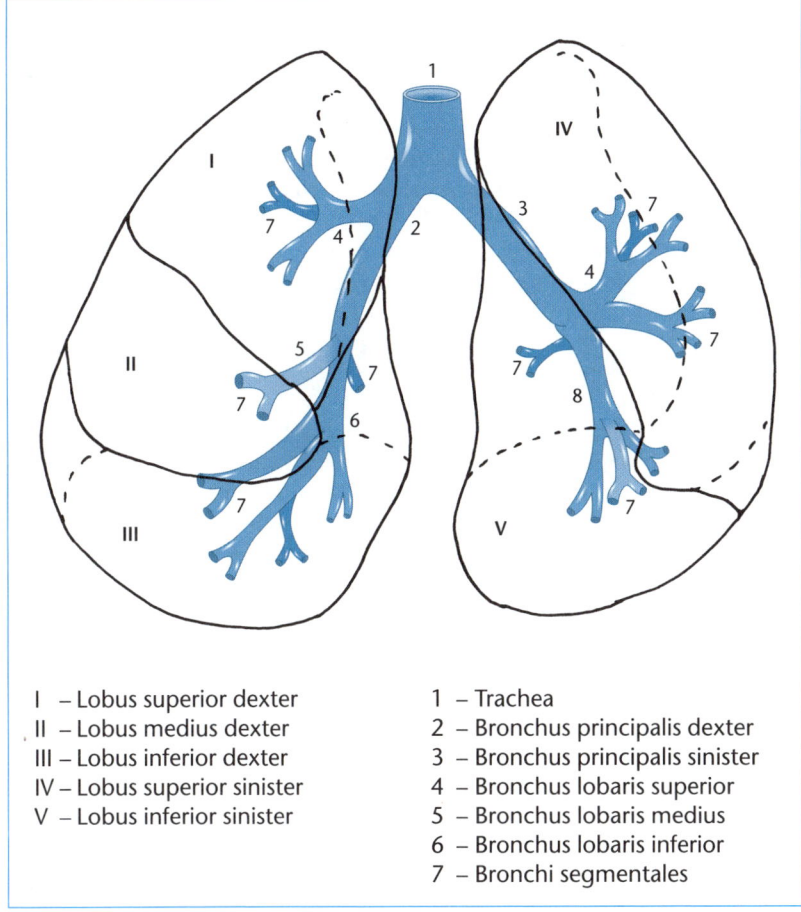

I – Lobus superior dexter	1 – Trachea
II – Lobus medius dexter	2 – Bronchus principalis dexter
III – Lobus inferior dexter	3 – Bronchus principalis sinister
IV – Lobus superior sinister	4 – Bronchus lobaris superior
V – Lobus inferior sinister	5 – Bronchus lobaris medius
	6 – Bronchus lobaris inferior
	7 – Bronchi segmentales

Abb. 7.1: Lungenlappen und Bronchialbaum

7.2 Thymus und Ösophagus

Frage: Was ist der **Thymus?**

Antwort: Der Thymus (Bries) ist ein Steuerorgan des spezifischen lymphoepithelialen Abwehrsystems. Er ist beim Kind und Jugendlichen stark ausgebildet und nach der Pubertät nur noch als Rest vorhanden. Er liegt hinter dem Manubrium sterni und kann beim Kind bis zur Schilddrüse reichen. Bei einem Thymusmangel entsteht eine immunologische Insuffizienz durch mangelhafte Füllung der lymphatischen Organe mit Lymphozyten.

☐ ☐ ☐
☺ ☺ ☹

? **Frage:** Kennen Sie die **Engstellen** im Verlauf des **Ösophagus?**

Antwort: Der Ösophagus zieht mit einer Länge von 25–30 cm durch das obere und hintere Mediastinum. Er besitzt insgesamt drei Engstellen. In der Pars cervicalis wird er am Übergang vom Pharynx zum Ösophagus durch die **Cartilago cricoidea des Kehlkopfes** bzw. den Tonus der Ringmuskulatur eingeengt (Ösophagusmund). Auf Höhe des vierten Brustwirbelkörpers, ca. 25 cm von den Schneidezähnen aus gemessen, wird die Pars thoracica durch den **Aortenbogen und den Hauptbronchus** eingeengt (Aortenenge). Am Übergang zur Pars abdominalis tritt der Ösophagus durch das **Zwerchfell** im Hiatus oesophageus, der die Hiatusenge bildet. Die Wand des Ösophagus enthält eine Muskelschicht (Tunica muscularis) aus längs- und ringförmig angeordneten Muskeln, die die Nahrung zum Magen transportiert. So ist ein Schlucken auch im Kopfstand möglich.

Der unterste Ösophagusabschnitt wird neben einer kräftigen Ringmuskulatur auch von einem Venengeflecht aus submukösen und mukösen Venen abgedichtet. Sie stellen eine **portokavale Anastomose** zwischen den Magenvenen (Abfluss zur V. portae) und den oberen Ösophagusvenen (Abfluss zur V. azygos) her.

 Klinik: Bei portalem Bluthochdruck kann dieses Venengeflecht als Krampfadern **(Ösophagusvarizen)** erweitert werden, was bei Ruptur derselben zu starken, oft lebensbedrohlichen Blutungen führt.

7.3   Herz

☐ ☐ ☐
☺ ☺ ☹

? **Frage:** Beschreiben Sie den **Aufbau** des Herzens?

Antwort: Das **Herz** (Cor) besteht als Hohlorgan aus vier Kammern. Das Blut aus dem Körperkreislauf fließt in den **rechten Vorhof** (Atrium dextrum) und von dort in die **rechte Kammer** (Ventriculus dexter), aus dem Lungenkreislauf gelangt das Blut über den **linken Vorhof** (Atrium sinsitrum) in die **linke Kammer** (Ventriculus sinister). Es hat die Form eines auf der Seite liegenden Kegels. Die Kegelspitze zeigt nach vorne links unten. Auf dem Zwerchfell liegt überwiegend der linke Ventrikel auf. An der Herzbasis treten die Gefäße ein und aus.

Zwischen den Vorhöfen und den Kammern liegen die Segelklappen, zwischen den Kammern und deren Ausflussbahn liegen die Taschenklappen. Als Herzohren (Auriculae cordis) werden sackartige Ausstülpungen der Vorhöfe bezeichnet. Zwischen den Ventrikeln liegt das Septum interventriculare (Kammerscheidewand) mit einer Pars muscularis und einer nahe der Klappen liegenden dünneren Pars membranacea.

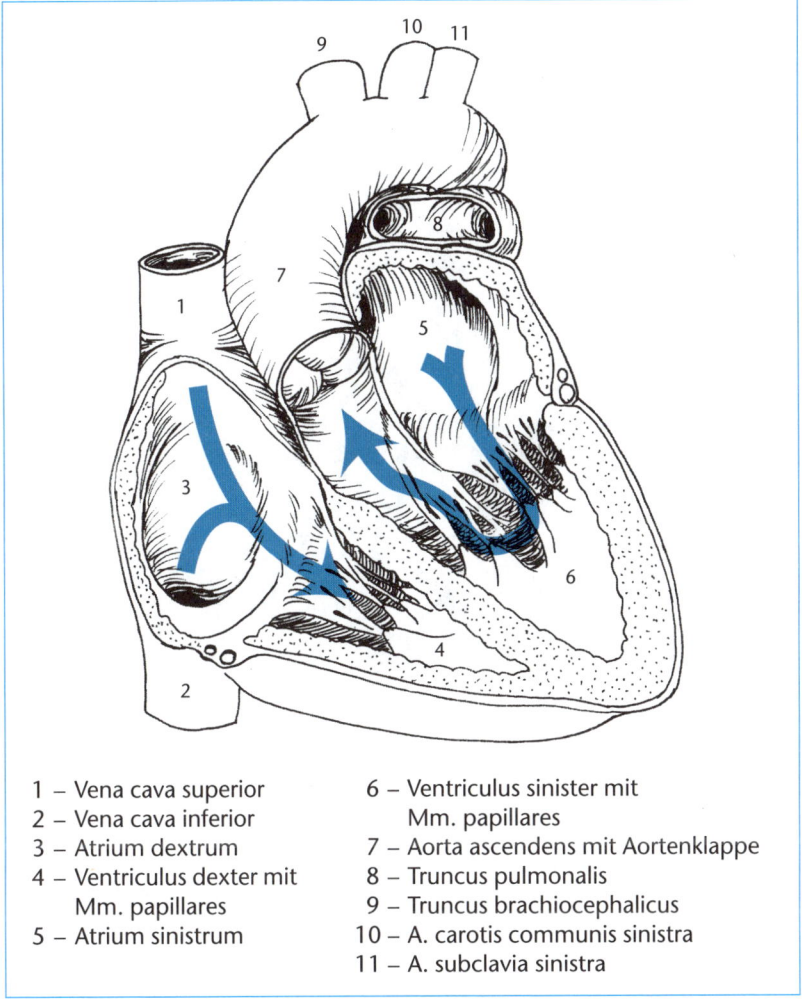

1 – Vena cava superior
2 – Vena cava inferior
3 – Atrium dextrum
4 – Ventriculus dexter mit
    Mm. papillares
5 – Atrium sinistrum

6 – Ventriculus sinister mit
    Mm. papillares
7 – Aorta ascendens mit Aortenklappe
8 – Truncus pulmonalis
9 – Truncus brachiocephalicus
10 – A. carotis communis sinistra
11 – A. subclavia sinistra

Abb. 7.2: Herz eines Erwachsenen, aufgeschnitten, mit Flussrichtung des Blutes

Das Septum atrioventriculare bildet die Grenze zwischen rechtem Vorhof und linker Kammer und ist die Fortsetzung der Pars membranacea. Zwischen den Vorhöfen liegt das Septum interatriale (Vorhofscheidewand). Hier liegt die Fossa ovalis, das ehemalige Foramen ovale.

Frage: Wie sieht der **fetale Blutkreislauf** des Herzens aus? **?**

Antwort: Im Fetalter bilden sich die Segelklappen erst spät. Der rechte und linke Vorhof sind über das Foramen primum im Septum primum verbunden. Das Foramen primum wächst zu und es bildet sich das Foramen secundum oberhalb davon, welches durch das Septum se-

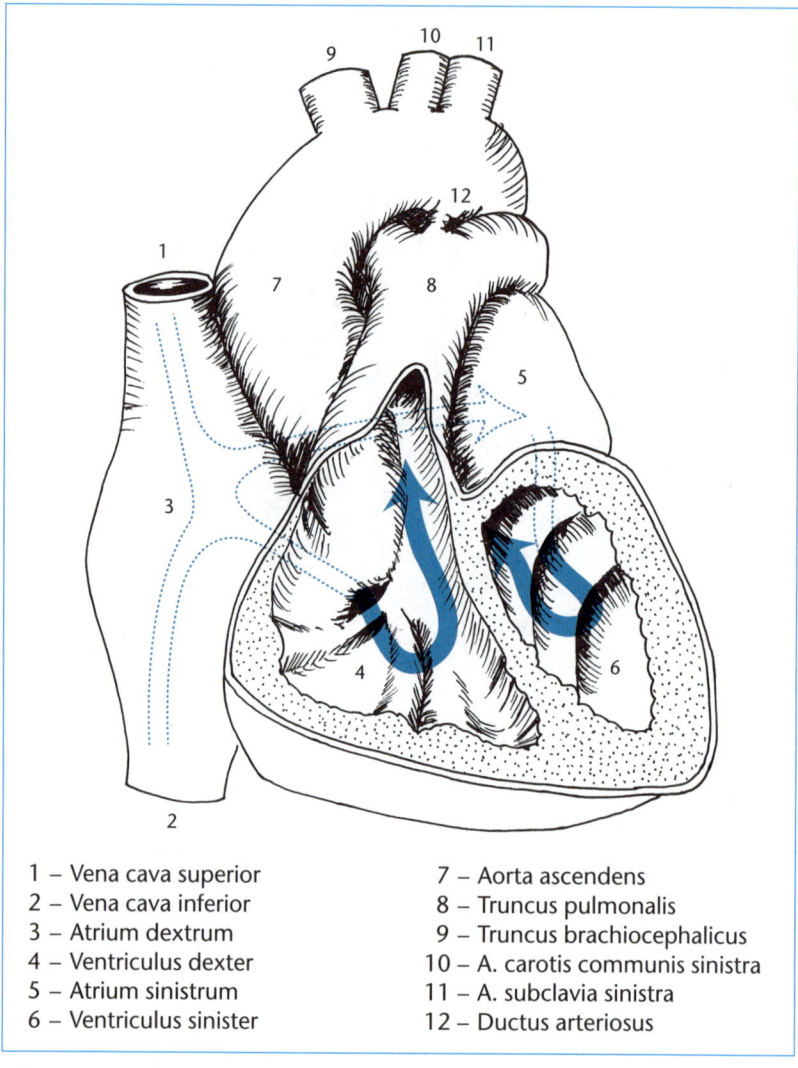

1 – Vena cava superior
2 – Vena cava inferior
3 – Atrium dextrum
4 – Ventriculus dexter
5 – Atrium sinistrum
6 – Ventriculus sinister

7 – Aorta ascendens
8 – Truncus pulmonalis
9 – Truncus brachiocephalicus
10 – A. carotis communis sinistra
11 – A. subclavia sinistra
12 – Ductus arteriosus

Abb. 7.3:   Herz eines Feten, aufgeschnitten, der gestrichelte Pfeil zeigt den Fluss durch das noch offene Foramen ovale

cundum bis auf das Foramen ovale verschlossen wird. Über das **Foramen ovale** strömt das Blut direkt aus dem rechten in den linken Vorhof, umgeht somit den Lungenkreislauf. Nach der Geburt steigt der Druck im linken Vorhof und drückt die Valvula foraminis ovalis auf das Foramen. In 75 % der Fälle verwächst sie mit dem Limbus. Im arteriellen Teil strömt Blut aus dem Truncus pulmonalis und der Aorta, die über den **Ductus arteriosus** (Botalli) miteinander verbunden sind. Auch so wird zunächst der Lungenkreislauf umgangen. Nach der Geburt wird er durch Kontraktion seiner Wandmuskeln verschlossen.

Klinik: Die bekannteste kombinierte Herzfehlbildung ist die **Fallot-Tetralogie.** Sie besteht aus einer Pulmonalstenose, einem Vorhofseptumdefekt, einer auf dem Ventrikelseptum „reitenden" Aorta und einer Hypertrophie der rechten Kammer.

Frage: Wie sind die **Herzklappen** aufgebaut und angeordnet?

Antwort: Zwischen dem rechten Vorhof und der rechten Kammer liegt die **Trikuspidalklappe** mit drei Segeln (Cuspes posterior, anterior und septalis), zwischen rechter Kammer und Truncus pulmonalis liegt die ebenfalls dreiflügelige **Pulmonalklappe** (Valvulae semilunares anterior, dextra und sinistra). Durch Füllung der Taschen mit Blut werden diese aneinandergedrückt und verschließen die Ausstrohmbahn. Zwischen linkem Vorhof und linkem Ventrikel liegt die **Mitralklappe,** die als einzige Herzklappe zweiflügelig ist (Cuspes anterior und posterior). Ein Rückfluss aus der Aorta in den linken Ventrikel wird von der **Aortenklappe** verhindert, die wie die Pulmonalklappe eine Taschenklappe ist.

Die Segelklappen (Mitral- und Trikuspidalklappe) sind an ihrem freien Rand über die Chordae tendineae mit den **Papillarmuskeln** (Mm. papillares) verbunden. Jedes Segel besitzt zwei Papillarmuskeln, die ein Umschlagen in den Vorhof durch ihre Kontraktion verhindern.

Frage: Was kann aus einer fehlerhaften Mitralklappe resultieren?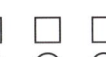

Antwort: Bei Herzklappenfehlern kann es sich um Stenosen handeln, die durch geringeres Klappenlumen weniger Blut hindurchlassen, oder um Insuffizienzen, bei denen Blut zurückströmt. Bei der **Mitralklappeninsuffizienz** wird das Blut während der Systole vom linken Ventrikel in den linken Vorhof zurückgepumpt, was zu einer Vorhof- und Kammerhypertrophie links führt. Bei der **Mitralklappenstenose** kommt es wegen des stärkeren Kraftaufwands zur Hypertrophie (Verdickung) des linken Vorhofes, das Blut staut sich in den Pulmonalkreislauf (Linksherzinsuffizienz). Eine **Trikuspidalinsuffizenz** hat eine Dilatation des rechten Ventrikels und konsekutiv eine Rechtsherzinsuffizienz mit venösem Rückstau des Körperkreislaufs zur Folge. Die **Stenose** der Klappe führt ebenfalls zu einem venösen Rückstau des Körperkreislaufs. Sowohl die **Aortenklappeninsuffizienz** als auch die **-stenose** bewirken eine Vergrößerung der linken Herzkammer durch die entstehende Mehrarbeit.

? Frage: Wie ist die **Muskelwand** des Herzens aufgebaut?

Antwort: Die Herzwand ist ähnlich wie ein Gefäß aus drei Schichten aufgebaut, aus Endokard, Myokard und Epikard. Das **Endokard** kleidet das Lumen aller Räume im Herzen aus. Die Segel der Segelklappen sind **Endokardduplikaturen.** Das **Epikard** überzieht als viszerales Blatt des Herzbeutels den Herzmuskel und die ihm anliegenden Gefäße. Das **Myokard** besteht aus Herzmuskelgewebe. Es wird durch das Herzskelett, Bindegewebszüge auf Ventilebene, in Vorhof- und Ventrikelmuskulatur getrennt. Das Myokard passt sich in seiner Stärke seiner geforderten Leistung an. Am dicksten ist beim gesunden Herzen das Myokard des linken Ventrikels, der das Blut in den großen Körperkreislauf pumpt. Die Muskulatur der Kammern ist dreischichtig aufgebaut und zieht außen spiralförmig vom Herzskelett zur Spitze, von dort als mittlere Ringschicht um die Kammern. Die innere Muskelschicht führt als Mm. papillares und Trabeculae carnae wieder zum Herzskelett. In den Vorhöfen gibt es eine äußere, quer verlaufende und eine innere Muskelschicht.

? Frage: Wie werden die einzelnen **Kammern** des Herzens **erregt?**

Antwort: Das Herz besitzt spezielle Herzmuskelzellen zur Weiterleitung der Erregung. Sie besitzen mehr Sarkoplasma und Glykogen, aber weniger Mitochondrien und weniger Myofibrillen, als der normale Herzmuskel. Das gesamte System setzt sich zusammen aus dem Sinusknoten, dem Atrioventrikularknoten (AV-Knoten), dem His-Bündel mit zwei Kammerschenkeln sowie den Purkinje-Fasern. Die Erregungsbildung kommt aus dem vegetativen Plexus cardiacus, der den Aortenbogen und Truncus pulmonalis bedeckt und sowohl die Herzkranzgefäße als auch das Erregungsleitungssystem innerviert.

Der **Sinusknoten** (Nodus sinuatrialis = Keith-Flack-Knoten) liegt in der Wand des rechten Vorhofs neben der Einmündungsstelle der V. cava superior. Über Gap junctions wird die Erregung direkt an die Vorhofmuskulatur und auch an den AV-Knoten übertragen. Der **AV-Knoten** (Nodus atrioventricularis = Aschoff-Tawara-Knoten) liegt am Übergang zwischen Vorhof und Kammer und leitet die Erregung zum Fasciculus atrioventricularis weiter, der aus His-Bündel und Kammerschenkeln besteht. Dabei erfolgt eine Verzögerung von 1/10 s zur Herzkammer. Das **His-Bündel** (Truncus fasciculi atrioventricularis) durchbricht das Herzskelett am Trigonum fibrosum dextrum, teilt sich im oberen Teil der Pars muscularis und zieht mit einem rechten **Kammerschenkel** zur rechten Ventrikelwand sowie mit einem linken zur linken Ventrikelwand. Als **Purkinje-Fasern** werden die Ausläufer der Kammerschenkel in die Arbeitsmuskulatur und die Mm. papillares bezeichnet.

Frage: Wie erfolgt die **Blutversorgung** der Herzmuskulatur? **?**

Antwort: Das Herz wird über die Herzkranzgefäße versorgt. Es gibt die **A. coronaria sinistra** und die **A. coronaria dextra.** Die rechte Kranzarterie geht im rechten Winkel aus der Aorta ab, verläuft im Sulcus coronarius zur Zwerchfellfläche um den rechten Herzrand herum. Dort

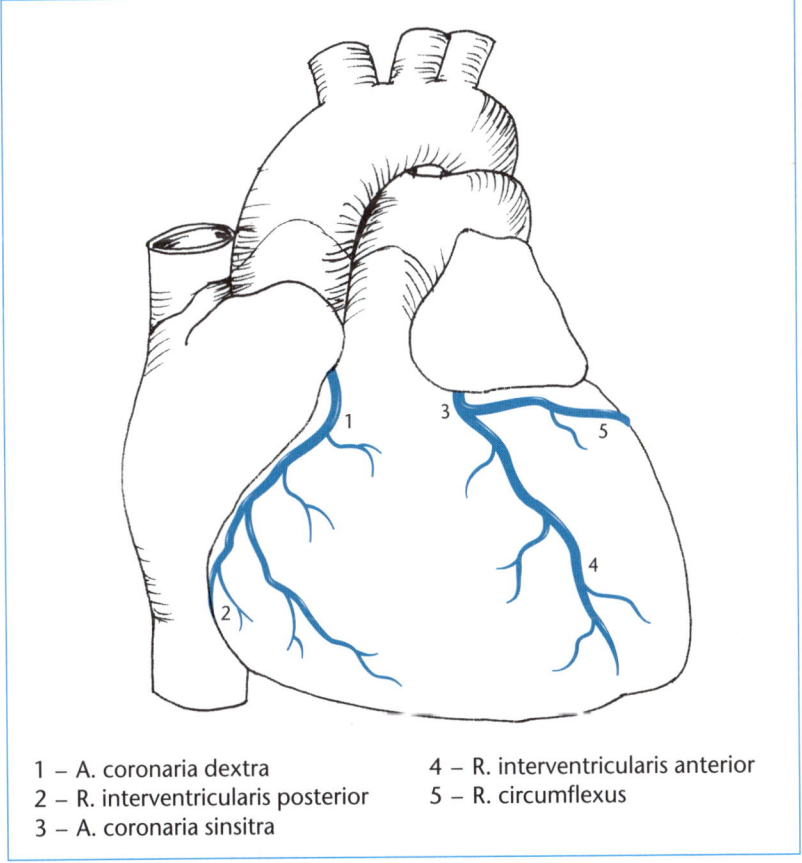

1 – A. coronaria dextra
2 – R. interventricularis posterior
3 – A. coronaria sinsitra
4 – R. interventricularis anterior
5 – R. circumflexus

Abb. 7.4:   Herzkranzgefäße von ventral

verläuft sie als **R. interventricularis posterior** im Sulcus interventricularis posterior zur Herzspitze. Die linke Arterie zieht eher spitzwinklig aus der Aorta heraus und teilt sich schnell in den **R. circumflexus,** der im Sulcus coronarius sinister um den linken Herzrand zur Zwerchfellfläche zieht, und in den **R. interventricularius anterior,** der im gleichnamigen Sulcus zur Herzspitze zieht.

Klinik: Bei einem Verschluss eines oder mehrerer Herzkranzgefäße kommt es zum Herzinfarkt. Ist der R. interventricularis anterior verschlossen, so kommt es zum **Vorderwandinfarkt,** beim Verschluss des R. interventricularis posterior folgt ein **Hinterwandinfarkt.** Ein **Seitenwandinfarkt** entsteht aus einem verschlossenen R. circumflexus. Häufig geht einem Infarktgeschehen ein **Angina-pectoris-Anfall** voraus. Dieser dumpfe Schmerz im Herzen mit Angstgefühl tritt bei einer Einengung des Arterienlumens um mehr als 60% auf.

? Frage: Welche Wirkungen haben Sympathikus und Parasympathikus auf das Herz?

Antwort: Der Plexus cardiacus, der die Herzmuskulatur innerviert, erhält sympathische Fasern über die Nn. cardiaci aus den Grenzstrangganglien des Halssympathikus und des thorakalen Sympathikus. Präganglionäre parasympathische Fasern stammen aus dem N. vagus und den Nn. laryngei recurrentes. Der **Sympathikus** bewirkt eine **gesteigerte Kontraktionskraft** (positiv inotrop), eine **erhöhte Schlagfrequenz** (positiv chronotrop) und eine **beschleunigte Erregungsleitung** (positiv dromotrop). Als **Antagonist** verhält sich der **Parasympathikus** genau entgegengesetzt (negativ inotrop, chronotrop und dromotrop). Zusätzlich enthalten die Nn. cardiaci afferente Fasern als Spannungs- und Dehnungsrezeptoren und auch Schmerzrezeptoren (Nozizeptoren).

7.4   Gefäße des Mediastinums

? Frage: Welche **Gefäße** gehen **aus** der **Aorta** ab?

Antwort: Nach Abgang der Aorta aus dem linken Herzen kommt zunächst die **Aorta ascendens,** eine ca. 6 cm lange Strecke, die noch im Bulbus aortae die Aa. coronariae dextra und sinistra, abgibt. Im Anschluss geht sie auf Höhe der zweiten Rippe in den **Arcus aortae** über. Hier gehen der Truncus brachiocephalicus, die A. carotis communis sinistra und die A. subclavia sinistra ab. Gegenüber der A. subclavia sinistra liegt das Lig. arteriosum, der obliterierte Ductus arteriosus (Botalli), das zu einer Enge der Aorta (Isthmus aortae) führt.

Der Aortenbogen zieht ventral von Trachea und Ösophagus über die rechte A. pulmonalis und den linken Hauptbronchus zur linken Körperhälfte und geht über in die **Aorta descendens,** die zuerst als Aorta thoracica vor der Brustwirbelsäule zum Hiatus aorticus des Zwerchfells zieht, anschließend als Aorta abdominalis bis zur Aufteilung in die Arteriae iliacae communes. Aus der **Aorta thoracica** gehen ab die Rr. bronchiales, Rr. oesophagei, Rr. pericardiaci, Rr. mediastinales und als parietale Äste die Aa. intercostales posteriores III–XI und die A. subcostalis.

Frage: Aus welchen Venen strömt Blut in das Herz zurück? **?**

Antwort: Der Rückstrom erfolgt aus sechs Venen. Dies sind die vier **Pulmonalvenen** (Vv. pulmonales) und die **Vv. cavae superior und inferior.** Die V. cava superior entsteht durch Vereinigung der beiden Vv. brachiocephalicae.

Frage: Kennen Sie den **Ductus thoracicus?** **?**

Antwort: Der Ductus thoracicus ist ein **Lymphgefäß,** welches die Lymphe des Körpers aufnimmt und in die Blutbahn im **linken Venenwinkel** abgibt. Er sammelt Lymphe aus den unteren Extremitäten, dem Beckenorganen und der Bauchwand über den **Truncus lumbalis,** aus Baucheingeweiden über den **Truncus intestinalis,** aus Lunge, Ösophagus, Perikard, Zwerchfell und Leber über den **Truncus bronchomediastinalis,** aus Herz, Herzbeutel und Thymus über den **Truncus mediastinalis,** aus Brustdrüse und vorderer Brustwand über den **Truncus parasternalis,** aus der linken oberen Extremität und linken seitlichen Brustwand über den **Truncus subclavius** und aus Kopf und Halsbereich über den **Truncus jugularis.** Er beginnt mit der **Cisterna chyli,** in die die Trunci lumbales und intestinales münden. Dann zieht er mit der Aorta abdominalis durch den Hiatus aorticus, zwischen Aorta thoracica und Wirbelsäule weiter nach kranial bis er zwischen A. subclavia sinister und A. carotis communis in den linken Venenwinkel mündet. Aus der oberen rechten Körperhälfte und der oberen rechten Extremität wird die Lymphe über die Trunci jugularis dexter bis bronchomediastinalis dexter in den **Ductus lymphaticus dexter** abgegeben, der in den rechten Venenwinkel mündet.

8 Baucheingeweide

Frage: Wie kann man die Bauchhöhle weiter **unterteilen?** **?**

Antwort: Die **Bauchhöhle** (Cavitas abdominalis) wird nach kranial durch das Zwerchfell begrenzt und geht kaudal in den Beckenraum über. In der **Peritonealhöhle,** die vollständig vom Bauchfell (Peritoneum viscerale) ausgekleidet wird, liegen die Leber und Gallenblase, Milz, Magen und Pars superior des Duodenums. Die anderen Organe wie Niere und Nebenniere, Ureter, Ductus thoracicus, Aorta abdominalis, V. cava inferior, Ductus thoracicus und der Grenzstrang liegen primär **retroperitoneal.** Die unteren Teile des Duodenums, Pankreas, Colon ascendens und descendens und Teile des Rektums liegen sekundär retroperitoneal, d.h. sie liegen der Bauchwand an und sind nicht von allen Seiten mit Peritoneum umgeben. Hier liegt auch das retroperitoneale Bindegewebslager.

Eine weitere mögliche Unterteilung ist die in Ober- und Unterbauchsitus. Der **Oberbauch** reicht vom zweiten Lendenwirbelkörper bis zum neunten Brustwirbel. In ihm findet man die Leber und Gallenblase, den Magen, das kleine und große Netz, die Milz und das Duodenum mit dem Pankreas. Der **Unterbauchsitus** fasst alle Organe zwischen der Wurzel des Mesocolon transversum (zweiter Lendenwirbel) bis zur Linea terminalis (Beckeneingangsebene) ein. Dies sind der Dünn- und Dickdarm.

8.1 Magen

Frage: Wo kann man den Magen von außen **tasten?** **?**

Antwort: Der **Magen** (Ventriculus) lässt sich unterhalb des linken Rippenbogens in der **Regio epigastrica** tasten. Der größte Teil liegt jedoch hinter dem linken Rippenbogen und senkt sich bei tiefer Inspiration. Beim stehenden Menschen kann sich die große Kurvatur am Antrum pyloricum bis unterhalb des Nabels auf Höhe des vierten Lendenwirbelkörpers senken.

? **Frage:** Welche **Magenabschnitte** gibt es?

Antwort: Der Ösophagus mündet am **Ostium cardiacum** in den Magen. Es erhebt sich jetzt der **Magenfundus** (Fundus gastricus) nach links, die höchste Stelle des Magens. Zwischen Fundus und Ösophagus liegt die **Incisura cardiaca.** Von hier beginnt außen die große Kurvatur **(Curvatura major)** bis zur **Pars pylorica,** dem Übergang zum Duodenum. Sie umfasst neben dem Fundus auch den **Corpus gastricum** und das **Antrum pyloricum.** Innen zieht die kleine Kurvatur **(Curvatura minor)** entlang, die an der **Incisura angularis** am Beginn des Antrum einen Knick aufweist.

? **Frage:** Wie ist die **Magenwand** aufgebaut?

Antwort: Wie der gesamte Rumpfdarm besteht auch die Magenwand aus Tunica mucosa, Tela submucosa und Tunica muscularis, die über die Tela subserosa mit der Tunica serosa verbunden ist. In der **Tunica muscularis,** die wiederum in drei Schichten (Stratum obliquum, Stratum circulare, Stratum longitudinale) unterteilt wird, liegt der Auerbach-Plexus (Plexus myentericus), der die motorische Funktion steuert. Am Pylorus verdickt sich die Ringmuskelschicht zum M. sphincter pylori. Die Längsmuskulatur ist insbesondere im Bereich der Kurvaturen zur Längenregulierung ausgebildet. Zwischen der Schleimhaut und der

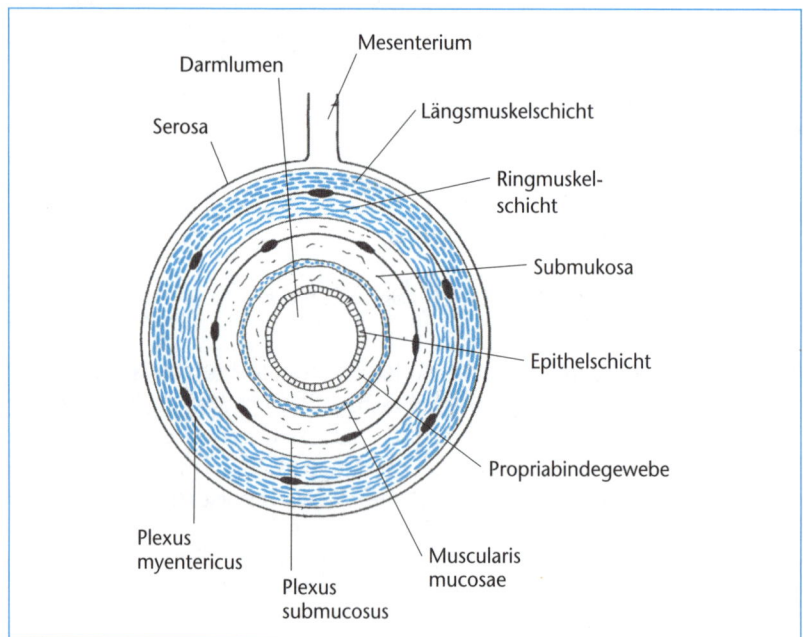

Abb. 8.1:   Querschnitt durch Magen-Darm-Kanal [1]

Muskelschicht liegt die locker gebaute **Tela submucosa** als Verschiebe-schicht. In der **Tunica mucosa,** der Schleimhaut des Magen- und Darm-traktes, liegen diverse Drüsen. Auch sie wird weiter unterteilt in die La-mina epithelialis mucosae, Lamina propria mucosae und Lamina muscularis mucosae. Am Ostium cardiacum geht das mehrschichtige unverhornte Epithel des Ösophagus in einschichtiges hochprismati-sches Epithel über. Die Grenze zum Duodenum ist eher unscharf. Die Magenschleimhaut besitzt die meist längs verlaufenden Plicae gastri-cae, die im Bereich der kleinen Kurvatur die Magenstraße bilden, und

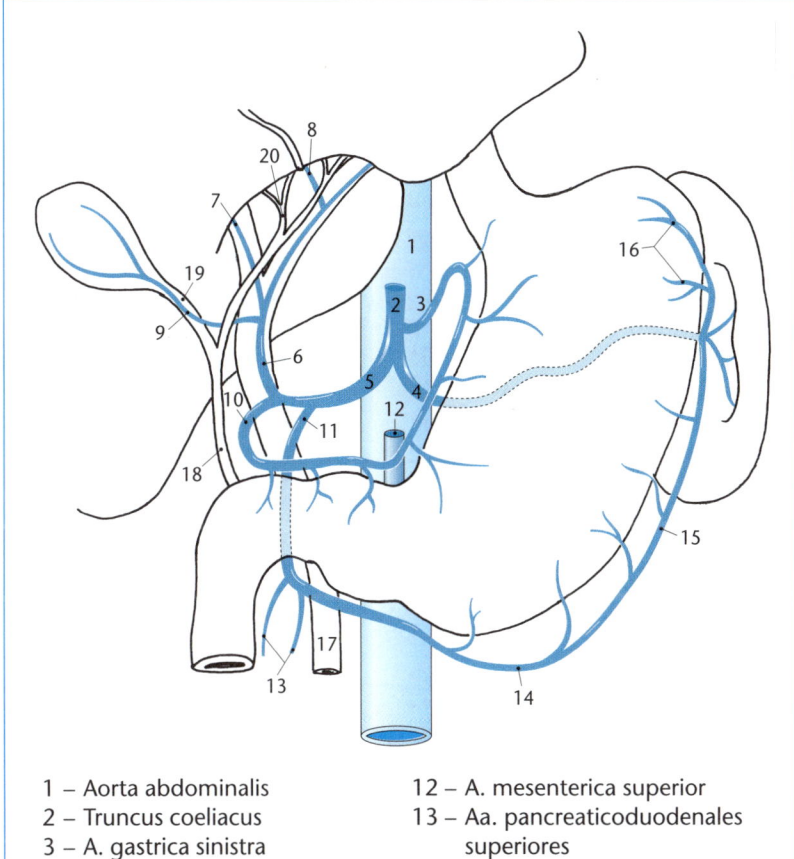

1 – Aorta abdominalis
2 – Truncus coeliacus
3 – A. gastrica sinistra
4 – A. splenica
5 – A. hepatica communis
6 – A. hepatica propria
7 – R. dexter der A. hepatica
    propria
8 – A. lobus caudatus
9 – A. cystica
10 – A. gastrica dextra
11 – A. gastroduodenalis

12 – A. mesenterica superior
13 – Aa. pancreaticoduodenales
    superiores
14 – A. gastroomentalis dextra
15 – A. gastroomentalis sinistra
16 – Aa. gastricae breves
17 – V. portae
18 – Ductus choledochus
19 – Ductus cysticus
20 – Ductus hepaticus dexter und
    sinister

Abb. 8.2:   Arterielle Versorgung des Magens

kurze quergestellte Falten, die zusammen mit den Längsfalten kleine Kammern bilden. Auf deren Oberfläche liegen die Magenfelder (Areae gastricae), in die die Foveolae gastricae (Magengrübchen) münden. Dies sind die Ausführungsgänge der Gll. gastricae, die in den Hauptzellen Pepsinogen, in den Belegzellen Salzsäure, und in den Nebenzellen Schleim produzieren.

☐ ☐ ☐
☺ 😐 ☹

? **Frage:** Beschreiben Sie die **Blutversorgung** des Magens!

Antwort: Die Arterien zur Magenversorgung stammen alle aus dem **Truncus coeliacus.** Dieser geht von der Aorta abdominalis ab und teilt sich nach kurzem Verlauf in die **A. gastrica sinistra,** die **A. splenica** und die **A. hepatica communis.** Die A. gastrica sinistra versorgt die kleine Kurvatur, aus der A. splenica gehen die Aa. gastricae breves zum Fundus und die A. gastroomentalis sinistra zur großen Kurvatur ab. Vom Duodenum her kommt die A. gastrica dextra aus der A. hepatica propria, die in der kleinen Kurvatur mit der A. gastrica sinistra anastomisiert, und die A. gastroduodenalis, die in die A. gastroomentalis dextra übergeht und mit der A. gastroomentalis sinistra eine Anastomose bildet.

Die Venen leiten das Blut aus der kleinen Kurvatur direkt zur **V. portae** ab. Aus der Curvatura major gelangt das Blut über die Vv. mesenterica superior und splenica ebenfalls in die Pfortader.

8.2 Duodenum, Dünndarm, Dickdarm und Rektum

☐ ☐ ☐
☺ 😐 ☹

? **Frage:** Welche **Funktion** hat der Dünndarm?

Antwort: Der **Dünndarm** (Intestinum tenue) transportiert den Chymus (Nahrungsbrei) zum Dickdarm. Dabei wird er in seine molekularen Bestandteile gespalten und über die Darmwand aufgenommen. Dazu werden Sekrete aus den Lieberkühn-Krypten der Darmwand, aus dem Pankreas und aus der Leber hinzugesetzt. Um eine große Resorptionsfläche zu bekommen, liegt die Schleimhaut in Falten **(Kerckring-Falten)**, die wiederum mit vielen **Darmzotten** (Villi intestinales) bedeckt sind. Diese bestehen aus der Lamina propria mucosae. Darauf liegt einschichtiges Plattenepithel mit einem Bürstensaum, den **Mikrovilli.** Die Höhe und Anzahl der Zotten nimmt zum Kolon hin ab. Zwischen den Zotten liegen die **Gll. intestinales** (Lieberkühn-Krypten).

Der Transport des Chymus geschieht erstens durch die Peristaltik (Muskelkontraktionen in der Tunica muscularis), zweitens durch Pendelbewegungen zur Durchmischung und drittens durch die Zottenbewegungen zur besseren Resorption.

Frage: Können Sie den **Aufbau** des **Duodenums** beschreiben? **?**

Antwort: Man unterteilt die Dünndarmabschnitte in das Duodenum (Zwölffingerdarm), Jejunum (Leerdarm) und Ileum (Krummdarm). Das Duodenum beginnt ungefähr auf Höhe des ersten Lendenwirbels mit der Ampulla (Bulbus) duodeni und verläuft dann **C-förmig** mit der Pars superior, Pars descendens, Pars horizontalis und Pars ascendens um den Pankreaskopf herum. Lediglich die Pars superior liegt intraperitoneal, alle anderen retroperitoneal. Hinter der Pars superior kreuzt der große Gallengang **(Ductus choledochus)** im Lig. hepatoduodenale und zieht am Pankreaskopf entlang bis zur Hinterwand der Pars descendens. Dort mündet er am Unterrand der Plica longitudinalis duodeni in der Papilla duodeni major, häufig zusammen mit dem **Ductus pancreaticus.** Gelegentlich existiert ein weiterer Ductus, der Ductus pancreaticus accessorius, welcher weiter kranial an der Papilla duodeni minor mündet. Ventral der Pars horizontalis verlaufen die A. und V. mesenterica superior, dorsal verläuft die Aorta und V. cava inferior.

Das **Jejunum** schließt sich an die Pars ascendens duodeni nach der Flexura duodenojejunalis an und bildet etwa zwei Fünftel des gesamten Dünndarms. Dieses liegt intraperitoneal im linken Oberbauch und geht ohne Grenze in das Ileum im rechten Unterbauch über. Das **Ileum** mündet an der Valva ileocaecalis (Bauhin-Klappe) in das Kolon. Jejunum und Ileum sind über das Mesenterium an der Hinterwand befestigt, um größere Bewegungen zu verhindern. In ihm verlaufen auch die Gefäße (A. mesenterica superior, die sich in Aa. jejunales und ilei aufteilt).

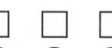

Frage: Was ist das Meckel-Divertikel? **?**

Antwort: Das **Meckel-Divertikel** ist ein Rest des **Ductus omphaloentericus** (Dottergang), der sich bei ca. 2% der Menschen nicht vollständig zurückbildet und 60–90 cm proximal der Bauhin-Klappe als Ausstülpung der Darmschleimhaut zu finden ist. Selten ist er noch mit dem Nabel verbunden und kann dann eine Fistel zwischen Darm und Bauchwand darstellen. Das Meckel-Divertikel kann bei einer Entzündung ähnliche Symptomatik bereiten wie bei einer Appendizitis und sollte daher bei einer Appendektomie mit untersucht werden.

Klinik: Kommt es zu einem Verschluss der Darmschlinge durch eine Stenose oder Kompression, z. B. durch einen Tumor oder durch eine Abschnürung aufgrund einer Durchblutungsstörung, so spricht man von einem **mechanischen Ileus.** Ein **paralytischer Ileus** hingegen ist eine nervale Störung.

? **Frage:** Was unterscheidet den Dickdarm von dem Dünndarm?

Antwort: Der Dickdarm **(Colon)** ist charakterisiert durch Längsmuskelstreifen **(Taeniae coli),** Einschnürungen durch halbmondförmige Kontraktionsfalten **(Plicae semilunares coli),** die Aussackungen **(Haustra coli)** produzieren, und **Fettanhängsel** (Appendices epiploicae). Er enthält besonders viele Becherzellen, die Krypten sind besonders tief. Zusätzlich gibt es im Dickdarm kleine Lymphknötchen (Folliculus lymphaticus solitarius). Im Dünndarm sind Ansammlungen vieler Lymphfollikel (Peyer-Plaques). Es fehlen jedoch im Kolon die Schleimhautfalten und Zotten.

? **Frage:** Wie unterscheiden sich die einzelnen **Dickdarmabschnitte** voneinander?

Antwort: Das Kolon wird unterteilt in das Caecum mit der Appendix vermiformis, in das Colon ascendens, transversum, descendens und sigmoideum. Der Blinddarm **(Caecum)** zieht hinter der Dickdarmklappe ca. 6–8 cm nach unten. Von ihm geht der Wurmfortsatz **(Appendix vermiformis)** über das Ostium appendicis vermiformis ab. Dieser hat eine mit Lymphfollikeln durchsetzte Schleimhaut und ist ein Teil des spezifischen Abwehrsystems. An der Wurzel der Appendix laufen die drei Tänien des Dickdarms zusammen. Im Mesoappendix, das sich zwischen Appendix und Dünndarmmesenterium aufspannt, verlaufen die A. und V. appendicularis.

Colon ascendens und **descendens** liegen retroperitoneal, das **Colon transversum** hingegen intraperitoneal. Der Aufbau ist in allen Bereichen gleich. Sie weisen alle die drei Tänien, Taenia libera, mesocolica und omentalis auf. Am Querkolon sind die letzteren beiden jedoch durch das Omentum majus bedeckt, an Colon ascendens und descendens sind sie gegen das Bindegewebslager gerichtet und daher nicht sichtbar. Im rechten Oberbauch geht das Colon ascendens in der Flexura coli dextra in das Querkolon über. Das Querkolon ist an der Taenia mesocolica mit dem Mesocolon verwachsen, an der Taenia omentalis mit dem Omentum majus. Zwischen Magen und Colon transversum spannt sich das große Netz als Lig. gastrocolicum auf. Im linken Oberbauch geht es in der Flexura coli sinistra in das Colon descendens über. Es hängt mit seinem oberen Teil über das Lig. phrenicocolicum an dem Zwerchfell. Ab der linken Crista iliaca verläuft das Kolon wieder intraperitoneal, man spricht hier vom **Colon sigmoideum,** das letztendlich in das **Rektum** (Mastdarm) übergeht. Das Rektum weist in seinem ca. 12–15 cm langen Verlauf drei Krümmungen auf. In der Sagittalebene sind dies die Flexura sacralis (Kreuzbeinkrümmung), die nach vorn konkav gekrümmt ist wie das Sakrum, weiter distal die Flexura perinealis (Dammkrümmung), die nach vorn konvex gekrümmt ist. Ab hier verläuft das Rektum extraperitoneal. Zwischen beiden Krümmungen macht das Rektum einen Knick nach links, innen entspricht dies der Plica transversalis recti **(Kohlrausch-Falte)**. Sie liegt auf Höhe des Douglas-Raumes, dem tiefsten Punkt im Becken. Distal der Plica transversalis recti öffnet sich die Ampulla recti, ein stark erweiterbarer Hohlraum.

Abgeschlossen wird der Darmausgang durch den **Canalis analis** (Analkanal). Den Eingang bildet die Levatorschlinge (M. puborectalis) mit der Linea anorectalis. Von hier wölben sich 6–10 Längsfalten (Columnae anales) in das Lumen, die aus glatten Muskeln und Gefäßen aus der A. rectalis superior bestehen. Zusätzlich liegen hier Venengeflechte als Corpus cavernosum recti, die Anastomosen mit den Ästen der A. rectalis superior bilden. Distal davon geht die Schleimhaut in verhorntes Plattenepithel über.

> **Klinik:** Wenn sich die Corpora cavernosa recti knotenartig ausweiten, entstehen **Hämorrhoiden.** Es handelt sich um innere Hämorrhoiden, die oberhalb des M. sphincter ani liegen und hellrotes arterielles Blut führen. Im Gegensatz dazu liegen äußere Hämorrhoiden unter der Perianalhaut als Hämatome der Vv. rectales inferiores mit dunklem Blut.

Als **Analfissur** wird ein Einriss der Wand des Analkanals bezeichnet, der z. B. durch harten Stuhl oder kräftiges Wischen mit rauem Toilettenpapier entstehen kann.

Frage: Wie wird der **Analkanal verschlossen?** **?** ☐ ☐ ☐ ☺ ☺ ☹

Antwort: Neben dem passiven luftdichten Verschluss durch die Corpora cavernosa recti gibt es zusätzlich den muskulären Verschluss. Dieser wird durch den inneren glatten M. sphincter ani internus sowie durch den äußeren quergestreiften M. sphincter ani externus bewirkt. Der **M. sphincter ani internus** ist eine Verdickung der Ringmuskelschicht des Dickdarms. Außen liegt der **M. sphincter ani externus** manschettenförmig an und kann über den N. pudendus willentlich kontrahiert werden. Seine Fasern kommen vom Lig. anococcygeum und ziehen zum Centrum tendineum des Darmes. Zusätzlich verschließen die **Mm. puborectales** schlingenartig das Rektum. Es sind die vorderen Anteile des M. levator ani, der damit die Flexura perinealis nach vorne zieht. Innerviert wird der Analkanal durch den Plexus sacralis.

Frage: Beschreiben Sie die **Gefäßversorgung** des Kolons! **?** ☐ ☐ ☐ ☺ ☺ ☹

Antwort: Das Caecum, Colon ascendens und transversum werden bis zum Cannon-Böhm-Punkt in der linken Kolonflexur von der A. mesenterica superior arteriell versorgt. Weiter analwärts erfolgt die Versorgung über die A. mesenterica inferior. Zum Rektum ziehen zusätzlich Äste der A. iliaca interna. Aus der **A. mesenterica superior** entspringen

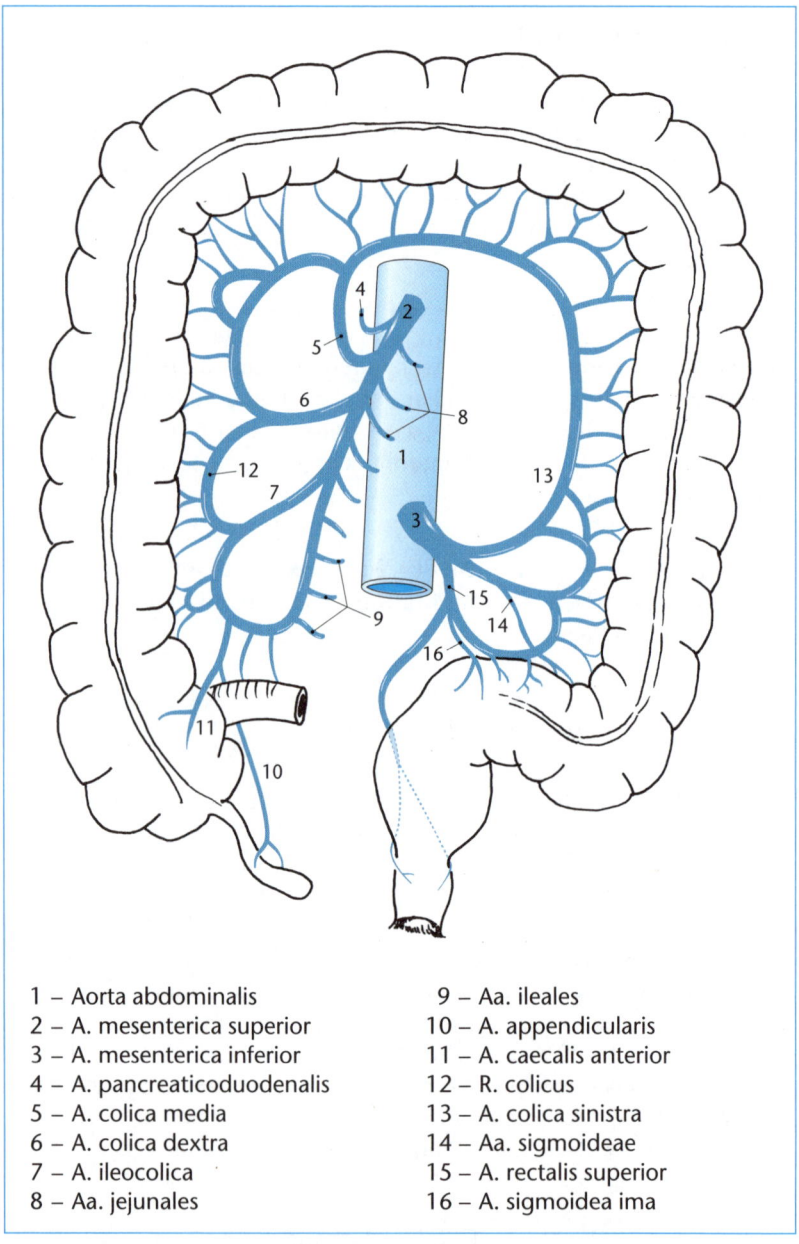

1 – Aorta abdominalis	9 – Aa. ileales
2 – A. mesenterica superior	10 – A. appendicularis
3 – A. mesenterica inferior	11 – A. caecalis anterior
4 – A. pancreaticoduodenalis	12 – R. colicus
5 – A. colica media	13 – A. colica sinistra
6 – A. colica dextra	14 – Aa. sigmoideae
7 – A. ileocolica	15 – A. rectalis superior
8 – Aa. jejunales	16 – A. sigmoidea ima

Abb. 8.3:   Arterielle Versorgung des Colons

die A. ileocolica mit den Aa. caecalis anterior und posterior zum Caecum, die A. colica dextra zum Colon ascendens und die A. colica media zum Querkolon. Die **A. mesenterica inferior** gibt die A. colica sinistra zum Colon descendens ab, die Aa. sigmoideae und die A. rectalis superior, die über die A. sigmoidea ima mit der A. sigmoidea anastomosiert. Zum Rektum ziehen noch die **A. rectalis media** aus der A. iliaca interna und die **A. rectalis inferior** aus der A. pudenda interna.

8.3 Großes und kleines Netz

Frage: Was versteht man unter dem großen und kleinen Netz im Bauchraum? **?**

Antwort: Das Omentum majus (großes Netz) und das Omentum minus (kleines Netz) sind Peritonealduplikaturen. Beim **Omentum minus** handelt es sich um Bandstrukturen, die sich zwischen Leber und der kleinen Kurvatur des Magen bzw. dem Duodenum als Ligg. hepatogastricum und hepatoduodenale aufspannen. Im Lig. hepatogastricum verlaufen die A. und V. gastrica dextra. Das kleine Netz bildet die ventrale Wand der Bursa omentalis, deren Öffnung unter dem Lig. hepatoduodenale liegt. In diesem Band verlaufen von ventral nach dorsal der Ductus choledochus, die A. hepatica propria und die V. portae.

Merke: Im Lig. hepatoduodenale verlaufen von ventral nach dorsal: **!**
- Ductus **chole**dochus   **Chole**riker
- A. **he**patica propria   **he**lfen
- V. **port**ae   **Port**ugal.

Das **Omentum majus** (großes Netz) spannt sich zwischen der großen Kurvatur des Magens und dem Querkolon sowie Mesokolon auf. Es reicht aber über das Querkolon hinaus und legt sich vor das Dünndarmkonvolut. Der Teil zwischen Magen und Querkolon wird als **Lig. gastrocolicum** bezeichnet und beinhaltet die Aa. und Vv. gastroomentales dextra und sinistra. Das **Lig. gastrophrenicum** ist der obere Teil, der zum Zwerchfell zieht. Nach kaudal geht es in das **Lig. gastrosplenicum** zum Milzhilus über, in dem die A. und V. gastrica sinistra und die A. gastroomentalis sinistra verlaufen. Noch weiter kaudal zieht das **Lig. splenorenale** vom Zwerchfell und der Niere zum Milzhilus. Das **Lig. phrenicocolicum** liegt zwischen Zwerchfell und Colon descendens. Eine Aufgabe des großen Netzes ist die Abwehr von möglichen Entzündungen. Es ist voll mit Makrophagen und verklebt an entzündeten Stellen im Abdomen. Zusätzlich existieren die Milchflecken (Maculae lacteae), die ebenfalls als arteriovenöse Anastomosen mit vielen Lymphozyten und Histiozyten der Abwehr dienen.

☐ ☐ ☐
☺ ☹ ☹

? Frage: Welche operativen Zugangswege können Sie sich zur Bursa omentalis vorstellen?

Antwort: Die **Bursa omentalis** als größter Rezessus des Peritonealraumes liegt hinter dem kleinen Netz, dem Magen und dem Lig. gastrocolicum des großen Netzes. Der Eingang führt durch das **Foramen omentale** unter dem Lig. hepatoduodenale. Operativ kann die Bursa ventral durch das Lig. gastrocolicum eröffnet werden oder vom Boden her durch das Mesokolon transversum des Querkolons. Von oben kann man entweder direkt durch das Foramen omentale oder nach Durchtrennung des Lig. hepatogastricum in die Bursa gelangen. Präpariert man das große Netz von dem Querkolon ab, so hat man ebenfalls die Bursa omentalis eröffnet.

8.4   Leber und Gallenblase

☐ ☐ ☐
☺ ☹ ☹

? Frage: In welchen Bereichen ist die Leber **tastbar?**

Antwort: Die **Leber** (Hepar) liegt im rechten Oberbauch (Regio hypochondriaca) direkt unter dem Zwerchfell. Im kranialen Bereich befindet sie sich hinter dem Rippenbogen und ragt lediglich mit dem scharfen Unterrand hervor. Da sie an das Zwerchfell gehaftet ist, ähnlich wie die Lunge an die Thoraxwand, wird sie bei Exspiration gehoben und senkt sich bei tiefer Inspiration ca. zwei Querfinger unter den Rippenbogen in der Mammillarlinie. Die Gallenblase, die an der Leber heftet, ist am Kreuzungspunkt des Rippenbogens mit dem lateralen Rand des rechten M. rectus abdominis tastbar. Von diesem Punkt zieht die Leber durch die Regio epigastrica bis zum linken Rippenbogen.

☐ ☐ ☐
☺ ☹ ☹

? Frage: Können Sie den **äußerlichen Leberaufbau** beschreiben?

Antwort: Die Leber hat eine glatte Zwerchfellfläche **(Facies diaphragmatica)** und eine Eingeweidefläche **(Facies visceralis),** die vorne einen scharfen Rand bilden und hinten weich ineinander übergehen. Im Bereich der Area nuda ist die Leber mit dem Zwerchfell verwachsen und daher nicht mit Peritoneum überzogen. Die Umschlagsfalte wird als Lig. coronarium bezeichnet und besitzt zwei Schenkel, die als Lig. triangulare dextrum und sinistrum enden. Ventral vereinigen sich die beiden Bänder zum Lig. falciforme hepatis, das zur vorderen Bauchwand zieht. Dadurch wird die Leber in einen rechten und einen linken Lappen unterteilt. Zentral in der Eingeweidefläche liegt die Porta hepatis (Leberpforte). Rechts davon verläuft eine Furche vom Margo inferior über die Gallenblasengrube (Fossa vesicae felleae) bis zum Sulcus venae cavae. Eine linke Furche zieht vom Lig. teres hepatis (obliterierte Nabelvene in der Fortsetzung des Lig. falciforme hepatis.) zur Fissura lig. venosi. Beide Furchen bilden mit der Leberpforte ein H und unterteilen damit die Viszeralfläche in vier Lappen: den Lobus sinister, den Lobus caudatus zwischen Pfortader und Porta hepatis, den Lobus dexter und den Lobus quadratus.

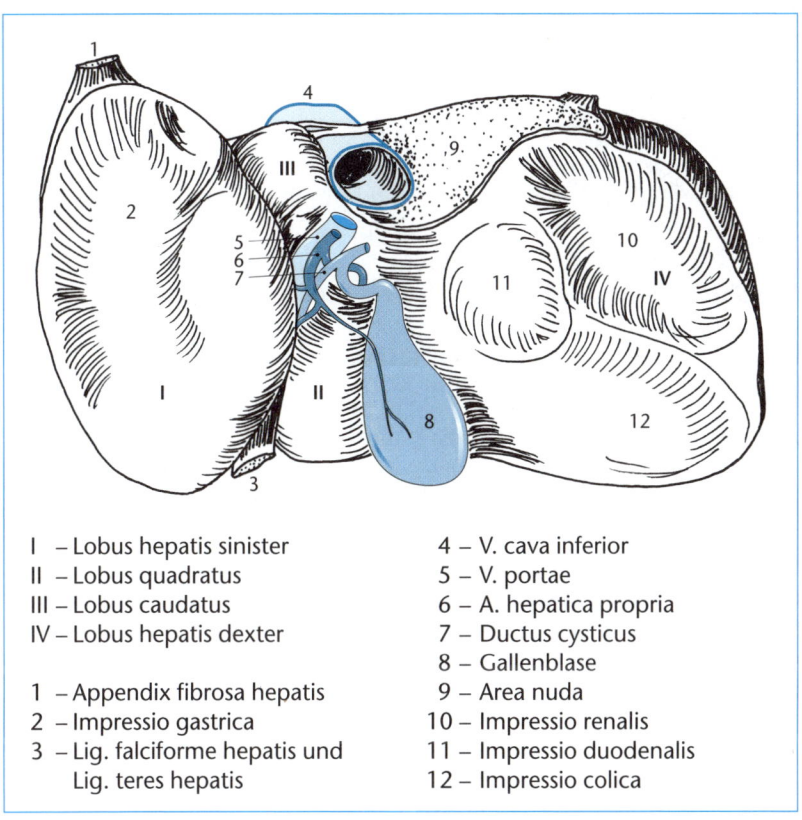

I – Lobus hepatis sinister	4 – V. cava inferior
II – Lobus quadratus	5 – V. portae
III – Lobus caudatus	6 – A. hepatica propria
IV – Lobus hepatis dexter	7 – Ductus cysticus
	8 – Gallenblase
1 – Appendix fibrosa hepatis	9 – Area nuda
2 – Impressio gastrica	10 – Impressio renalis
3 – Lig. falciforme hepatis und	11 – Impressio duodenalis
Lig. teres hepatis	12 – Impressio colica

Abb. 8.4: Viszeralfläche der Leber

Frage: Entspricht die Außenaufteilung der Binnengliederung der Leber?

Antwort: Die Binnengliederung entspricht nicht der Aufteilung der Zwerchfellfläche in linken und rechten Lappen (mit Lobus caudatus und quadratus). Hier ist vielmehr der Verlauf der Äste der V. portae, der A. hepatica propria und der Wurzeln des Ductus hepaticus communis **(Glisson-Trias)** ausschlaggebend. Dadurch ergibt sich eine Aufteilung in einen Lobus hepaticus dexter und sinister mit jeweils einzelnen Lebersegmenten (Portalsegmente). Der Lobus quadratus und der größte Teil des Lobus caudatus gehören hier zum linken Leberlappen. Im Zentrum jeden Lappens und jeden Segmentes sammelt ein Gallengang die Galle, die Vv. hepaticae verlaufen entlang der Segmentgrenzen und dienen als Orientierung der Unterteilung.

? Frage: Können Sie den **Feinbau** der Leber beschreiben?

Antwort: Die Leber ist die größte Drüse im Körper. Ihre Aufgabe ist der weitere Ab- und Umbau von Proteinen, Kohlenhydraten und Fettsäuren. Im Kindesalter bildet sie Blutzellen, später speichert sie Blut und produziert Galle. Dazu bekommt sie zuführendes Blut aus der V. portae (sauerstoffarm und nährstoffreich) und aus der A. hepatica propria (sauerstoffreich zur eigenen Versorgung). Der Blutaustritt aus der Leber erfolgt meist über die Vv. hepaticae, die über die Zwerchfellfläche austreten und zur V. cava inferior ziehen. Das Leberstroma **(Capsula fibrosa perivascularis)** begleitet als Bindegewebsgerüst die großen Lebergefäße in das Organinnere bis zu den kleinsten Gefäßen. Es heftet an der Tunica fibrosa **(Glisson-Kapsel)** an. Im Inneren teilt es sich in die Leberläppchen (Lobuli hepatis).

Zwischen den meist sechseckigen **Leberläppchen** liegen dreieckige Bindegewebsfelder (periportales Feld = Glisson-Dreieck), die die **Glisson-Trias** führen (A. und V. interlobularis, Ductus interlobularis). Das Blut von dort mündet in eine Zentralvene in den Lobuli (V. centralis). Es fließt in den Läppchen in den Lebersinusoiden (Vasa sinusoidea). Deren Wand enthält fenestrierte **Endothelzellen** (Uferzellen), **Kupffer-Sternzellen,** die zu den Makrophagen zählen und u.a. Fette und Hämosiderin speichern, und **Ito-Zellen,** die Fett und Vitamin A speichern.

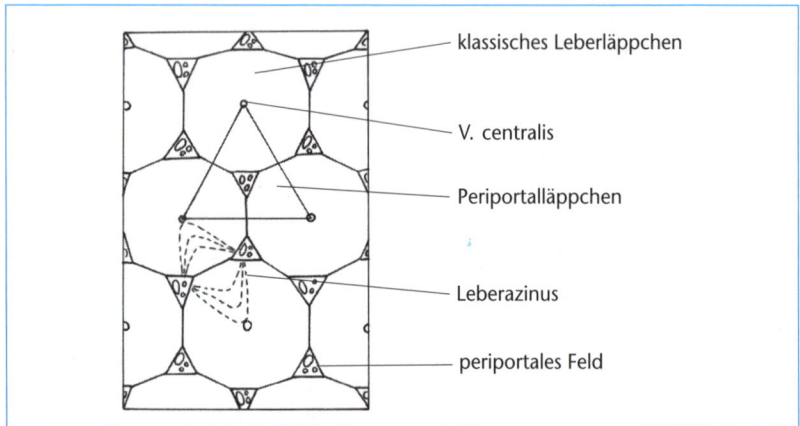

klassisches Leberläppchen

V. centralis

Periportalläppchen

Leberazinus

periportales Feld

Abb. 8.5:   Schematische Aufteilung der Leberstruktur [1]

Je nach Ansicht kann man das Leberparenchym in die **Leberläppchen** mit zentraler Vene einteilen (anatomische Sicht), in **Periportalläppchen** mit zentralem Periportalfeld und dreieckiger Struktur durch die v. centrales in den Ecken (funktionelle Sicht) oder in die **Leberazini,** die rhombenartig aufgebaut sind mit zwei gegenüberliegenden Zentralvenen und zwei Periportalfeldern (Sicht aus der Gefäßversorgung).

Frage: Was versteht man unter dem **Disse-Raum?** ?

Antwort: Der **Disse-Raum** ist der perisinusoidale Raum zwischen den Hepatozyten und den Sinusoiden. Durch die fenestrierten Endothelzellen gelangt Blutplasma, aber keine Blutzellen in den Disse-Raum.

Klinik: Aufgrund der großen Fettspeicherfähigkeit der Leber ist die **Fettleber** die häufigste Lebererkrankung. Das Fett sammelt sich in den Leberzellen und kann als dicker Fetttropfen die ganze Zelle ausfüllen. Sind mehr als 50% der Zellen so verändert, spricht man von einer Fettleber. Dies kann durch vermehrte Fettsynthese (Überernährung), durch verminderten Fettabbau (Alkoholkonsum), vermehrte Fettzufuhr (Diabetes mellitus) oder verminderten Fettabtransport (Alkoholkonsum, einseitige Ernährung) geschehen. Durch ständige Schädigung der Leberzellen (Alkoholabusus, chronische Hepatitis) sterben diese ab und werden durch Bindegewebe ersetzt. Langsam entsteht eine **Leberzirrhose,** die wiederum einen Pfortaderhochdruck zur Folge hat. Dadurch staut sich das Blut zurück und es entstehen portokavale Anastomosen.

Frage: Wie verläuft der **Gallefluss** in der Leber? ?

Antwort: Die Galle wird entgegengesetzt dem Blutfluss aus den Hepatozyten in die **Canaliculi biliares** (Gallenkapillare) abgegeben, die zwischen zwei Hepatozyten als Vertiefung ohne eigene Wand verlaufen. Sie münden über Herringer-Kanälchen zwischen den Leberläppchen in die **Ductuli interlobulares** (im Periportalfeld gelegen) und von dort in den **Ductuli biliferi** gemeinsam mit den Gefäßen in den **Ductus hepaticus dexter** oder **sinister.**

Frage: Wozu wird die **Gallenblase** benötigt? ?

Antwort: Die Gallenblase dient als Speicher für die Gallenflüssigkeit. Über den **Ductus hepaticus communis,** der im Lig. hepatoduodenale verläuft, wird die Galle zum Doudenum transportiert. Hier mündet er als **Ductus choledochus** hinter dem Pankreaskopf in die Pars descendens duodeni und wirft dabei die Papilla duodeni major auf. Findet keine Verdauung statt, so wird die Mündung verschlossen (M. sphincter ampullae hepatopancreaticae) und die Galle staut sich zurück über den **Ductus cysticus** in die Gallenblase (Vesica biliaris). Hier wird sie einge dickt und bei einsetzender Verdauung über einen Reiz durch Acetycholin und Cholezystokinin durch Kontraktion der glatten Muskulatur in der Wand wieder freigesetzt

8.5   Pankreas

? **Frage:** An welche Organe grenzt die Bauchspeicheldrüse?

Antwort: Das **Pankreas** (Bauchspeicheldrüse) ist eine keilförmige Drüse im Oberbauch mit einem breiten Kopf **(Caput pancreatis)** und einem langgezogenen Körper **(Corpus pancreatis),** der in den Schwanz **(Cauda pancreatis)** übergeht. Der Kopf liegt in der C-förmigen Duodenalschlinge auf Höhe des 1.–3. Lendenwirbels. Hinter ihm zieht der Ductus choledochus zur Pars descendens des Duodenums. Der Pankreaskopf bedeckt die Mündung der V. mesenterica inferior in die V. splenica, die sich dann mit der V. mesenterica superior zur V. portae vereinigt. Kaudal bildet der Kopf einen hakenförmigen Ausläufer **(Proc. uncinatus),** der dorsal der A. und V. mesenterica superior liegt. Der Pankreaskörper kreuzt vor der Aorta abdominalis und der V. cava inferior die Wirbelsäule. Er beult sich als Tuber omentale in die Bursa omentalis, zieht dann nach links und geht am Milzhilus in den Schwanz über. Aus der Aorta geht oberhalb des Tuber der Truncus coeliacus ab und gibt die A. hepatica communis nach rechts und die A. splenica nach links am Oberrand des Corpus verlaufend ab. Der Schwanz liegt vor dem linken Nierenhilus und reicht meist bis zum Milzhilus. Am Unterrand des Pankreas zieht das Mesocolon transversum entlang.

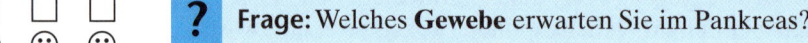

? **Frage:** Welches **Gewebe** erwarten Sie im Pankreas?

Antwort: Das Pankreas ist eine zweigeteilte Speicheldrüse. Sie hat eine exokrine und eine endokrine Drüse. Der exokrine Pankreassaft neutralisiert den Magensaft und enthält Bikarbonat und Proenzyme für Eiweiß-, Fett- und Kohlenhydratabbau. Das **Inselorgan** (ca. 2% des gesamten Pankreas) produziert Insulin, Glukagon und Somatostatin zur Regulierung des Blutzuckerspiegels. Es liegt mit Langerhans-Inseln überwiegend im Pankreasschwanz. Hier existieren A-Zellen, die zur Steigerung des Blutzuckerspiegels Glukagon produzieren, B-Zellen zur Bildung von Insulin, was die Glukoseaufnahme aus dem Blut steigert und damit den Blutzuckerspiegel senkt, Somatostatin bildende D-Zellen, das die Insulin- und Glukagonsekretion hemmt, und PP-Zellen, die zur Hemmung der Sekretion im Pankreas pankreatisches Polypeptid bilden.

Der **exokrine Pankreas** besteht aus kleinen Läppchen mit tubuloaziná-
rem Aufbau (ähnlich der Ohrspeicheldrüse, aber ohne Streifenstücke).
Die Azinuszellen geben ihr Sekret über Schaltstücke in die Ausführungsgänge ab. Sie bilden Trypsin, Amylase und Maltase sowie Lipase.
Die Ausführungsgänge besitzen ein hochprismatisches Epithel mit Mikrovilli. Bikarbonat wird von den Epithelzellen gebildet. Die vielen
kleinen Ausführungsgänge münden in den das gesamte Pankreas durch-
ziehenden **Ductus pancreaticus** (= Wirsung-Gang). Er vereinigt sich mit
dem Ductus choledochus und mündet in der Pars descendens duodeni.

8.6   Milz

Frage: Wo liegt die Milz im Bauchraum?   **?**

Antwort: Die **Milz** (Splen) passt sich mit ihrer Kaffeebohnenform gut
unter die linke Zwerchfellkuppe ein. Sie besitzt daher eine große Facies
diaphragmatica und eine Facies visceralis. Damit grenzt sie an den Magen, die Niere und die linke Kolonflexur. Am Milzhilus treten Gefäße
und Nerven ein. Die Milz wird durch das Lig. gastrosplenicum, welches
die Fortsetzung des Omentum majus darstellt, an der großen Kurvatur
des Magens aufgehängt. In diesem Band verlaufen die A. gastrica brevis
und die A. gastroomentalis sinistra. Die A. und V. splenica ziehen im
Lig. splenorenale, das vom Pankreasschwanz, dem Zwerchfell und der
dorsalen Bauchwand zur Milz zieht.

Merke: Größe der Milz: **47 11** (Dicke 4 cm, Breite 7 cm, Länge 11 cm)   **!**

Frage: Kann man die Milz tasten?   **?**

Antwort: Da die Milz hinter dem Zwerchfell liegt und von der Lunge
bedeckt wird, ist sie normalerweise **nicht tastbar.** Sie kann sich aber
durch Einlagerungen massiv vergrößern und dann unterhalb des linken
Rippenbogens tastbar werden.

☐ ☐ ☐
☺ ☹ ☹

? | **Frage:** Welche **Funktion** hat die Milz?

Antwort: Die Milz ist ein lymphatisches Organ und bildet Lymphozyten **(weiße Milzpulpa),** baut alte und deformierte Erythrozyten ab **(rote Milzpulpa)** und dient in der Fetalzeit auch der Erythrozytenbildung. Zusätzlich werden ca. 30% aller Thrombozyten hier gespeichert.

✚ Bei erblich bedingten Speicherkrankheiten (Lipidosen, Mukopolysaccharidosen oder Glykogenosen) kann die Milz auch andere Stoffwechselprodukte speichern.

☐ ☐ ☐
☺ ☹ ☹

? | **Frage:** Wie unterscheiden sich die rote und weiße Milzpulpa voneinander?

Antwort: Die weiße Pulpa liegt wie kleine Stecknadelköpfe in der roten Pulpa. Die Pulpa ist das retikuläre Bindegewebe der Milz und liegt zwischen den **Milztrabekeln** (Trabeculae splenici). Die **rote Pulpa** macht ca. 77% des Gewebes aus und enthält weitlumige postkapilläre Bluträume (Milzsinus) zwischen dem retikulären Bindegewebe. Dadurch wird die Blutbahn in der Milz deutlich weiter und verlangsamt den Blutstrom. Dazwischen liegen weiße Stippchen **(weiße Pulpa),** die **Folliculi lymphatici,** die überwiegend aus periarteriolären Lymphscheiden bestehen. Diese umhüllen die Pulpaarterien und enthalten T-Lymphozyten. Zusätzlich liegen dort die Milzfollikel (Malpighi-Körperchen), kleine Lymphknoten mit B-Lymphozyten. Innerhalb der Milzfollikel verläuft eine Zentralvene.

☐ ☐ ☐
☺ ☹ ☹

? | **Frage:** Wie sieht die **Architektur** der **Milzgefäße** aus?

Antwort: Die Milz wird über die **A. splenica** mit Blut aus dem großen Kreislauf versorgt. Im oder noch vor dem Milzhilus teilt sie sich in zwei Äste, die dann in der Milz die **Balkenarterien** abgeben. Diese verlaufen innerhalb der Trabekel und teilen sich in die **Pulpaarterien** zur roten Milzpulpa auf. Dort werden sie mit einer Lymphscheide umgeben, verdicken sich und verlaufen als Zentralarterie im Milzfollikel. Am Ende teilt sich die **Zentralarterie** in ca. 50 **Pinselarteriolen,** die in das retikuläre Bindegewebe ziehen und als kleine **Kapillaren** (Hülsenkapillaren) von Makrophagen und Histiozyten umgeben werden (Schweigger-Seidel-Hülsen). Von dort fließt das Blut meistens in ein Maschengeflecht neben den Sinus (offener Kreislauf) oder aber direkt in den Sinus (geschlossener Kreislauf). Gesunde Erythrozyten können aus dem Maschengeflecht sofort wieder in den Sinus eintreten. Vom Milzsinus gelangt das Blut über die Pulpavenen in die Balkenvenen und die V. splenica.

> **Klinik:** Die Tunica fibrosa der Milz ist mit 0,1 mm Stärke sehr dünn. Bei einem stumpfen Bauchtrauma kommt es daher leicht zu einer **Milzruptur,** die operativ durch eine Naht nicht effizient verschlossen werden kann. Durch Koagulation oder Fibrinkleber gibt es aber heute Möglichkeiten, diese Ruptur zu schließen, sodass eine Milzresektion (Splenektomie) nicht in jedem Fall erfolgen muss.

8.7   Nieren und ableitende Harnwege

Frage: Welche Strukturen liegen im **Retroperitonealraum?** **?**

Antwort: Der hinter der Peritonealhöhle liegende Bindegewebsraum wird **Retroperitonealraum** (Spatium retroperitoneale) genannt. Von dorsal wird er durch die Lendenwirbelsäule und die beiden Mm. psoas eingedellt. Lateral des M. psoas liegt im Retroperitonealraum die Niere und die Nebenniere im Nierenlager. Median laufen die großen axialen Blutgefäße durch, wobei die Pars abdominalis aortae etwas weiter links, die V. cava inferior etwas weiter rechts liegen. Zusätzlich findet man hier die V. lumbalis ascendens, Teile des Truncus sympathicus, vegetative Nervengeflechte und die Cisterna chyli (Anfang des Ductus thoracicus).

Frage: Beschreiben Sie den **Aufbau** der Niere! **?**

Antwort: Die **Niere** (Ren) hat ein bohnenförmiges Aussehen. Sie ist ca. 10 cm lang, 5 cm breit und 4 cm dick. Sie liegt in einem Fasziensack, der die Niere, die Nebenniere und eine Fettkapsel umgibt. Direkt um das Nierenparenchym liegt die Organkapsel (Capsula fibrosa). Sie besitzt eine Facies anterior und posterior, einen oberen und unteren Nierenpol und einen lateralen und medialen Rand. Am medialen Rand (Margo medialis) liegt der Sinus renalis, in dem die A. und V. renalis und der Ureter (dorsal) ein- bzw. austreten. Die Nebennieren sitzen den oberen Polen jeweils direkt auf.

> **Merke:** Lage der Strukturen im Nierenhilus, von kranial nach kaudal: **AVUS** – **A**rterie – **V**ene – **U**reter **!**

Man kann die Nieren in das Hohlraumsystem und das Nierenparenchym unterteilen. Das **Nierenparenchym** zeigt eine ca. 1 cm breite Nierenrinde (**Cortex** renalis), die sich dunkelrot darstellt und als **Columnae** renales (Säulen) teilweise bis an das Nierenbecken heranreicht. Davon nur unscharf abgegrenzt unterscheidet man das weiße, streifenförmige Nierenmark (**Medulla** renalis). Sie bilden durch die Columnae ca. 10–

20 keilförmige Pyramiden (**Pyramides** renales). An den Pyramidenspitzen, die in das Nierenbecken hineinragen, münden die Papillengänge (Ductus papillares) an der Area cribrosa, über die der Urin in das Nierenbecken abgegeben wird.

? Frage: Können Sie die **Mikroanatomie** der Niere beschreiben?

Antwort: Da die Niere als Filterorgan des Blutes dient, hat sie eine sehr dichte Gefäßstruktur. Die A. renalis teilt sich über einen R. anterior und einen R. posterior in fünf **Segmentarterien,** die jeweils eine Hälfte eines Nierenlappens versorgen (Nierenlappen und Nierensegmente sind nicht identisch!). Diese teilen sich wiederum in **Aa. interlobares,** die in den Columnae verlaufen und **Aa. arcuatae** zu den angrenzenden Pyramiden abgeben. Diese ziehen zwischen der Rinde und dem Mark und geben die **Aa. interlobulares** in die Rinde ab. Dort teilt sich das **Vas afferens** (Arteriola glomerularis afferens) ab, tritt durch den Gefäßpol in das Nierenkörperchen und bildet das **Glomerulus** (Kapillarnetz). Über das **Vas efferens** (Arteriola glomerularis efferens) wird das Blut an ein nachgeschaltetes Kapillarnetz abgegeben oder über Arteriolae medullares rectae in das Nierenmark.

Die funktionelle Einheit der Niere ist das **Nephron,** das sich aus Nierenkörperchen und Harnkanälchen zusammensetzt. Die **Nierenkörperchen** (Corpuscula renalia = Malpighi-Körperchen) bilden als Filterorgan den Primärharn. Es ist von der **Bowman-Kapsel** (Capsula glomeruli) umgeben, eine aus zwei Blättern (parietales und viszerales Blatt) und einem dazwischen liegendem Kapselraum bestehende Wand. Das Glomerulus, das Kapillarnetz innerhalb der Bowman-Kapsel, bildet einen Gefäßpol, der zur Rinde gerichtet liegt, an dem das Vas afferens eintritt und das Vas efferens austritt. In den Kapillarschlingen wird das Blut gefiltert. Der dabei entstehende Primärharn wird am Harnpol in Richtung Parenchym abgegeben. Er wird über die **Harnkanälchen** (Tubulussystem) zu den Sammelrohren transportiert. Das Tubulussystem wird wieder in vier Bereiche unterteilt. Der **proximale Tubulus** besteht aus der Pars convoluta und der Pars recta proximalis. Daran schließt sich der **Tubulus intermedius** an, der zunächst gerade zum Mark und nach einer u-förmigen Biegung **(Henle-Schleife)** wieder zur Rinde zurück verläuft. Der nun folgende **Tubulus distalis** hat auch wieder eine Pars recta (zur Rinde) und eine Pars convoluta (gewunden in der Rinde), die in der **Pars reuniens** in das Sammelrohr mündet.

? Frage: Was ist die Aufgabe der **Henle-Schleife?**

Antwort: Als Henle-Schleife wird der Teil des Tubulussystems bezeichnet, der zwischen Pars recta proximalis und Pars recta distalis liegt. Ihre Länge kann stark variieren, wonach die Nephrone in juxtamedulläre (lange Schleife) und kortikale Nephrone (kurze Schleife) unterteilt werden. Sie dient der Wasserrückresorption und reduziert damit den Primärharn auf ca. 0,5–2 l Endharn.

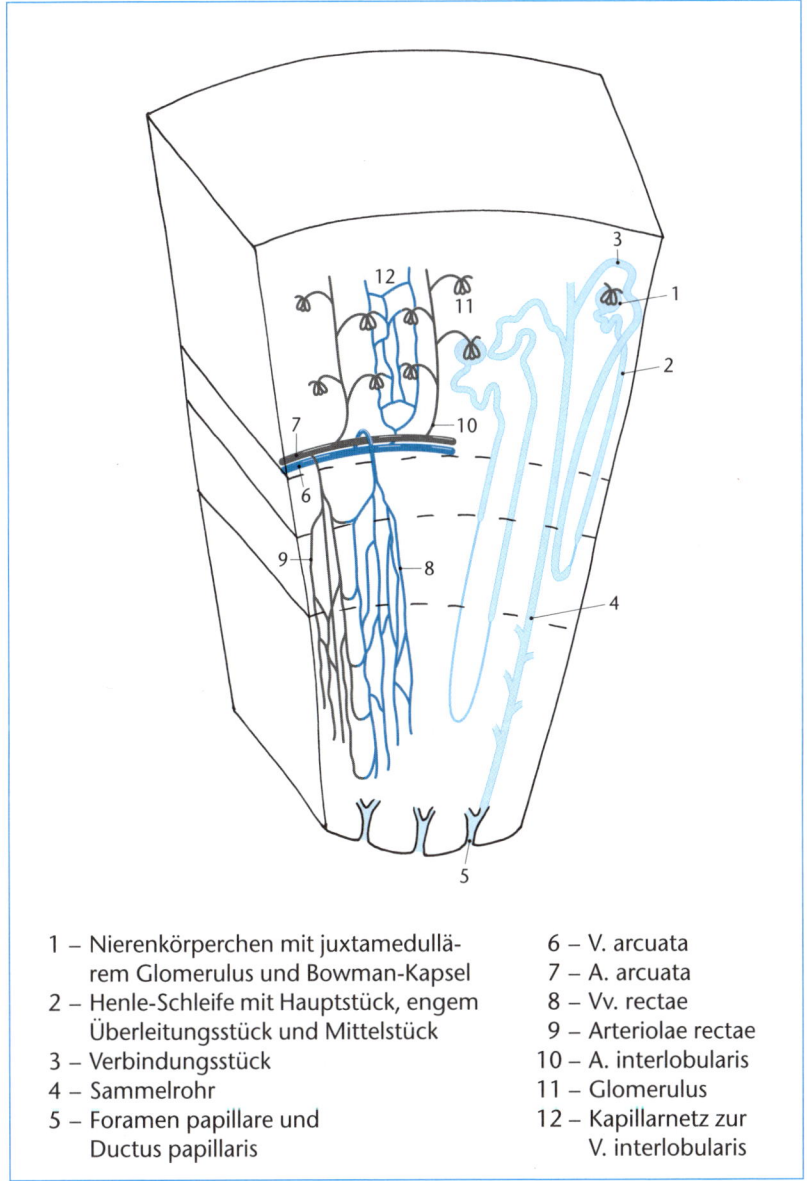

1 – Nierenkörperchen mit juxtamedullä-
rem Glomerulus und Bowman-Kapsel
2 – Henle-Schleife mit Hauptstück, engem
Überleitungsstück und Mittelstück
3 – Verbindungsstück
4 – Sammelrohr
5 – Foramen papillare und
Ductus papillaris
6 – V. arcuata
7 – A. arcuata
8 – Vv. rectae
9 – Arteriolae rectae
10 – A. interlobularis
11 – Glomerulus
12 – Kapillarnetz zur
V. interlobularis

Abb. 8.6: Feinaufbau der Niere (modifiziert nach [2])

Frage: Was versteht man unter dem **juxtaglomerulären Apparat?**

Antwort: Die Pars convoluta distalis liegt dem Gefäßpol direkt an. Dort verändern sich die Zellen dahingehend, dass die Zellkerne der Pars convoluta dichter liegen **(Macula densa,** in der HE-Färbung erscheint es dunkler) und die glatten Muskelzellen des Vas afferens zu epitheloiden juxtaglomerulären Zellen **(Polkissen)** modifizieren. Zusammen mit dazwischen liegenden extraglomerulären **Mesangiumzellen** (Goormaghtigh-Zellen) bilden diese den **juxtaglomerulären Apparat.** Er dient zur Regulierung der glomerulären Filtration und über die Sezernierung von Renin zur Bludruckregulation.

? Frage: Können Sie den weiteren **Verlauf des Harns** aus dem Nierenbecken beschreiben?

Antwort: Der Harn wird in der Niere zunächst aus den Papillengängen tropfenweise in die **Nierenkelche** (Calices renales) abgegeben. Diese werden in ca. zehn Endkelche und zwei bis drei Hauptkelche unterteilt. Anschließend fließt er über das **Nierenbecken** in den Ureter und die Harnblase ab. Die Wand der Kelche und des Beckens besteht aus einer dünnen Schleimhaut und einer Muskelschicht (Tunica muscularis), die am Ureteranfang und an den Nierenkelchen sphinkterartig verdickt ist. Der **Ureter** (Harnleiter) ist ca. 30 cm lang und verläuft an der hinteren Bauchwand, zu einem geringen Teil auch im kleinen Becken (Pars pelvica) bis zum Fundus der Harnblase. Auf diesem Weg **kreuzt** er auf dem M. psoas hinter den **Vasa testicularia (ovarica),** am Beckeneingang vor der Teilungsstelle der **Vasa iliaca communia** und unter dem **Ductus deferens** bzw. der **A. uterina** im kleinen Becken. Im Ureter folgt der Harn einerseits der Schwerkraft, andererseits wird er durch peristaltische Bewegungen zur Harnblase befördert. Er besitzt **drei Engstellen,** die am Ausgang des Nierenbeckens, am Eingang zur Harnblase und an der Kreuzungsstelle der Vasa iliaca communia liegen.

 Klinik: Bei einseitiger Ernährung, Stoffwechselstörungen oder auch bei zu geringer Flüssigkeitszufuhr können sich Nierensteine **(Nephrolithiasis)** bilden. Diese lagern sich je nach Entstehungsort und Größe in den kleinen oder großen Nierenkelchen ein, sie können das gesamte Nierenbecken ausfüllen oder über den Urether abgehen. Dabei kann es passieren, dass sie dort stecken bleiben und durch die peristaltische Bewegung der Muskelschicht zu kolikartigen Schmerzen führen.

? Frage: Wie liegt die **Harnblase** im Becken?

Antwort: Die Harnblase (Vesica urinaria) liegt **subperitoneal** hinter der Symphyse auf dem Beckenboden. Am Blasenscheitel (Apex vesicae) ist die Harnblase über das Lig. umbilicale medianum mit der vorderen Bauchwand verbunden. Es ist der Rest des obliterierten Allantoisgangs. Reste der Nabelarterien ziehen als Ligg. umbilicalia medialia zu den Seiten des Blasenkörpers. Haltebänder der Blase sind das Lig. pubovesicale zwischen Symphyse und Blasengrund und die Ligg. puboprostatica beim Mann zwischen Symphyse und Prostata. Auch das Septum rectovesicale bei der Frau und das Septum rectoprostaticum beim Mann ziehen vom Sakrum über das Rektum zur Harnblase bzw. zur Prostata.

Die beiden Ureteren treten lateral in die Harnblase ein. Ihre Mündungen (Ostium ureteris) am Blasengrund bilden mit der Austrittsstelle der Urethra (Harnröhre), die durch den Blasenhals nach ventral zieht, ein Dreieck **(Trigonum vesicae),** was auf der Innenseite durch eine glatte Schleimhaut gekennzeichnet ist. Bei maximal gefüllter Blase kann der Blasenkörper über die Symphyse hinausragen. Dies wird zur Punktion der Blase über die Bauchwand genutzt. Beim Mann liegt dorsal der Harnblase das Rektum an. Dazwischen liegt die **Excavatio rectovesicalis.** Bei der Frau hingegen ist der Uterus zwischen Harnblase und Rektum, der bei gefüllter Blase nach kranial gehoben wird.

Frage: Welche **Wandschichten** gibt es bei der Harnblase? **?**

Antwort: Die Harnblase besteht von innen nach außen aus der **Tunica mucosa** mit Übergangsepithel, das im entleerten Zustand stark gefaltet ist, der **Lamina propria,** der **Tunica muscularis** mit drei Schichten netzartiger Muskelzüge, der **Tela subserosa** und der **Tunica serosa.** Die Muskelschicht bildet als M. detrusor vesicae gleichzeitig Verschluss- und Öffnungseinrichtungen für Ureteren und Urethra. Willkürlich kann nur die Urethra durch den M. sphincter urethrae im Diaphragma urogenitale verschlossen werden.

Frage: Wie unterscheidet sich die Harnröhre bei Mann und Frau? **?**

Antwort: Der eigentliche Unterscheid der männlichen und weiblichen **Harnröhre** (Urethra) ist die Länge. Die Frau hat lediglich eine ca. 3–5 cm lange Harnröhre, die des Mannes ist ca. 20–25 cm lang. Sie zieht mit der **Pars prostatica** durch die Prostata, mit der **Pars membranacea** als engste Stelle durch das Diaphragma urogenitale, welches durch den M. sphincter urethrae verschlossen werden kann. Mit der **Pars spongiosa urethrae,** in den am Anfang die Glandulae bulbourethrales einmünden, verläuft die männliche Harnröhre durch den Penis und endet am Ostium urethrae externum an der Eichel mit einer weiteren Engstelle. Besonders weit ist die Harnröhre im Bereich der Pars prostatica, in der Ampulla urethrae direkt hinter der Pars memranacea und in der Fossa navicularis kurz vor dem Ostium urethrae externum.

Klinik: Da die weibliche Harnröhre relativ kurz ist, leiden Frauen deutlich häufiger an **Harnwegsinfektionen.** Die Bakterien können aus der Vagina und dem Analbereich leichter aufsteigen. Bei älteren Männern kommt es hingegen bei Prostatahyperplasie häufiger zu einem Harnstau, der ebenfalls eine Zystitis begünstigt.

? Frage: Welche **endokrinen Organe** kennen Sie im Körper?

Antwort: Das endokrine System ist ein Regulationszentrum für funktionelle Abläufe im Körper. Die Information wird über Hormone übermittelt, die von den endokrinen Organen synthetisiert und sezerniert werden. Dazu zählen im Kopfbereich die **Hypophyse,** die **Epiphyse** (Zirbeldrüse) und Zellen des **Hypothalamus,** im Halsbereich die **Schilddrüse** und die **Nebenschilddrüsen** und im Abdomen die **Nebennieren,** der **endokrine Teil des Pankreas,** die **Paraganglien** und der **Hoden** bzw. das **Ovar.** Die endokrinen Organe sind dadurch charakterisiert, dass sie keine Ausführungsgänge besitzen, sehr kapillarreich sind und die von ihnen gebildeten Hormone direkt ins Blut abgeben.

? Frage: Was wissen Sie über die **Nebennieren?**

Antwort: Die Nebennieren (Glandulae suprarenales) gehören zu den endokrinen Organen. Sie liegen wie Kappen auf den Nieren und sind von diesen nur durch eine dünne Fettschicht getrennt. Die rechte liegt im Dreieck zwischen Area nuda der Leber, der Niere und der unteren Hohlvene, die linke liegt dem Zwerchfell und der Bursa omentalis an. Funktionell aber haben sie keine Gemeinsamkeit. Wegen ihrer Funktion als **hormonbildendes Organ** sind sie sehr gut mit Nerven und Gefäßen versorgt. Innerviert werden sie parasympathisch aus dem Plexus suprarenalis und über Äste des N. phrenicus und des N. vagus. Die sympathische Innervation geschieht über den Plexus suprarenalis vom N. splanchnicus. Die Gefäßversorgung erfolgt aus den Aa. suprarenales superior (aus der A. phrenica inferior), media (aus der A. abdominalis) und inferior (aus der A. renalis).

Die Nebenniere besteht zu 80–90% aus Rinde (gelblich) und nur zu einem geringen Anteil aus Mark (rötlich-braun). Die **Nebennierenrinde** (Cortex glandulae suprarenalis) produziert ca. 30 verschiedene Steroidhormone. Die äußerste Schicht, die **Zona glomerulosa,** ist schmal und produziert vor allem Mineralokortikoide. In der folgenden **Zona fasciculata** wird Cholesterin zu Glukokortikoiden umgewandelt. Durch den hohen Lipidanteil bekommt sie ihre gelbe Farbe. Sie ist die breiteste Schicht in der Rinde. Innen liegt die **Zona reticularis,** die zusammen mit der Zona fasciculata die Geschlechtshormone synthetisiert.

> **Merke: glomerul**äre **F**iltrationsrate – Zona **glomerul**osa, Zona **f**asci-culata, Zona **r**eticularis **!**

Das **Nebennierenmark** (Medulla glandulae suprarenalis) enthält chromaffine Zellen, die sich mit chromhaltigen Färbemitteln braun färben lassen. Sie produzieren die **Katecholamine** Adrenalin (80% der Zellen) und Noradrenalin (20% der Zellen).

> **Frage:** Was versteht man unter den **Paraganglien?** **?**

Antwort: Paraganglien sind etwa erbsengroße Epithelzellhaufen, die an parasympathischen und sympathischen Nerven liegen. Die sympathischen Paraganglien kommen lediglich im Kindesalter vor. Als Glomus caroticum und Glomus aorticum liegen die parasympathischen Ganglien an den Nn. glossopharyngeus und vagus, die als Chemorezeptoren den Sauerstoffgehalt des Blutes messen.

8.8 Gefäße im Retroperitonealraum

> **Frage:** Nennen sie die abgehenden Gefäße aus der **Aorta abdominalis!** **?**

Antwort: Nachdem die Aorta durch den Hiatus aorticus im Zwerchfell hindurchgetreten ist, gibt sie als Erstes die **A. phrenica inferior** ab. Dorsal entspringen vier **Aa. lumbales** aus der Aorta als Fortsetzung der Aa. intercostales posterior. Der **Truncus coeliacus** geht nach ventral ab. Dieser teilt sich in die A. gastrica sinsitra, A. splenica und A. hepatica communis. Als erste paarige Arterie entspringt die **A. suprarenalis media** jeweils lateral ungefähr auf gleicher Höhe mit der unpaaren **A. mesenterica superior,** die nach ventral zieht. Auf Höhe der Bandscheiben L1 und L2 entspringen die beiden **Aa. renales,** die leicht kaudal zum Nierenhilus ziehen. Etwas kaudal entspringt die paarige **A. testicularis** bzw. **ovarica.** Als dritte ventrale Arterie verlässt die **A. mesenterica inferior** ungefähr auf Höhe des 3. und 4. Lendenwirbels die Aorta, kurz bevor diese sich in die Aa. iliacae communes teilt. Als distale Fortsetzung der Aorta kann die **A. sacralis mediana** bezeichnet werden, die auf dem Sakrum zum Steiß führt.

> **Klinik:** Bei einer Schädigung der Gefäßwand, insbesondere einem Riss innerhalb der Media zwischen Intima und Adventitia, kann sich ein **Aneurysma dissecans,** eine Ausstülpung des Gefäßes, bilden. Ein solches Aneurysma im Bereich der Aorta führt bei einer Ruptur u. U. zum Tode.

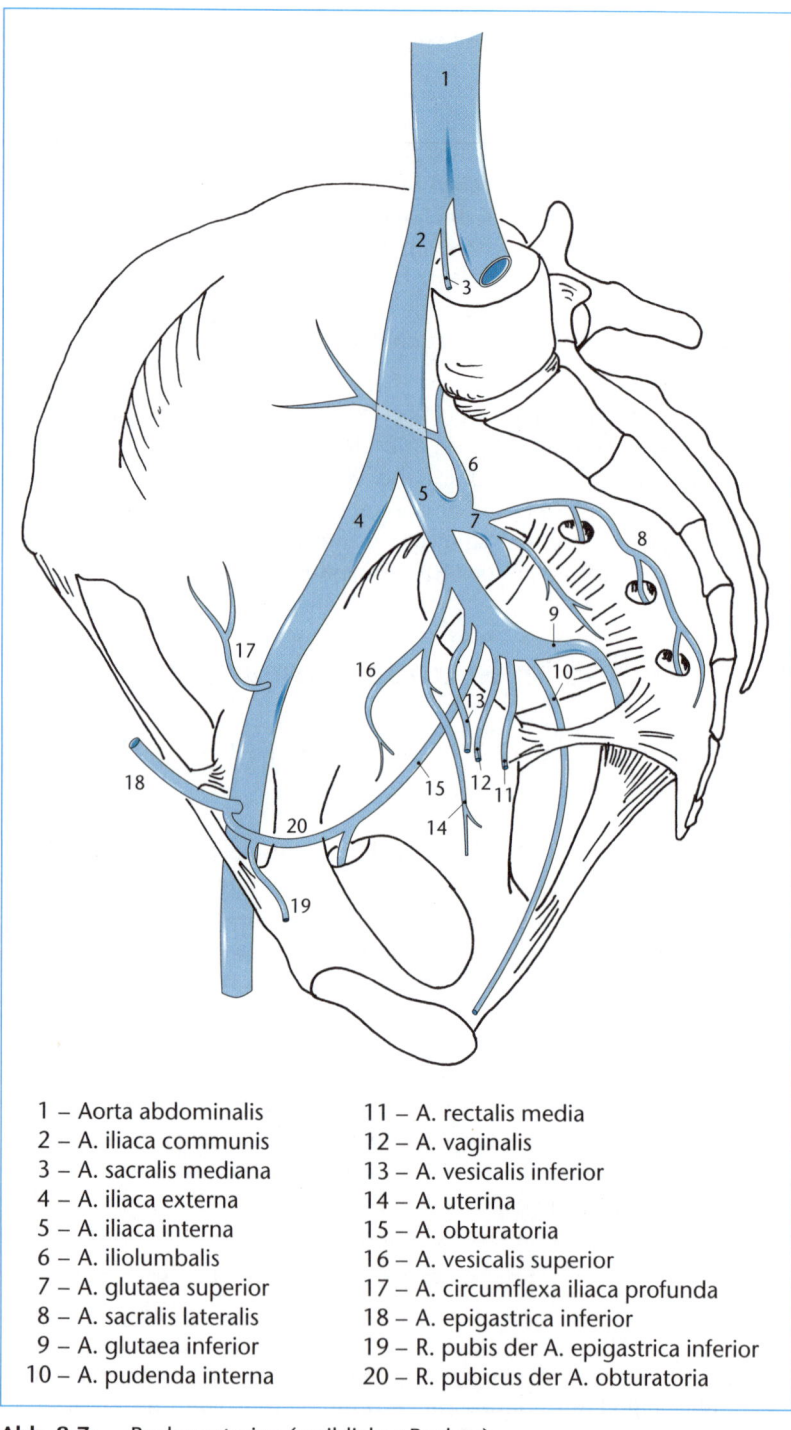

1 – Aorta abdominalis
2 – A. iliaca communis
3 – A. sacralis mediana
4 – A. iliaca externa
5 – A. iliaca interna
6 – A. iliolumbalis
7 – A. glutaea superior
8 – A. sacralis lateralis
9 – A. glutaea inferior
10 – A. pudenda interna

11 – A. rectalis media
12 – A. vaginalis
13 – A. vesicalis inferior
14 – A. uterina
15 – A. obturatoria
16 – A. vesicalis superior
17 – A. circumflexa iliaca profunda
18 – A. epigastrica inferior
19 – R. pubis der A. epigastrica inferior
20 – R. pubicus der A. obturatoria

Abb. 8.7:   Beckenarterien (weibliches Becken)

Frage: Wie verlässt die Aorta das Becken? **?**

Antwort: Nach Aufteilung in die beiden **Aa. iliacae communes,** die selber keine Gefäße abgeben, teilen sich diese wiederum vor dem Sakroiliakalgelenk in die A. iliaca externa und A. iliaca interna. Die **A. iliaca externa** verläuft am medialen Psoasrand und gibt vor ihrem Eintritt durch die **Lacuna vasorum** die A. epigastrica inferior und die A. circumflexa iliaca profunda ab. Distal der Lacuna wird sie zur A. femoralis, die die untere Extremität versorgt. Die **A. iliaca interna** zieht über die Linea terminalis zu Beckeneingeweiden und Beckengürtel.

Frage: Bei einer Leberzirrhose kann auch das Pfortadersystem in der Leber eingeengt sein. Welche **Umgehungskreisläufe** (portokavalen Anastomosen) kennen Sie? **?**

Antwort: Als Kollateralkreislauf **(portokavale Anastomose)** gibt es drei unterschiedliche Anastomosenmöglichkeiten.
- Von der V. portae fließt Blut über die V. splenica und die Vv. mesenterica inferior und rectalis superior in den Plexus venosus rectalis, der sich zu **inneren Hämorrhoiden** aufweitet. Von dort fließt das Blut über die Vv. rectales mediae und inferiores in die V. pudenda interna, die V. iliaca interna und communis, um dann in die V. cava inferior zu münden.
- Blut kann auch von der V. portae über die V. gastrica sinistra in den Plexus oesophagus fließen, der zu **Ösophagusvarizen** aufgeweitet wird, und von dort in die Vv. oesophageae, intercostales und Vv. azygos bzw. hemiazygos, um dann in die V. cava superior zu münden.
- Die dritte Anastomose besteht zwischen der V. portae über die Vv. paraumbilicales, wo sie das **Caput medusae** bildet, von dort über die Vv. epigastricae inferior und superficialis in die Vv. thoracoepigastricae und axillaris, um in die V. cava superior zu münden.

> ✚ **Varikozele testis:** krankhafte Erweiterung der V. testicularis. Bildet sich meist linksseitig aus, da die linke V. testicularis das Blut aus dem Plexus pampiniformis in die V. renalis und von dort in die V. cava inferior abgibt. Rechte V. testicularis mündet direkt in V. cava inferior → links deutlich größere Blutsäule.

Frage: Welche Nerven gehen aus dem Plexus lumbalis hervor? **?**

Antwort: Der **Plexus lumbalis** entsteht aus den Nervenwurzeln des 12. Thorakalnervs und des 1.–4. Lumbalnervs. Er zieht unter bzw. teilweise im M. psoas major. Aus ihm gehen der **N. iliohypogastricus** hervor, der medial der Spina iliaca anterior superior die Rr. cutanei lateralis und anterior zur Haut der Leistenbeuge abgeben, der **N. ilioinguinalis** zu den Bauchmuskeln und sensibel zum Skrotum bzw. den großen Schamlippen, der **N. genitofemoralis** zum Kremaster und Skrotum sowie zur Oberschenkelinnenseite, der **N. cutaneus femoris lateralis,** der durch die Lacuna musculorum zur Haut am lateralen Oberschenkel zieht, der **N. femoralis** als stärkster Ast, der sich nach Durchtritt durch die Lacuna musculorum in die Rr. cutanei anteriores und den N. saphenus aufteilt, und der **N. obturatorius,** der mit den gleichnamigen Gefäßen durch den Canalis obturatorius zum Oberschenkel zieht.

? **Frage:** Wo findet man den **N. vagus** im Bauchraum?

Antwort: Der N. vagus teilt sich bereits vor Durchtritt durch den Hiatus oesophagus in den Truncus vagalis anterior und Truncus vagalis posterior im Plexus oesophageus. Sie geben parasympathische Äste zum Magen und zu vegetativen Geflechten im Bauchraum ab. Sympathische Nervenfasern ziehen als **Sympathikusgrenzstrang** beiderseits von der Lendenwirbelsäule mit einer Ganglienkette sowie ventral mit prävertebralen Ganglien für die Eingeweidemuskulatur und die Gefäßwandmuskulatur. Dies sind die Ganglia coeliaca um den Truncus coeliacus, die Ganglia mesenterica superius und inferius und die Ganglia aorticorenalia und renalia. Sie erhalten neben dem N. vagus auch Fasern aus den Nn. splanchnici major und minor, aus dem N. phrenicus und aus dem Sympathikus selber.

9 Beckeneingeweide

9.1 Beckenboden und kleines Becken

Frage: Welche Muskeln gehören zur **Beckenbodenmuskulatur?** ?

☐ ☐ ☐
☺ 😐 ☹

Antwort: Der Beckenboden besteht aus zwei großen Muskelplatten, dem Diaphragma pelvis und dem Diaphragma urogenitale. Das **Diaphragma pelvis** besteht zum größten Teil aus dem **M. levator ani** und aus dem **M. coccygeus,** die zusammen mit den Fasciae diaphragmatis pelvis superior und inferior einen Trichter bilden. Die Spitze des Trichters umschließt den Analkanal. Der M. levator ani besteht aus den vier Muskeln: dem **M. puborectalis,** dem **M. pubococcygeus,** dem **M. pubovaginalis** bei der Frau bzw. **M. levator prostatae** beim Mann und dem **M. iliococcygeus.** Hinter der Symphyse ist der M. levator ani im ventralen Anteil nicht komplett verschlossen, sondern bildet einen Spalt, das Levatortor, durch den die Urethra und bei der Frau zusätzlich die Vagina hindurchtritt.

Das **Diaphragma urogenitale** ist eine Muskelplatte zwischen Sitz- und Schambeinästen, die im Einzelnen aus den **Mm. transversus perinei profundus** und **superficialis** und dem **M. sphincter urethrae** besteht. Weitere Muskeln liegen noch unterhalb des Diaphragma urogenitale. Dies sind der **M. bulbospongiosus,** der **M. ischiocavernosus** und der **M. sphincter ani externus.**

Frage: Welche Muskeln setzen am **Centrum tendineum** des Beckenbodens an? ?

☐ ☐ ☐
☺ 😐 ☹

Antwort: Das Centrum tendineum perinei liegt als sehnige Platte zwischen Diaphragma urogenitale und Rektum. Dort strahlen folgende Muskeln ein: der M. levator ani, der M. transversus perinei profundus, der M. tranversus perinei superficialis, der. M. bulbospongiosus und der M. sphincter ani externus (☞ Tab. 9.1).

Klinik: Bei mehrgebärenden Frauen kommt es häufig zu einer Beckenbodeninsuffizienz, d. h. zu einer Erschlaffung der Beckenbodenmuskulatur. Dabei senken sich die **Vagina** und der **Uterus.** Das kann so weit führen, dass der Uterus sichtbar heraustritt (Prolaps). Da die Vagina ventral mit der **Harnblase** und dorsal mit dem **Rektum** verbunden ist, werden auch diese Strukturen nach kaudal gezogen und verlieren ihren muskulären Verschluss, was zu einer Inkontinenz führt.

Muskel	Ursprung	Ansatz	Innervation
Diaphragma pelvis			
M. levator ani	Os pubis, Fascia obturatoria	Os coccygeus	Plexus sacralis
M. coccygeus	Spina ischiadica (als Lig. sacrospinale)	Os sacrum, Os coccygeum	Plexus sacralis
Diaphragma urogenitalis			
M. transversus perinei profundus	Os pubis, Symphyse	Tuber ischiadicum	N. pudendus
M. transversus perinei superficialis	Os pubis, Fasern des M. transversus perinei profundus	Centrum tendineum	N. pudendus
M. sphincter urethrae	Lig. transversum perinei um Pars membranacea urethrae	siehe Ursprung	N. pudendus
weitere Beckenbodenmuskeln			
M. bulbospongiosus	Diaphragma urogenitale, M. sphincter ani externus	Corpus spongiosum penis (Mann), Corpus cavernosum clitoridis (Frau)	N. pudendus
M. ischiocavernosus	Ramus ossis ischii	Tunica albuginea	N. pudendus
M. sphincter ani externus	Centrum tendineum perinei	Lig. anococcygeum	N. pudendus

Tab. 9.1:   Beckenbodenmuskulatur

☐ ☐ ☐
☺ ☺ ☹

? **Frage:** Wie unterscheiden sich **männliches** und **weibliches Becken** bezüglich der Organlage?

Antwort: Bei beiden Geschlechtern liegen Harnblase und Rektum im Becken. Der Samenleiter und die Samenbläschen sind die einzigen männlichen Geschlechtsorgane, die retroperitoneal liegen. Bei der Frau kann man innere von äußeren Geschlechtsorganen unterscheiden. Zu den inneren Geschlechtsorganen zählen die Ovarien und die Tubae uterinae (Eileiter), die beide sekundär intraperitoneal liegen, der Uterus (Gebärmutter), der wie die Harnblase retroperitoneal liegt, und die Vagina (Scheide), die als extraperitoneal liegend bezeichnet wird. Die äußeren Geschlechtsorgane bei der Frau sind die Labien, die Klitoris und die Glandulae vestibulares majores.

9.2 Männliche Geschlechtsorgane

Frage: Welche männlichen Organe zählen zu den **inneren** Geschlechtsorganen? **?**

Antwort: Beim Mann liegen der **Samenleiter** (Ductus deferens) und die **Samenbläschen** (Vesiculae seminales) tatsächlich retroperitoneal im Becken an der dorsalen Wand der Harnblase. Zu den inneren männlichen Geschlechtsorganen zählt man aber auch den **Hoden,** den **Nebenhoden** und die **Prostata,** da sie am Ende der Fetalentwicklung die Leibeshöhle verlassen und durch den Leistenkanal in den Hodensack wandern. Die äußeren männlichen Geschlechtsorgane sind der Penis und der Hodensack.

Frage: Welche **Hüllen** umgeben den **Hoden?** **?**

Antwort: Der Hoden liegt als ungefähr pflaumengroße pralle Struktur zusammen mit dem Nebenhoden im **Skrotum,** dem Hodensack. Da sich der Hoden aus dem Bauchraum absenkt, sind seine Hüllen Abkömmlinge der Bauchwandschichten. Im Einzelnen besteht der Hodensack

✚ Beim Absenken des Hodens wird das Peritoneum im Samenstrang verödet und verschwindet. Die Tunica vaginalis testis um Hoden und Nebenhoden bleibt übrig. Es kann jedoch ein fetaler Proc. vaginalis peritonei persistieren, durch den Darminhalt als **angeborener indirekter Leistenbruch** in die Hodenhöhle vordringt.

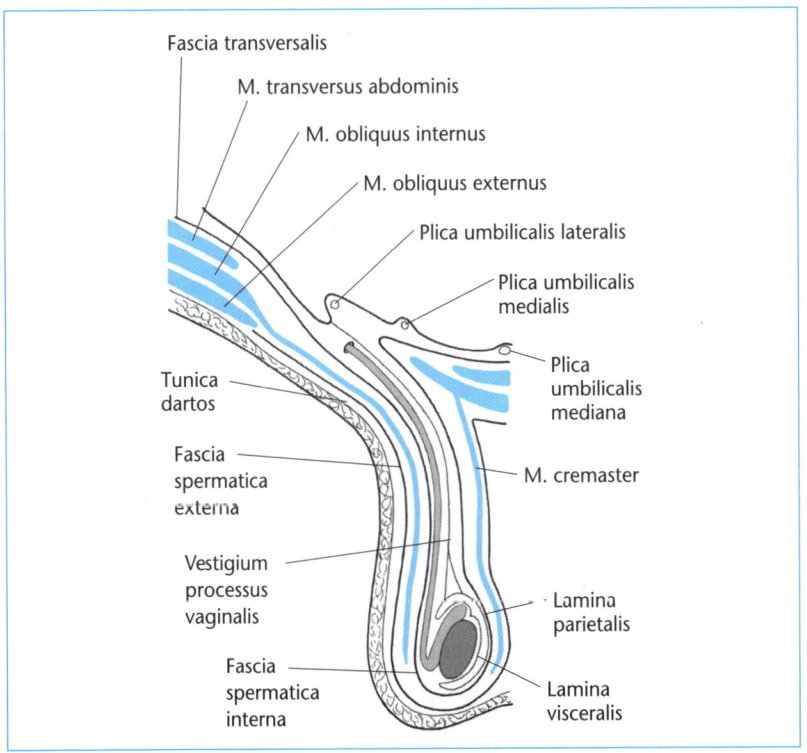

Fascia transversalis
M. transversus abdominis
M. obliquus internus
M. obliquus externus
Plica umbilicalis lateralis
Plica umbilicalis medialis
Tunica dartos
Plica umbilicalis mediana
Fascia spermatica externa
M. cremaster
Vestigium processus vaginalis
Lamina parietalis
Fascia spermatica interna
Lamina visceralis

Abb. 9.1: Hodenhüllen [1]

aus der **Skrotalhaut,** die frei von Fett, aber mit Talgdrüsen besetzt ist, und der **Tunica dartos** mit vielen Myofibroblasten, die die Skrotalhaut zusammenziehen kann. Die **Fascia spermatica externa** ist als Fortsetzung der Fascia abdominis die äußere Hülle von Samenstrang und Hoden, die auch den **M. cremaster** einschließt. Er setzt an der **Fascia spermatica interna** an und dient durch Anhebung des Hodens wie auch die Tunica dartos der Temperaturregulierung. Als Abkömmling des Peritoneums umschließt die **Tunica vaginalis testis** den Hoden und Nebenhoden. Sie besteht aus der Lamina parietalis (Periorchium) und der Lamina visceralis (Epiorchium).

 Klinik: Zwischen der Lamina parietalis und der Lamina visceralis liegt im Cavum serosum testis etwas Flüssigkeit, die bei starker Zunahme als **Hydrozele** bezeichnet wird.

 ? **Frage:** Können Sie den **Aufbau** des Hodens beschreiben?

 ✚ Die **Appendix testis,** ein bläschenförmiger Anhang am oberen Hodenpol, ist das Überbleibsel des embryonalen Müller-Gangs.

Antwort: Der **Hoden** (Testis) hat einen breiteren Rand, der im Hodensack nach hinten gerichtet ist, und einen schmaleren Rand vorne. Am hinteren Rand treten im Mediastinum die A. und Vv. testiculares und der Plexus testicularis (aus dem Plexus renalis) ein. Der **Nebenhoden** sitzt mit seinem Kopf (Caput epididymidis) dem oberen Pol des Hodens auf. Mit seinem Körper und Schwanz (Corpus und Cauda epididymidis) bedeckt er das Mediastinum testis. Die Cauda epididymidis geht in den Ductus deferens über.

 Klinik: Bei einer sehr schmerzhaften **Hodentorsion** wird durch die Drehung des Hodens die Blutversorgung über die A. testicularis unterbrochen, und es kann zu einem schnellen Absterben des Hodens kommen. Daher sollte innerhalb der ersten sechs Stunden eine operative Korrektur erfolgen.

Hoden und Nebenhoden werden durch die **Tunica albuginea** umgeben, einer derben Bindegewebshülle. Von ihr ziehen im Hoden Septen (Septula testis) zum Mediastinum und unterteilen den Hoden in ca. 200–300 **Läppchen** (Lobuli testis), die die **Samenkanälchen** (Tubuli seminiferi contorti) beinhalten. Mehrere Tubuli vereinigen sich zu den gestreckt verlaufenden Tubuli seminiferi recti, die in das **Rete testis** des Mediastinums münden. Zwischen den Tubuli seminiferi contorti findet man die **Leydig-Zwischenzellen,** die Keimdrüsenhormone (Testosteron) bilden.

Der Nebenhoden beinhaltet in seinem Caput die **Ductuli efferentes,** die in den **Ductus epididymidis** münden. Dieser ca. 5 m lange Gang liegt ebenfalls wie die Ductuli in einem Knäuel im Corpus und der Cauda epididymidis. In den Ductuli efferentes finden sich hohe Kinozilien tragende Zellen neben niedrigen Zellen, was dem Lumen einen wellenförmigen Charakter gibt. Im Ductus epididymidis hingegen existiert nur hochprismatisches Epithel mit Stereozilien zum Transport der Spermien. Im Ductus deferens existiert nur ein sehr kleines Lumen, das ein- bis zweireihiges Epithel aufweist und von einer dicken, dreischichtigen Muskulatur umgeben ist.

Frage: Was versteht man unter der **Blut-Hoden-Schranke?** **?**

Antwort: In der Wand der Samenkanälchen (Tubuli seminiferi contorti) befindet sich das Keimepithel auf der Basalmembran. Hier finden sich die **Sertoli-Stützzellen,** lang gestreckte Zellen, die in das Lumen hineinragen und durch Tight junctions miteinander verbunden sind. Diese bilden die Blut-Hoden-Schranke, da sie Proteine und Cholesterin nicht durchlassen.

Frage: Woraus besteht das **Ejakulat,** und woher kommen die einzelnen Bestandteile? **?**

Antwort: Die Spermatogenese findet in der Wand der Samenkanälchen statt. Vom Hoden gelangen die Samenzellen in den Nebenhoden, wo sie weiter reifen und gespeichert werden. Durch peristaltische Bewegungen werden die Samenzellen zum Samenleiter transportiert. Dieser führt durch seine kräftige Muskelschicht den Weitertransport zur Dorsalfläche der Harnblase durch, wo er sich zur Ampulla ductus deferentis erweitert. In die Ampulla wird über den Ausführungsgang der **Samenbläschen** (Glandulae vesiculosae), die ebenfalls der Harnblase dorsal anliegen, ein Sekret aus Fruktose, Prostaglandin und Vitamin C beigemischt. Die Sekrete aus den akzessorischen Geschlechtsdrüsen (Samenblasen, Prostata, Cowper-Drüse) bilden die Hauptmasse des Ejakulats. Der Ducuts deferens zieht jetzt als Ductus ejaculatorius (Spritzkanal) in die **Prostata** und mündet dort auf dem Samenhügel (Colliculus seminalis) in die Pars prostatica der Harnröhre. Hier gelangt das Sekret der Prostata über die Drüsenausführungsgänge in die Harnröhre, das überwiegend Fibrolysin zur Verflüssigung des Ejakulats enthält. Hinter der Prostata weitet sich die Harnröhre zur Ampulla urethrae. Als letzte Drüsen münden hier die Gll. bulbourethrales **(Cowper-Drüsen),** die im Diaphragma urogenitalis liegen und ein schleimartiges alkalisches Sekret beimischen.

Frage: Beschreiben Sie die Lage und den Bau der **Prostata!** **?**

Antwort: Die Prostata (Vorsteherdrüse) liegt zwischen Harnblasengrund und Diaphragma urogenitale. Sie wird durch den M. puboprosta-

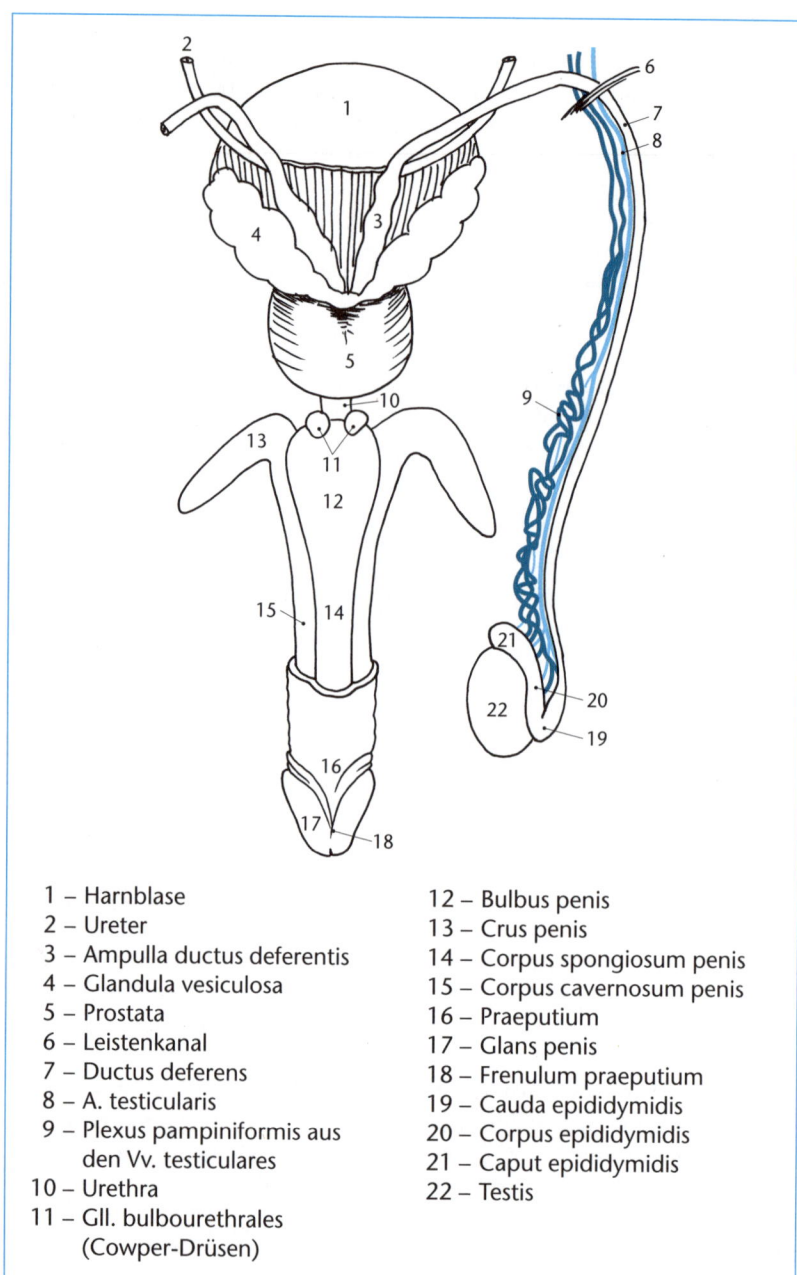

1 – Harnblase
2 – Ureter
3 – Ampulla ductus deferentis
4 – Glandula vesiculosa
5 – Prostata
6 – Leistenkanal
7 – Ductus deferens
8 – A. testicularis
9 – Plexus pampiniformis aus
    den Vv. testiculares
10 – Urethra
11 – Gll. bulbourethrales
    (Cowper-Drüsen)

12 – Bulbus penis
13 – Crus penis
14 – Corpus spongiosum penis
15 – Corpus cavernosum penis
16 – Praeputium
17 – Glans penis
18 – Frenulum praeputium
19 – Cauda epididymidis
20 – Corpus epididymidis
21 – Caput epididymidis
22 – Testis

Abb. 9.2:   Männliche Geschlechtsorgane (modifiziert nach [2])

ticus im Lig. puboprostaticum am Os pubis und durch das Lig. rectoprostaticum am Rektum fixiert. Man unterteilt die Prostata in linken und
rechten Lappen **(Lobus sinister** und **dexter),** die am **Isthmus prostatae**
miteinander verbunden sind und die Harnröhre fast umschließen. Ein

Lobus medius liegt zwischen der Harnblase und dem Blasengrund. Er entspricht den Harnröhrendrüsen in der Hinterwand der weiblichen Harnröhre und spricht entgegen den anderen Lappen auf weibliche Geschlechtshormone an. Alle Lappen umgibt die **Capsula prostatae,** die viele glatte Muskelzellen enthält. Zwischen Kapsel und Fascia prostatica (entspricht der Beckenfaszie) liegt der Santorini-Venenplexus. Eine neuere Einteilung der Prostata unterscheidet die **periurethrale Mantelzone,** eine **zentrale Zone,** die in etwa dem Lobus medius entspricht, und eine **periphere Zone.**

Insgesamt besitzt die Prostata ca. 30–50 **Drüsenläppchen** (Gll. prostaticae) aus ein- bis mehrschichtigem Zylinderepithel. Sie produzieren das trübe, saure Sekret (u. a. saure Phosphatase), das über die Ductuli prostatici in die Pars prostatica der Urethra abgegeben wird.

Klinik: Bei der **rektal-digitalen Untersuchung** des Mannes können mehrere Strukturen getastet werden. Die Konsistenz, Größe und Schmerzhaftigkeit der Prostata ist insbesondere in ihrer zentralen Zone digital (mit dem Finger) zu erfassen. Zusätzlich kann ein Schmerz ausgelöst werden, wenn der Douglas-Raum mit Flüssigkeit gefüllt ist, wie es bei einer Appendizitis der Fall sein kann. Der Tonus des M. sphincter ani kann zum Ausschluss einer neurologischen Störung untersucht werden, und auch Hämorrhoiden oder eine sehr schmerzhafte Thrombose der Analvenen können rektal getastet werden.

Frage: Wie ist der **Penis** an der Beckenwand aufgehängt? **?**

Antwort: Der Penis ist mit seiner Wurzel **(Radix penis)** an den Rami inferiores des Os pubis und am Perineum befestigt. Der Penisschaft **(Corpus penis)** ist mit der Eichel **(Glans penis)** frei beweglich. Die Wurzel wird von den Mm. bulbospongiosus und ischiocavernosus bedeckt. Der M. ischiocavernosus kann willkürlich oder reflektorisch Blut aus dem Crus penis in den Penisschaft pressen und die Erektion verstärken. Der M. bulbospongiosus umgreift den Bulbus penis und kann mit seinen Kontraktionen den Harnröhreninhalt austreiben. Das Lig. suspensorium penis kommt von der Sehne des M. rectus abdominis und strahlt von oben in die Penisfaszie ein. Das Lig. fundiforme penis zieht von der Linea alba zur Peniswurzel unter dem Penisschaft hindurch.

Frage: Was geschieht bei der **Erektion** des Penis? **?**

Antwort: Der Penis besitzt im Inneren das **Corpus spongiosum penis** (Harnröhrenschwellkörper), das die Harnröhre umgibt, und das paarige **Corpus cavernosum** (Penisschwellkörper). Über Rankarterien, die in die Lakunen der Corpora cavernosa münden, wird Blut aus den Aa. profundae penis in die Schwellkörper gepumpt. Dadurch spannt sich die **Tunica albuginea,** die die Penisschwellkörper umgibt, und härtet damit den Penisschaft. Da gleichzeitig die abführenden Venen zur V. dorsalis penis profunda komprimiert werden, wird die Härte gehalten. Der Harnröhrenschwellkörper wird durch die A. bulbi penis aus der A. pudenda interna und der A. dorsalis penis nicht so kräftig gefüllt. So kann das Ejakulat noch durch die Harnröhre hindurch austreten. Durch die Schwellung des Penis nimmt dieser an Umfang und Länge zu. Dadurch verschiebt sich die Haut des Penis und die beiden Faszien (Fascia penis profunda und Fascia penis superficialis) gegeneinander. Die **Glans penis** tritt unter dem Preputium, der Vorhaut, hervor und die **Corona glandis** (Eichelkranz) wird sichtbar.

Ausgelöst wird die Erektion durch einen psychischen oder mechanischen Reiz über afferente Fasern aus **S2–4** und über efferente Fasern der Nn. splanchnici pelvici**.** Das Reflexzentrum für die Ejakulation liegt auf Höhe L2–3, und die efferenten Fasern ziehen in dem Plexus hypogastricus.

☐ ☐ ☐
☺ ☺ ☹

? **Frage:** Worauf muss man bei der **Harnröhrenkatheterisierung** beim Mann achten?

Antwort: Die **Harnröhre** beim Mann ist ca. 20–25 cm lang und hat einen S-förmigen Verlauf. Um die Krümmungen unter der Symphyse aufzuheben, muss der Penisschaft gehoben werden, bei der Krümmung zwischen Pars membranacea und Pars spongiosa wird der Schaft gesenkt und die Peniswurzel zurückgeführt.

9.3   Weibliche Geschlechtsorgane

☐ ☐ ☐
☺ ☺ ☹

? **Frage:** Können Sie Form und Lage des **Ovars** beschreiben?

Antwort: Der **Eierstock** (Ovar) ist paarig angelegt und mandelförmig. Er kann 2,5–5 cm lang und 0,5–1 cm dick sein. Wie der Hoden macht er in der Fetalentwicklung einen Descensus mit und wandert aus dem Retroperitonealraum zur Seitenwand des kleinen Beckens nach intraperitoneal. Die Fossa ovarica liegt in der Teilungsstelle der A. iliaca communis in die Aa. iliacae externa und interna. Über das **Lig. ovarii proprium** hängt es mit dem Unterrand am Tubenwinkel des Uterus. In ihm verläuft der R. ovaricus der A. uterina. Ein weiteres **Lig. suspensorium ovarii** zieht vom oberen Teil des Ovars zur lateralen Beckenwand und schließt die A. und V. ovarica mit Nerven- und Lymphbahnen mit ein. An dem nach vorn gerichteten Rand setzt das kurze **Mesovarium** (Eierstockgekröse) an, das das Ovar am Lig. latum uteri befestigt.

Frage: Wie sieht die **mikroanatomische** Struktur des Ovars aus?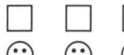

Antwort: Das Ovar ist von einer dreischichtigen Rinde (Cortex ovarii) umgeben. Außen liegt das **Ovarialepithel,** das fest mit dem Peritoneal-epithel verwachsen ist. Nun folgt die **Tunica albuginea** als straffe Binde-gewebsschicht. Darunter befindet sich die **Rindenzone** (Stroma ovarii), in der die Follikel mit den Eizellen heranreifen. Hier findet man auch die Thecae interna und externa sowie die Corpora lutea (Gelbkörper-chen). In der **Markzone** (Medulla ovarii) verlaufen stark gewundene Gefäße, Nerven und Lymphbahnen zwischen glatten Muskelzellen und elastischen Fasern.

Frage: Wie wird das **Ei** vom Ovar zum Uterus **transportiert?**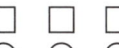

Antwort: Das Ei wird nach der Ovulation von der **Tuba uterina** (kurz: Tube = Eileiter) aufgenommen. Sie ist ca. 12–15 cm lang und wird in vier Abschnitte unterteilt. Das **Infundibulum tubae uterinae** ist zur Bauchhöhle hin trichterförmig geöffnet und über Fimbrien mit dem Ovar verbunden. Diese streifen das Ovar und fangen das Ei auf. Es wird nun in die ca. 7 cm lange **Ampulla tubae uterinae** durch Kinozilien-schlag, Tubenperistaltik und einen uteruswärts gerichteten Flüssigkeits-strom transportiert. Sowohl Flimmerepithelzellen als auch Drüsenzel-len treten vermehrt in der Zyklusmitte auf, um den Eitransport zu verbessern. Die Tunica muscularis mit ihrem dreischichtigen Mus-kelaufbau kann sowohl eine uteruswärts gerichtete Peristaltik für den Eitransport durchführen, als auch eine Gegenperistaltik für den Sa-mentransport. Kurz vor Einmündung der Tube in den Uterus verjüngt sie sich zum **Isthmus tubae,** um als **Pars uterina tubae** in die obere Ecke des Cavum uteri zu enden. Charakteristisch ist die starke Längsfälte-lung in der Tunica mucosa der Tube, die zur Pars uterina tubae hin ab-nimmt.

> **Klinik:** Wird das Ei nicht vom Infundibulum tubae uterinae aufgefan-gen, aber dennoch befruchtet, kann es zu einer **Bauchhöhlenschwan-gerschaft** kommen. Bei einer sehr langen Tube oder einem langsamen Transport kann im Falle der Befruchtung eine **Tubenschwangerschaft** entstehen.

Frage: Können Sie beschreiben, wie der **Uterus** im Becken aufge-hängt ist?

Antwort: Der Uterus (Gebärmutter) besteht aus dem **Corpus** (Uterus-körper) und der **Cervix uteri** (Uterushals). Durch den **Isthmus uteri**

zwischen Corpus und Cervix bekommt der Uterus seine birnenförmige Form. Mit der Portio vaginalis ragt er ca. 1 cm weit in die Scheide hinein. Seine Größe ist extrem variabel, was bei der Aufhängung im Becken eine große Rolle spielt. So ziehen diverse Muskel- und Faserzügel von der Cervix uteri zur Faszie der Wand des kleinen Beckens. Diese werden in ihrer Gesamtheit als **Lig. cardinale** bezeichnet. Weitere Bänder ziehen in Sagittalrichtung von der Symphyse zum Hals der Harnblase und des Uterus **(Lig. pubovesicale)** und vom Uterushals um das Rektum zum Kreuzbein **(Lig. rectouterinum, Lig. sacrouterinum).** Damit wird der Corpus geringgradig beweglich gehalten und bleibt in einer Art Schwebeposition, in der er bei leerer Harnblase in Anteflexion, also einer Biegung nach vorne, steht. Das **Lig. teres uteri** zieht vom Tubenwinkel zum inneren Leistenring und von dort durch den Canalis inguinalis zu den großen Schamlippen.

> **Klinik:** Eine Retroflexion des Uterus kann Beschwerden bereiten. Der Halteapparat des Uterus kann bei Bindegewebsschwäche, nach mehreren Geburten und im Alter erschlaffen und zu einem **Descensus uteri** bis hin zum **Uterusprolaps** aus der Scheide führen.

? Frage: Welche **Funktion** hat der Uterus?

Antwort: Während der Geschlechtsreife findet der Menstruationszyklus mit der **Ovulation** im Endometrium des Uterus statt. Die Gebärmutter ist der **Fruchthalter,** der diese aufnimmt und reifen lässt. Während der Geburt wirkt sie als **„Motor",** der durch die Wehen das Kind herauspresst. Diese Funktionen spiegeln sich im Aufbau der Uteruswand wider.

- Innen wird der Uterus von **Endometrium** ausgekleidet. Diese Schleimhautoberfläche besitzt ein einschichtiges Flimmerepithel und zahlreiche tubulöse Drüsen im Stratum functionale, die **Glandulae uterinae,** die Schleim und Glykogen sezernieren. Dieses Stratum functionale wird während des Menstruationszyklus (5.–15. Tag) bis zu 8 mm dick, bleibt während der Ovulation und der anschließenden Sekretionsphase bestehen (15.–28. Tag) und wird dann in der Regenerationsphase (1.–4. Tag) wieder abgestoßen. Mit dem Stratum basale liegt das Endometrium dem Myometrium direkt auf.
- Die ca. 1 cm starke Muskelschicht **(Myometrium)** bildet den Hauptteil der Uteruswand. Ihre glatten Muskelfasern können während der Schwangerschaft auf das 10-fache hypertrophieren. Die kräftige mittlere Schicht verursacht durch Kontraktionen die Wehen bei der Geburt. Die innere und äußere Schicht sind jeweils sehr dünn und haben zirkulär verlaufende Fasern.
- Das **Perimetrium** umschließt den Uterus und ist die Fortführung des Peritoneums.

Frage: Was ist der **Gartner-Gang?**   **?**

Antwort: Während der Embryonalentwicklung degeneriert einer der Genitalgänge. Bei der Frau ist dies der Wolff-Gang (Urnierengang), wohingegen aus dem **Müller-Gang** Tuba uterina, Uterus und Vagina entsteht. Der **Wolff-Gang** wird zum Epoophoron (Nebeneierstock) in der Mesosalpinx. Als Rest bleiben die **Appendices vesiculosae** und der **Gartner-Gang,** der auch in voller Länge erhalten bleiben und seitlich der Scheidenmündung enden kann.

Frage: Welches Organ gehört noch zu den **inneren** weiblichen Geschlechtsorganen?   **?**

Antwort: Neben Ovar, Eileiter und Uterus zählt auch noch die **Vagina** (Scheide) zu den inneren weiblichen Geschlechtsorganen. Sie ist 8–12 cm lang und reicht von der **Fornix vaginae** bis zum **Ostium vaginae** mit dem **Hymen** (Jungfernhäutchen). Ist dieses zerstört, bilden sich warzenförmige Hautreste, die Carunculae hymenales. Die Wand ist ein Muskelschlauch, der innen mit Schleimhaut ausgekleidet ist. In der Vorderwand verläuft wulstförmig die **Carina urethralis,** die durch den Verlauf der Harnröhre entsteht. Die Vagina ist extrem dehnbar, da beim Geburtsvorgang das Kind hindurchtreten muss.

Klinik: Bei der Geburt wird häufig ein **Dammschnitt** durchgeführt, der verhindern soll, dass die Scheidenwand bis zum M. levator ani und Anus einreißt. Die Vagina grenzt mit dem hinteren Gewölbe an die Excavatio rectouterina. Von hier aus kann der **Douglas-Raum** zwischen Rektum und Scheide punktiert werden.

Frage: Welche **Strukturen** gehören zu den **äußeren** weiblichen Geschlechtsorganen?   **?**

Antwort: Die äußeren weiblichen Geschlechtsorgane werden als Vulva bezeichnet. Zu ihnen zählt man die **Labia majora** und **minora,** den **Scheidenvorhof** mit der **Klitoris** und die **Bartholin-Drüsen.**

Neben dem Schamberg, der sich als Fettpolster vor und oberhalb der Schamspalte vorwölbt, sind auch die großen Schamlippen außen behaart. Sie bilden hinten eine scharfe Hautfalte, das Frenulum labiorum pudendi. Im Feinbau entsprechen die großen Schamlippen dem Skrotum mit Talg-, Schweiß- und Duftdrüsen.

Die kleinen Schamlippen bilden den Scheidenvorhof zusammen mit der Klitoris vorne und den großen Schamlippen mit dem Frenulum labiorum pudendi hinten. In den Scheidenvorhof mündet die Harnröhre, die Scheide und auch die großen und kleinen Vorhofdrüsen (Bartholin-Drüsen = Gll. vestibulares majores). Die Klitoris entspricht den Corpora cavernosa penis und besitzt ebenfalls zwei Schenkel, die vom Schambein vor der Symphyse zusammenziehen und im Corpus clitoridis und anschließend in der Glans clitoridis enden. Die Corpora cavernosa clitoridis sind erigierbar wie der Penis. Das Lig. suspensorium clitoridis verbindet die Klitoris mit der Symphyse.

☐ ☐ ☐
☺ ☺ ☹

?   **Frage:** Wie erfolgt die **nervale Versorgung** der äußeren weiblichen Geschlechtsorgane?

Antwort: Diese erfolgt zum größten Teil aus dem **N. pudendus.** Die vorderen Anteile der Labia majora werden über Äste aus dem **Plexus lumbalis** versorgt. Der N. pudendus verläuft gemeinsam mit den Vasa pudenda um die Spina ischiadica und am Unterrand des Lig. sacrospinale durch das Foramen ischiadicum minus in den **Alcock-Kanal** (Canalis pudendalis). Dieser wird von der Fascia obturatoria gebildet und verläuft vom Diaphragma pelvis bis zum Hinterrand des Diaphragma urogenitale.

10 Zentralnervensystem

10.1 Entwicklung

Antwort: Das Gehirn entsteht aus dem kranialen Anteil des **Neuralrohrs** aus den drei primären Hirnbläschen, das Rückenmark aus dem kaudalen Anteil. Die **Neuroepithelzellen** des Neuralrohrs verändern sich zu den Neuroblasten, aus denen die Nerven und Ganglienzellen entstehen, sowie zu den Glioblasten, die zu Oligodendrozyten und Astrozyten differenzieren. Weiterhin liegt auf der Innenseite des Neuralrohrs eine **Ependymzone,** die zu Ependymzellen wird und alle Hohlräume des Gehirns von innen auskleidet.

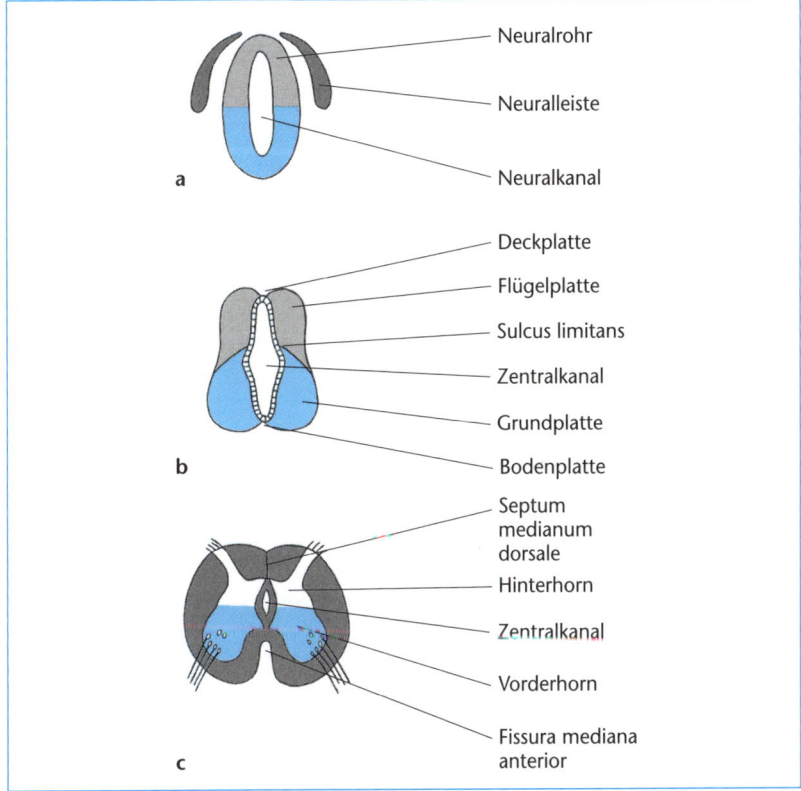

Abb. 10.1: Entwicklung des Rückenmarks [1]

Das Neuralrohr formt den **Neuralkanal.** Aus diesem gehen der Zentralkanal des Rückenmarks hervor, der IV. Ventrikel im Rautenhirn, der Aqueductus cerebri des Mittelhirns, der III. Ventrikel des Zwischenhirns und auch die Seitenventrikel des Endhirns.

Neben dem Neuralrohr liegen anfangs die **Neuralleiste,** aus der sich die Spinalganglien entwickeln, und auch alle afferenten Neurone des somatischen und vegetativen Nervensystems. Aus dem **Mesoderm** der Neuralleiste entsteht das Mesektoderm, das wiederum zu den weichen Hirnhäuten und auch zu Knorpelzellen der Pharyngealbögen und dem Dentin wird.

☐ ☐ ☐
☺ 😐 ☹

? **Frage:** Wie teilen sich die drei **primären Hirnbläschen** weiter auf?

Antwort: Die drei primären Hirnbläschen sind das **Prosencephalon** (Vorderhirn), das **Mesencephalon** (Mittelhirn) und das **Rhombencephalon** (Rautenhirn).

Das Prosencephalon teilt sich in die beiden sekundären Hirnbläschen:
*   **Telencephalon** (Endhirn), aus dem die Großhirnrinde, der Nucleus caudatus und das Putamen entstehen
*   **Diencephalon** (Zwischenhirn), aus dem sich Thalamus, Hypothalamus, Neurohypophyse, Chiasma opticum, Epithalamus und die Corpora mamillaria entwickeln

Das **Mittelhirn** bleibt ein Bläschen, das sich zum Tectum, zum Tegmentum und zu den Crura cerebri differenziert. Aus dem Rhombencephalon entstehen ebenfalls zwei sekundäre Hirnbläschen:
*   **Metencephalon** (Hinterhirn), aus dem das Cerebellum und die Pons entstehen
*   **Myencephalon** (Nachhirn), welches die Medulla oblongata und die Oliven bildet

10.2 Rückenmark

☐ ☐ ☐
☺ 😐 ☹

? **Frage:** Können Sie den **Aufbau** des Rückenmarks beschreiben?

Antwort: Das Rückenmark **(Medulla spinalis)** verläuft als etwa kleinfingerdicker Strang im Wirbelkanal vom Atlas bis zum ersten oder zweiten Lendenwirbelkörper. Durch die Abgabe von den Spinalnerven verjüngt sich das Rückenmark nach kaudal zum **Conus medullaris.** Im Bereich der oberen und unteren Extremitäten werden deutlich mehr Neurone zur Innervation benötigt. Daher verdickt sich das Rückenmark in diesen Abschnitten zu den **Intumescentiae cervicalis** und **lumbosacralis.**

Im Querschnitt hat das Rückenmark ventral die **Fissura mediana ventralis,** in der Blutgefäße verlaufen, und dorsal den **Sulcus medianus dorsalis.** Dorsolateral liegt der **Sulcus dorsolateralis,** wo die hinteren Wurzelfasern der Spinalnerven eintreten. Die vorderen Wurzelfasern treten hingegen im **Sulcus ventrolateralis** aus. Die sensible dorsale Wurzel vereinigt sich mit der motorischen ventralen Wurzel im Foramen intervertebrale zum **N. spinalis.** Das sensible Spinalganglion liegt in der dorsalen Wurzel. Kaudal des zweiten Lendenwirbelkörpers verlaufen die distalen Nervenwurzeln gemeinsam mit dem Filum terminale als **Cauda equina.**

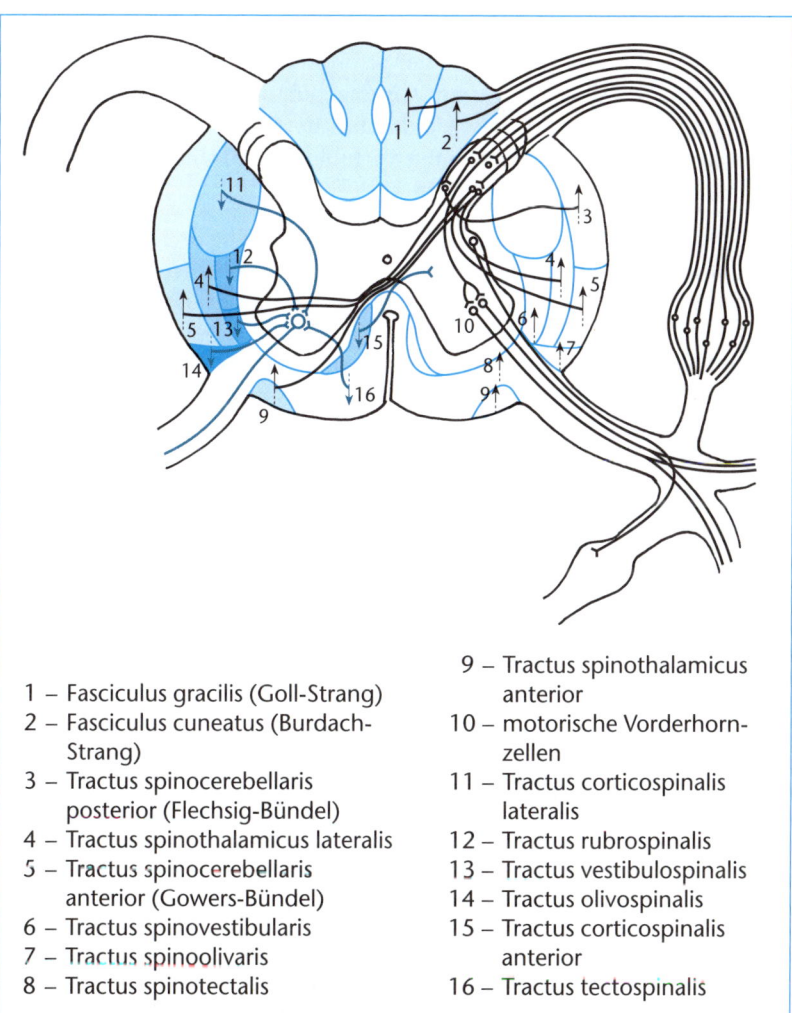

1 – Fasciculus gracilis (Goll-Strang)
2 – Fasciculus cuneatus (Burdach-Strang)
3 – Tractus spinocerebellaris posterior (Flechsig-Bündel)
4 – Tractus spinothalamicus lateralis
5 – Tractus spinocerebellaris anterior (Gowers-Bündel)
6 – Tractus spinovestibularis
7 – Tractus spinoolivaris
8 – Tractus spinotectalis
9 – Tractus spinothalamicus anterior
10 – motorische Vorderhornzellen
11 – Tractus corticospinalis lateralis
12 – Tractus rubrospinalis
13 – Tractus vestibulospinalis
14 – Tractus olivospinalis
15 – Tractus corticospinalis anterior
16 – Tractus tectospinalis

Abb. 10.2: Rückenmarksquerschnitt mit aufsteigenden (schwarz) und absteigenden Bahnen (blau)

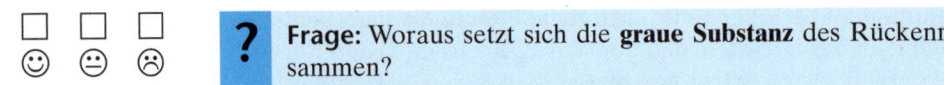

☐ ☐ ☐
☺ 😐 ☹

? Frage: Woraus setzt sich die **graue Substanz** des Rückenmarks zusammen?

Antwort: Zentral im Rückenmark liegt die **Substantia grisea,** die graue Substanz. Sie bildet ein H mit je einem Vorder- und einem Hinterhorn. Dazwischen liegt die Substantia intermedia, die auch den Zentralkanal umschließt. Die graue Substanz enthält die Perikaryen von Wurzelzellen und Binnenzellen. Die **Wurzelzellen** sind efferente motorische Nervenzellen mit Neuriten zu den Muskeln und Eingeweiden, die das Rückenmark über die vordere Wurzel verlassen. Die Neuriten der **Binnenzellen** verlassen das Rückenmark nicht, sondern bilden als Strangzellen das zweite Neuron der afferenten Fasern, oder sind Interneurone wie Schaltzellen, Kommissurenzellen oder Assoziationszellen. Eine Sonderform der Binnenzellen sind die **Renshaw-Zellen,** die mit den Axonen der α-Motoneuronen verbunden sind und dämpfend auf das α-Motoneuron wirken können.

Die **Columna anterior** der grauen Substanz enthält die Perikaryen der motorischen Vorderhornzellen zu den Muskelfasern (α- und γ-Motoneurone) und auch die Renshaw-Zellen. Sie bilden eine gemeinsame motorische Endstrecke. Viszeromotorische Wurzelzellen mit Axonen zu den Eingeweiden liegen in der **Columna lateralis.** Zusätzlich verlaufen Perikaryen der präganglionären Neurone des Sympathikus in der Columna intermediolateralis auf Höhe C8–L2 und Perikaryen des sakralen Parasympathikus auf Höhe S2–4. Die **Columna posterior** besteht aus Neuriten afferenter Nervenfasern aus der dorsalen Wurzel zum Kleinhirn. Die Bahn wird **Columna thoracica** oder Stilling-Clarke-Säule genannt. Hier werden die sensiblen Fasern vom ersten Neuron im Spinalganglion auf das zweite Neuron umgeschaltet. Dorsal liegt der **Nucleus proprius,** in dem die Afferenzen der Tiefensensibilität umgeschaltet werden, und die Substantia gelatinosa, wo die Schmerz- und Tastempfindung der Hautrezeptoren verschaltet werden.

☐ ☐ ☐
☺ 😐 ☹

? Frage: Welche Strukturen liegen in der **weißen Substanz?**

Antwort: Durch die graue Substanz und die Furchen wird die **Substantia alba** in Stränge, die Funiculi, unterteilt. In ihnen verlaufen die auf- und absteigenden Bahnen zum Gehirn. Diese Fasern besitzen fetthaltige Markscheiden, die die weiße Farbe verursachen. Perikaryen kommen nur sehr vereinzelt vor. Aufsteigende Bahnen ziehen in erster Linie zum Kleinhirn oder Thalamus und weiter zur Großhirnrinde.
- Im **Tractus spinocerebellaris posterior** (Flechsig-Bündel) ziehen Fasern im Seitenstrang aus der gleichseitigen Columna thoracica zur Medulla oblongata und kreuzen dort zur Gegenseite.
- Im **Tractus spinocerebellaris anterior** (Gowers-Bündel) kreuzen die meisten Fasern vom 1. Neuron in dem Spinalganglion durch die

Commissura alba zur Gegenseite und ziehen ebenfalls im Seitenstrang zum Pons des Kleinhirns.

Der Tractus spinocerebellaris anterior kreuzt zur Gegenseite, der Tractus spinocerebellaris posterior kreuzt nicht!

- Der **Tractus spinobulbaris** (Hinterstrangbahnen) leitet Erregungen des Druck- und Tastsinns und der Tiefensensibilität zum Thalamus und zur Großhirnrinde. Er teilt sich auf Höhe des 5. Brustwirbelkörpers in den
- **Fasciculus gracilis** (Goll-Strang), der die Fasern der unteren Körperhälfte führt und medial liegt, und in den
- **Fasciculus cuneatus** (Burdach-Strang), der weiter lateral verläuft und überwiegend die Fasern der oberen Körperhälfte enthält.

Klinik: Bei einem Ausfall des Tractus spinobulbaris kommt es zum Verlust der Berührungs-, Druck- und Vibrationsempfindung der gleichen Seite.

- Der **Tractus spinothalamicus lateralis** kreuzt in der Commissura alba zur Gegenseite. Seine Fasern ziehen im Seitenstrang durch den Tractus spinocerebellaris ventralis zum Thalamus.

Klinik: Ein Ausfall des Tractus spinothalamicus lateralis hat den Verlust der Schmerz- und Temperaturempfindung der kontralateralen Seite unterhalb der Läsion zu Folge.

- Im **Tractus spinothalamicus anterior** kreuzen die Fasern ebenfalls auf Spinalebene zur Gegenseite und ziehen im Vorderstrang zum Thalamus.

Klinik: Aufgrund der unterschiedlichen Verteilung der Bahnen und der verschiedenen Kreuzungen zur Gegenseite kommt es bei einer **Halbseitenläsion** des Rückenmarks zu einem speziellen Ausfallmuster: Unterhalb der Läsion sind die Schmerz- und Temperaturempfindung der Gegenseite gestört, Berührungs- und Tiefensensibilität fallen auf der geschädigten Seite aus. Man spricht von einer **dissoziierten Empfindungslähmung.**

Die absteigenden Bahnen verlaufen überwiegend im Vorder- und Seitenstrang des Rückenmarks.

- Der **Tractus corticospinalis** (Pyramidenbahn) ist die wichtigste absteigende Bahn. Er teilt sich in den Tractus corticospinalis lateralis und anterior. Der laterale Strang enthält die gekreuzten Fasern von der Großhirnrinde des Stirnhirns und des Scheitellappens über das Mittelhirn zum Pons, anschließend zur Medulla oblongata. In der Decussatio pyramidalis kreuzen die Fasern und ziehen im Seitenstang des Rückenmarks abwärts. Der Tractus corticospinalis anterior kreuzt nicht in der Pyramidenkreuzung, sondern zieht im Vorderhorn abwärts. Sie übertragen beide Erregungen der Willkürmotorik.

Klinik: Der Ausfall der motorischen Vorderhornzellen führt zu einer **schlaffen Lähmung,** wie bei der Poliomyelitis oder einem Wurzelabriss. Bei einer zentralen Schädigung der Pyramidenbahn kommt es hingegen zu einer **spastischen Lähmung,** da auch betroffene extrapyramidalmotorische Fasern nicht mehr hemmend auf die Vorderhornzellen wirken. Dies führt zu einer Dauerkontraktion.

? Frage: Welche **extrapyramidalen Bahnen** kennen Sie?

Antwort: Aus den subkortikalen Kernen und Kerngebieten ziehen die **extrapyramidal-motorischen** Bahnen zumeist über den Nucleus ruber des Mittelhirns zur Formatio reticularis der Medulla oblongta und zum Nucleus olivaris caudalis. Von hier aus laufen die Fasern im Seitenstrang und Vorderstrang des Rückenmarks als nicht abgrenzbare Bündel. Sie enden an den α- und γ-Motoneuronen und sind für unbewusst ablaufende Bewegungen wie die Koordination von Bewegungen, den Muskeltonus und auch für willkürliche Bewegungen verantwortlich.

- Der **Tractus rubrospinalis** (Monakow-Bündel) verläuft im Seitenstrang bis zu den α!- und γ-Motoneuronen im Halsmark.
- Der **Tractus olivospinalis** zieht zwischen Seiten- und Vorderstrang hinunter.
- Der **Tractus reticulospinalis** zieht wie die beiden folgenden Tractus im Vorderstrang zur Atemmuskulatur.
- Der **Tractus vestibulospinalis** ist für das Gleichgewicht verantwortlich.
- Der **Tractus tectospinalis** zieht zum Zervikalmark mit Fasern für die reflektorischen Augen- und Kopfbewegungen.

? Frage: Können Sie den **Reflexbogen** beschreiben?

Antwort: Der Reflexbogen besteht aus dem peripheren Rezeptor, einem afferenten Neuron, zentralen Zwischenneuronen und dem efferenten Neuron, das die Information zum Erfolgsgewebe leitet. Die Information aus den Rezeptoren gelangt zum **Eigenapparat,** der aus den Schalt-, Kommissuren- und Assoziationszellen besteht sowie aus absteigenden Bahnen des Tractus spinobulbaris (Schultze-Komma). Ihm nachgeschaltet ist der **Leitungsapparat** mit aufsteigenden Axonen der Spinalganglienzellen und Strangzellen und aus dem Gehirn absteigenden Axonen.

Frage: Was unterscheidet den Eigenreflex von dem Fremdreflex?   **?**

Antwort: Der **Eigenreflex** ist ein direkter Reflex, bei dem der Rezeptor im Erfolgsorgan liegt. Jeder Reiz führt zu einem Reflex, die Kontraktionsstärke ist jedoch abhängig von der Höhe der Reizimpulse. Es handelt sich um Muskeldehnungsreflexe. Bei einem **Fremdreflex** können eine oder auch mehrere Binnenzellen zwischen Rezeptor und Effektor liegen. Diese liegen nicht im gleichen Organ, daher spricht man von einem indirekten Reflex. Die Reflexzeit ist relativ lang und von Reizzeit und -stärke abhängig. Zu nennen sind hier z.B. der Bauchhautreflex oder der Kremasterreflex.

10.3   Rhombencephalon

Frage: Aus welchen **Teilen** besteht das Rautenhirn?   **?**

Antwort: Das **Rhombencephalon** setzt sich aus der Medulla oblongata, dem Pons und dem Cerebellum zusammen.

Frage: Können Sie den **Aufbau** der **Medulla oblongata** beschreiben?   **?**

Antwort: Die Medulla oblongata ist die Verlängerung des Rückenmarks. Sie geht im Sulcus bulbopontinus in den Pons über. Die Pyramiden sind zwei Verdickungen neben der Fissura mediana anterior, in denen die Pyramidenbahnen verlaufen. Weiter lateral liegen die Oliven mit dem Nucleus olivaris. Aus der Medulla oblongata treten einige der

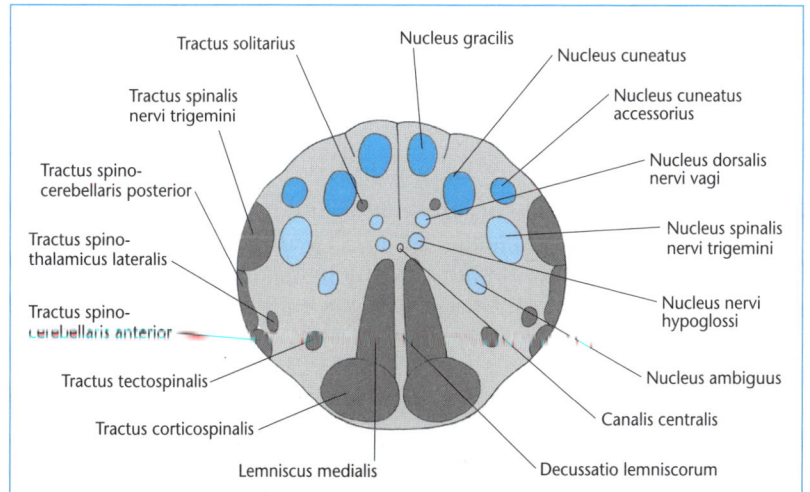

Abb. 10.3:   Querschnitt durch die Medulla oblongata [1]

Hirnnerven aus. Im Kleinhirn-Brückenwinkel sind dies der N. facialis und der N. vestibulocochlearis. Ventral am Unterrand des Pons tritt der N. abducens aus. Dorsal der Olive verlassen die Nn. vagus, accessorius und glossopharyngeus die Medulla. Weiter kaudal im Sulcus anterolateralis ist dies der N. hypoglossus. Dorsal liegen die Nuclei cutanei und gracilis, in denen die Umschaltung des ersten auf das zweite Neuron der Hinterstrangbahn stattfindet.

? **Frage:** Welche **Funktion** hat die **Formatio reticularis** des Rautenhirns?

✚ Weitere in der Formatio reticularis geschaltete **Schutzreflexe:** Brech-, Nies-, Hustenreflex; am Auge: Korneal-, Lidschluss-, Tränensekretionsreflex. Zusätzlich existieren Schluck-, Speichelsekretions-, Saugreflex. Ort der Regulierung von Herzschlag und Blutdruck.

Antwort: Die Formatio reticularis wird auch als Eigenapparat des Rautenhirns bezeichnet. Im Vergleich zum Rückenmark ist sie im Tegmentum weit ausgebreitet. Sie bildet große Assoziationsfelder zwischen Hirnnervenkernen und Spinalnerven und ist für viele vitale Reflexe verantwortlich, wie den Brech-, den Schluck oder den Atemreflex. Die Perikaryen liegen teilweise zu Haufen zusammen, die **Nuclei olivaris inferior, vestibularis inferior** und **vestibularis lateralis** und auch der **Nucleus ruber** (im Mittelhirn). Der Tractus reticulospinalis zieht von der Formatio reticularis zu den Spinalnerven, der Fasciculus reticulothalamicus bringt die Information zu den Kernen des Thalamus. Vegetative Fasern ziehen zum Hypothalamus.

? **Frage:** Wie sieht das **Kleinhirn** aus?

Antwort: Das **Cerebellum** liegt dorsal des Rautenhirns in der hinteren Schädelgrube. Es besteht aus zwei Hälften, den **Hemispheria cerebelli,** die über die Vermis cerebelli (Kleinhirnwurm) verbunden sind. Jede Hemisphäre steht wiederum über drei Kleinhirnstiele mit dem Hirnstamm in Kontakt. An der Unterseite liegen die **Tonsillae cerebelli,** die auf dem Foramen magnum liegen.

 Klinik: Bei stark erhöhtem intrakraniellen Druck können die Tonsillen in das Foramen magnum gedrückt werden, was wiederum zu einem erhöhten Druck auf die Medulla oblongata mit ihren lebenswichtigen Zentren führt. Dies ist z. B. bei einer **intrakraniellen Blutung** eine häufige Todesursache.

Der **Pedunculus cerebellaris inferior** (unterer Kleinhirnstiel) zieht mit Fasern aus dem Rückenmark, den Oliven und den Vestibulariskernen zum Kleinhirn. Er ist eng mit den Fasern des **Pedunculus cerebellaris medius** (mittlerer Kleinhirnstiel) verbunden. Dieser enthält afferente Fasern aus dem Pons zum Kleinhirn. Der **Pedunculus cerebellaris supe-**

rior (oberer Kleinhirnstiel) führt Fasern aus dem Kleinhirn zum Mesencephalon. Die Oberfläche des Cerebellums ist sehr stark gefältelt, womit es insgesamt eine größere Oberfläche aufweist als das Großhirn.

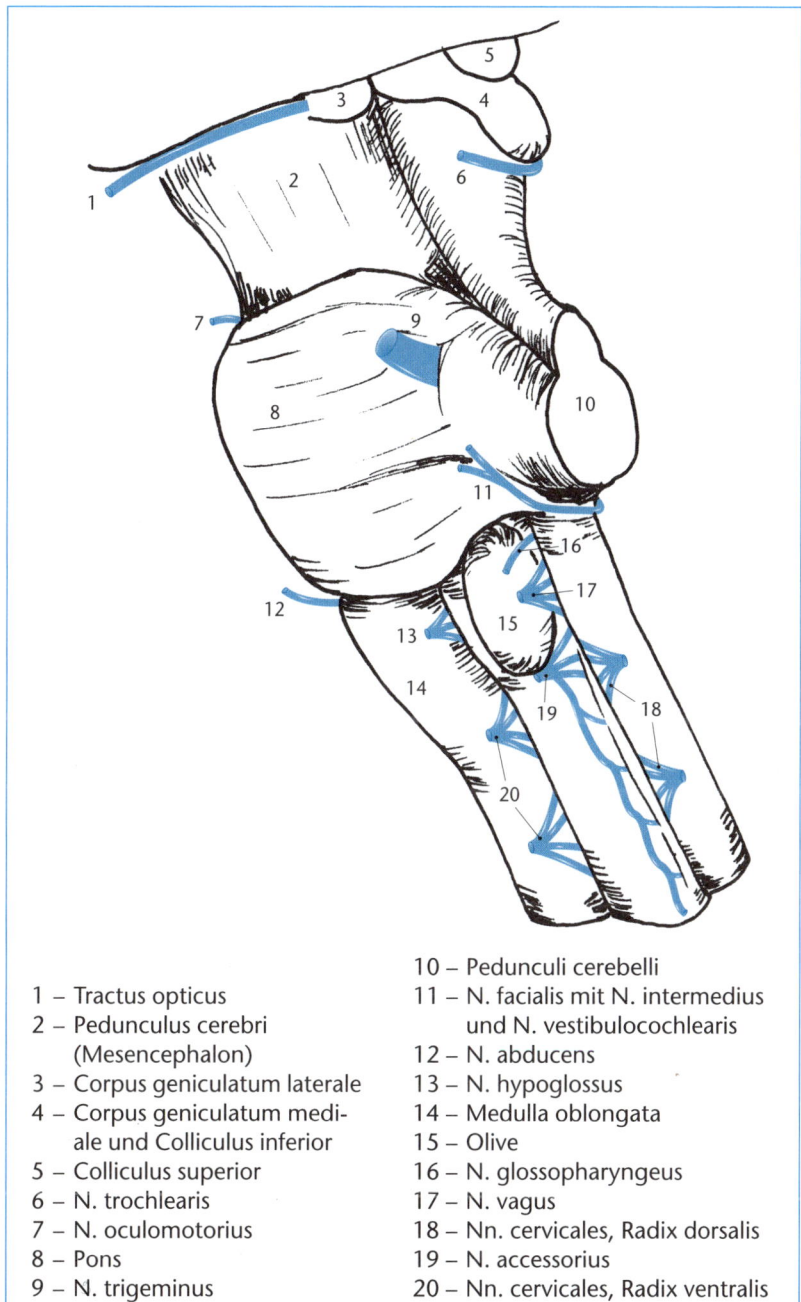

1 – Tractus opticus	10 – Pedunculi cerebelli
2 – Pedunculus cerebri (Mesencephalon)	11 – N. facialis mit N. intermedius und N. vestibulocochlearis
3 – Corpus geniculatum laterale	12 – N. abducens
4 – Corpus geniculatum mediale und Colliculus inferior	13 – N. hypoglossus
5 – Colliculus superior	14 – Medulla oblongata
6 – N. trochlearis	15 – Olive
7 – N. oculomotorius	16 – N. glossopharyngeus
8 – Pons	17 – N. vagus
9 – N. trigeminus	18 – Nn. cervicales, Radix dorsalis
	19 – N. accessorius
	20 – Nn. cervicales, Radix ventralis

Abb. 10.4: Hirnstamm mit Nervenaustritten

? **Frage:** Welche **Zellen** kommen im Cerebellum vor?

Antwort: Die Kleinhirnrinde enthält **Moosfasern** und **Kletterfasern,** die beim Eintritt in die Rinde exzitatorische Kollateralen an die Kleinhirnkerne abgeben. Die **Purkinje-Zellen** der Rinde wirken inhibitorisch auf die Kerne.

Im Stratum moleculare findet man zwei Zelltypen: Die **Korbzellen** wirken wie die **Sternzellen** hemmend auf die Purkinje-Zellen. **Parallelfasern,** die Axone der Körnerzellen, ziehen durch das Stratum moleculare und verbinden Purkinje-Zellen, Korb- und Sternzellen.

Im Stratum ganglionare liegen die **Purkinje-Zellen** dicht beieinander, deren Axone das efferente Fasersystem des Kleinhirns sind. Jede Purkinje-Zelle erhält viele Axone der Korb- und Sternzellen und auch Parallelfasern. Zusätzlich endet hier je eine **Kletterfaser** aus dem Nucleus olivaris der kontralateralen Olive.

Das Stratum granulosum ist nach den zahlreichen exzitatorischen **Körnerzellen** benannt. Diese senden die Parallelfasern aus zu den Purkinje-Zellen, den Korb- und den Sternzellen. Zusätzlich liegen hier **Golgi-Zellen,** deren Axone an den **Glomeruli cerebellares** enden. Hier verbinden sich die Axone der Körnerzellen mit den **Moosfasern.**

Weiterhin kommen Gliazellen vor, wie die **Oligodendrozyten,** die **Astrozyten** und **Bergmann-Stützzellen,** die zwischen den Purkinje-Zellen liegen und eine dünne gliöse Membran bilden.

Es existieren in jeder Kleinhirnhälfte vier Kerne. Der **Nucleus dentatus,** der **Nucleus emboliformis** und der **Nucleus globosus** senden Fasern zum Thalamus und zum Nucleus ruber der Gegenseite und damit zum extrapyramidalmotorischen System. Die Fasern des **Nucleus fastigii** enden in den Nuclei vestibulares der Medulla oblongata.

 Klinik: Eine Schädigung des Kleinhirns hat Auswirkungen auf die Koordination. Es kann zu **Dyssynergie** (überschießende Bewegungen), zu **Dysmetrie** (fehlender Bewegungsfluss) und zur **Dysdiadochokinese** (unsicherer Gang und Stand, abgehackte Sprache) kommen.
Bei einem **Kleinhirnbrückenwinkeltumor,** etwa einem Akustikusneurinom, kann durch Druck auf den N. vestibulocochlearis Hörverlust und Schwindel auftreten, durch Druck auf den N. facialis eine Fazialisparese entstehen und bei Schädigung des ersten Trigeminusastes Schmerzen im Gesicht resultieren. Bei sehr großen Tumoren können zusätzlich der N. glossopharyngeus, N. vagus und N. hypoglossus geschädigt werden.

10.4 Mesencephalon

Frage: Wozu zählt man anatomisch das Mittelhirn?

Antwort: Das **Mesencephalon** gehört gemeinsam mit dem Rhomben-cephalon zum Hirnstamm, ist aber als Vermittler zwischen kranialen und kaudalen Hirnanteilen zu verstehen. Es besteht aus dem **Tectum,** dem Dach mit den Colliculi superiores und inferiores (Vierhügelplatte), dem **Tegmentum** mit der Substantia nigra und dem Nucleus ruber sowie weiteren Hirnnervenkernen des N. oculomotorius und des N. trochlea-ris, und aus dem **Pars anterior pedunculi cerebri** an der Basis. Durch die Pars anterior ziehen neenzephale Bahnen zur Brücke und zum Rücken-mark.

Frage: Was passiert bei einem **Ausfall** des **Nucleus ruber** oder der **Substantia nigra?**

Antwort: Der **Nucleus ruber** erhält afferente Fasern aus den Basalgan-glien, dem Zwischenhirn und den Kleinhirnkernen. Efferente Fasern ziehen zur Olive, zu den γ-Motoneuronen des Rückenmarks, zum Tha-lamus, weiter zur Großhirnrinde und zum Colliculus superior. Der Nuc-leus ruber hat damit eine Schlüsselstellung im extrapyramidal-motori-schen System.

Klinik: Bei einem Ausfall des Nucleus ruber kommt es zum **Ruhe-tremor.**

Die **Substantia nigra,** die schwarze Substanz, dient der unwillkürlichen Motorik. Sie liegt als Platte zwischen Tegmentum und der Basis. Ihre schwarze Farbe erhält sie von melaninhaltigen Perikaryen in der Pars compacta. Hier wird Dopamin gebildet und zum Putamen geleitet. Die Pars reticulata hat durch Eisen und Lipofuszin eine rot-braune Farbe. Zum Striatum bestehen sowohl afferente als auch efferente Fasern, zum Thalamus existierten efferente Fasern und zur Großhirnrinde afferente.

Klinik: Bei einem Ausfall der Substantia nigra kommt es zur **Parkin-son-Krankheit** mit Ruhetremor, Rigor (ruckartige Bewegung der Extremitäten), Akinese (Bewegungsarmut, langsame Reaktionen) und erhöhter Speichel- und Tränensekretion.

Frage: Welche **Bahnen** ziehen durch das Mesencephalon?

Antwort: Efferente Bahnen des extrapyramidalmotorischen Systems vom Tegmentum mesencephali ziehen im **Tractus tegmentalis centralis** durch den Pons zur Olive und zum Teil zum Rückenmark weiter. Zur Formatio reticularis zählt auch der **Fasciculus longitudinalis medialis.** Er umschließt im Tegmentum die Kerne der Nn. oculomotorius und trochlearis und verbindet Augenmuskel-, Halsmuskel- und Vestibulariskerne. Der **Fasciculus longitudinalis dorsalis** (Schütz-Bündel) verläuft von medialen Hypothalamuskernen entlang des Aquäduktes zum Rautenhirn.

☐ ☐ ☐
☺ ☺ ☹

? **Frage:** Können Sie den **Pupillenreflex** erklären?

Antwort: Vom Sehorgan geht der Reiz über den N. opticus und den **Tractus opticus** zu den Kernen in der **Area praetectalis** zwischen Mittel- und Zwischenhirn. Die Erregung wird zum Edinger-Westphal-Kern **(Nucleus oculomotorius accessorius)** und anschließend über die Commissura posterior zur kontralateralen Seite geleitet. Hier erfolgt die Umschaltung auf efferente Fasern zum **N. oculomotorius** und zum Ganglion ciliare mit den **Nn. ciliares breves,** die den M. sphincter pupillae innervieren.

10.5   Diencephalon

☐ ☐ ☐
☺ ☺ ☹

? **Frage:** Können Sie die **Lage** des Diencephalons beschreiben?

Antwort: Das **Diencephalon,** auch Zwischenhirn genannt, wird nahezu vollständig vom Telencephalon umgeben. Nach kranial schließt es unscharf an das Mesencephalon an. Es umschließt den III. Ventrikel mit dem Plexus choroideus ventriculi tertii. Die **graue Substanz** überwiegt im Diencephalon und wird unterteilt in den Thalamus (dorsalis), den Metathalamus, den Epithalamus, den Hypothalamus und den Thalamus ventralis (Subthalamus). Basal wölben sich die beiden **Corpora mamillaria** und davor das **Tuber cinereum** hervor, aus dem der Hypophysenstil **(Infundibulum)** hervorgeht. Direkt vor dem Tuber cinereum kreuzt das Chiasma opticum. Das Dach wird vom **Plexus choroideus** des dritten Ventrikels gebildet. Dieser wird wiederum vom Balken des Telencephalons bedeckt. Im dorsalen Dach liegt das unpaare **Corpus pineale.**

☐ ☐ ☐
☺ ☺ ☹

? **Frage:** Was ist die **Zirbeldrüse?**

Antwort: Das **Corpus pineale** wird auch als Zirbeldrüse bezeichnet. Es gehört zum Epithalamus und liegt auf den vorderen Hügeln der Vierhügelplatte. Die Funktion dieser endokrinen Drüse besteht darin, die Gonadenentwicklung zu beeinflussen. So wird vor allem **Melatonin** produziert, das hauptsächlich nachts hemmend auf die gonadotropen Hormone einwirkt. Vor der Pubertät verhindert es die Entwicklung der Gonaden.

Frage: Welche **Aufgabe** hat der **Thalamus?** **?**

Antwort: Der Thalamus nimmt mit ca. 80% den größten Anteil der grauen Substanz des Diencephalons ein. Er liegt am weitesten dorsal und bildet hinten ein Horn, das **Pulvinar.** Es liegt medial vom Corpus geniculatum laterale und dorsal vom Corpus geniculatum mediale. Ventral geht er direkt in den Hypothalamus über. Er dient als Umschaltstation für Bahnen aus dem Hirnstamm, dem Cerebellum und dem Hypothalamus sowie somatosensible und sensorische Bahnen. Von dort wird die Information nach Abgleich mit anderen Informationen zur Großhirnrinde geleitet. Von der Großhirnrinde gelangen wiederum Informationen über den Thalamus zu den Basalganglien mit Informationen für das extrapyramidal-motorische System.

Die Kerne des Thalamus werden in **spezifische Kerne** mit direkter Verbindung zur Großhirnrinde und in **unspezifische Kerne** ohne direkte Verbindung unterteilt. Letztere erhalten Afferenzen aus dem Rücken-

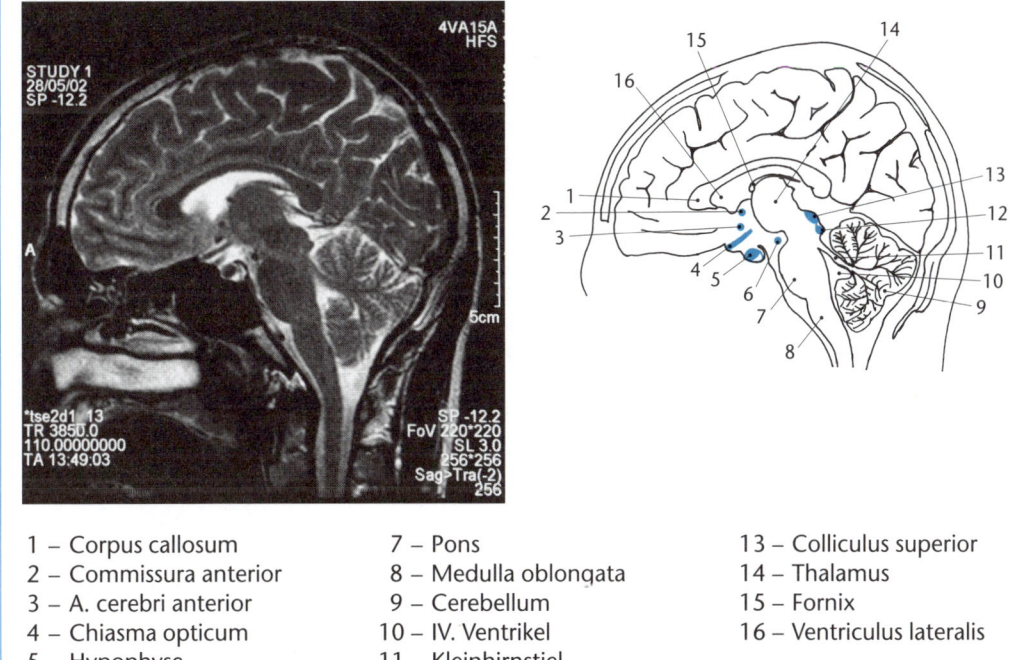

1 – Corpus callosum
2 – Commissura anterior
3 – A. cerebri anterior
4 – Chiasma opticum
5 – Hypophyse
6 – Corpus mamillare
7 – Pons
8 – Medulla oblongata
9 – Cerebellum
10 – IV. Ventrikel
11 – Kleinhirnstiel
12 – Colliculus inferior
13 – Colliculus superior
14 – Thalamus
15 – Fornix
16 – Ventriculus lateralis

Abb. 10.5: Schemazeichnung und MRT des Schädels mit Thalamus und Hypophyse

mark, den Basalganglien und dem Hypothalamus und entsenden efferente Fasern zum Corpus striatum, Hypothalamus und Hirnstamm.

Klinik: Bei einer Läsion des Thalamus kann es zu Störungen der bewussten Sensibilität kommen mit **erhöhter Schmerzhaftigkeit,** zu einer Antriebsstörung der durch die Basalganglien beeinflussten Psychomotorik mit **Zwangslachen** oder **-weinen,** zu einer **Hemiataxie** aufgrund einer fehlerhaften Koordination der Bewegungsabläufe und zum **Intentionstremor.**

? **Frage:** Was versteht man unter Metathalamus und Epithalamus?

Antwort: Der **Metathalamus** besteht aus den beidseits liegenden Kniehöckern, den **Corpora geniculata laterale** und **mediale.** Sie sind Teile der Sehbahn (Corpus geniculatum laterale) und der Hörbahn (Corpus geniculatum mediale). Als **Epithalamus** werden das **Corpus pineale** und die **Habenulae** bezeichnet. Diese beinhalten die **Commissura habenularum,** die die beiden Nuclei habenulae miteinander verbindet. In der **Commissura epithalamica** kreuzen Fasern der Colliculi superiores aus der Vierhügelplatte zur Gegenseite.

? **Frage:** Können Sie den **Aufbau** und die **Funktion** des **Hypothalamus** beschreiben?

Antwort: Der Hypothalamus umfasst den Boden des III. Ventrikels und grenzt seitlich an die Capsula interna. Er besteht aus den **Corpora mamillaria** zwischen den Pedunculi cerebri, dem **Tuber cinereum** zwischen Corpora mamillaria und Chiasma opticum und dem **Infundibulum,** der Verbindung zwischen Hypothalamus und Hypophyse. Im vorderen Hypothalamus befindet sich überwiegend graue Substanz, im hinteren Teil liegen die Kerne und auf- und absteigende Bahnen. Er ist die Schaltzentrale des vegetativen Nervensystems und vieler endokriner Vorgänge. Die Neurohormone **Oxytocin** und **Vasopressin,** die in den Nuclei supraopticus und paraventriculares gebildet werden, gelangen mittels eines Trägerproteins zur Neurohypophyse.

Klinik: Beim Ausfall der Nuclei supraopticus und paraventriculares kommt es aufgrund des Vasopressinmangels zum **Diabetes insipidus centralis** mit hoher Ausscheidung niedrig konzentrierten Urins.

Die **Nuclei corporis mammillaris** und der **Nucleus hypothalamicus posterior** koordinieren lebenswichtige viszeromotorische Funktionen wie die Nahrungsaufnahme, Ausscheidung, Atmung und Kreislauf und auch die Fortpflanzung. Der Hypothalamus produziert **Steuerhormone,** die fördernde (Releasing factors) und hemmende (Release-inhibiting factors) Wirkungen haben. Sie gelangen über den Tractus tuberoinfundibularis zur Eminentia mediana und von dort über Portalgefäße zur Adenohypophyse. Nerval beeinflusst der Hypothalamus die Glandulae parathyroidea, die Langerhanszellen und das Nebennierenmark.

Frage: Was versteht man unter dem **Nucleus lentiformis?**   **?**

Antwort: Als **Nucleus lentiformis** wird der Globus pallidus des Subthalamus und das Putamen zusammengefasst. Der Globus pallidus **(Pallidum)** ist ein wichtiges Zentrum des extrapyramidal-motorischen Systems. Ihm liegt das **Putamen** direkt auf. Pallidum, Putamen und Nucleus caudatus sind die drei **Basalganglien.**

Frage: Kann ein Mensch auch ohne Hypophyse überleben?   **?**

Antwort: Die **Hypophyse** in der Sella turcica produziert im Vorderlappen (Lobus anterior = **Adenohypophyse**) nach Empfang der Steuerhormone aus dem Hypothalamus glandotrope Hypophysenhormone. Sie beeinflussen wiederum andere hormonbildende Drüsen wie die Schilddrüse, die Nebennierenrinde und die Geschlechtsdrüsen. Sie ist kein Hirnteil, sondern geht aus der Rathke-Tasche hervor. Im Lobus posterior, der **Neurohypophyse,** werden die Hormone Oxytocin und Vasopressin (ADH), die im Hypothalamus produziert werden, gespeichert und bei Bedarf abgegeben. In der Neurohypophyse liegen kernhaltige Neuroglia mit Pituizyten und ein dichtes Kapillarnetz, über das die Hormone abgegeben werden können.

Da die Hypophyse ein sehr entscheidender Koordinationspunkt von lebenswichtigen Hormonen ist, kann ein Mensch ohne sie nicht leben. Allerdings ist eine Substitution der Hormone auch bei vollständigem Verlust der Hypophyse möglich.

Klinik: Ein **Hypophysentumor** (☞ Tab. 10.1) kann zum einen die Hormonproduktion direkt beeinflussen, zum anderen kann er durch Wachstum auf das direkt vor der Hypophyse liegende Chiasma opticum drücken und einen Ausfall der dort kreuzenden Nervenfasern der beiden nasalen Netzhauthälften verursachen.

eosinophiles Adenom	
STH-Überproduktion	Gigantismus beim Kind mit Riesenwuchs Akromegalie beim Erwachsenen mit breiteren Knochen, kräftigerem Schädel
verminderte STH-Produktion	hypophysärer Minderwuchs beim Kind
basophiles Adenom	
ACTH-Überproduktion	Morbus Cushing mit Stammfettsucht, Hypertonie, Osteoporose, sexuellen Störungen

Tab. 10.1:   Krankheitsbilder bei Hypophysentumoren

10.6   Telencephalon

? Frage: Beschreiben Sie den **Aufbau** des Großhirns!

Antwort: Das **Telencephalon** (Großhirn) macht den überwiegenden Teil des Gehirns aus. Es bildet zwei Hälften (Hemisphaerium cerebri), die durch die **Fissura longitudinalis cerebri** getrennt werden. Über den Balken **(Corpus callosum)** sind beide Hemisphären miteinander verbunden. Unter dem Balken liegt der **Fornix,** der den Hippocampus mit den Corpora mamillaria verbindet. Die Großhirnrinde, auch **Pallium** genannt, ist die graue Substanz und umgibt das **Großhirnmark** mit den Basalganglien. Zusätzlich zählt zum Großhirn auch der **Tractus** und der **Bulbus olfactorius,** der eine Ausstülpung des Gehirns ist und zum Riechhirn gehört.

? Frage: Welche **Lappen** unterscheidet man am Gehirn?

Antwort: Auf jeder Hemisphäre des Großhirns unterscheidet man fünf Lappen, die Lobi cerebri. Es existiert ein Stirnlappen **(Lobus frontalis),** ein Scheitellappen **(Lobus parietalis),** ein Hinterhauptslappen **(Lobus occipitalis),** ein Schläfenlappen **(Lobus temporalis)** und die Insel **(Insula).** Alle Großhirnlappen entwickeln sich aus den Endhirnbläschen. Durch eine starke Entfaltung wandern die entstehenden Lappen um die Insel herum und bedecken diese in der Fossa lateralis komplett. Der **Sulcus centralis** (Rolando-Spalte) bildet die Grenze zwischen Stirn- und Scheitellappen. Durch den **Sulcus lateralis** (Sylvius-Spalte) ist der Schläfenlappen vom Stirnlappen und auch zum Teil vom Scheitellappen getrennt. Zwischen Scheitel- und Hinterhauptslappen liegt der **Sulcus parietooccipitalis.** Weiterhin unterscheidet man den **Sulcus calcarinus** an der Innenseite des Hinterhauptslappens und den **Sulcus cinguli** an der Medianseite der Hemisphären.

Frage: Können Sie die **Gyri** an der äußeren Hirnrinde aufzählen? **?** ☐ ☐ ☐ ☺ ☺ ☹

Antwort: Die Unterteilung der Großhirnhemisphären in Lappen wird durch eine Aufteilung in einzelne Windungen, die Gyri, verfeinert (☞ Tab. 10.2). Direkt ventral des Sulcus centralis im Lobus frontalis liegt der **Gyrus praecentralis.** Horizontal nach vorne verlaufen die **Gyri frontales superior, frontales medius** und **frontales inferior.** Basalseitig liegt der **Gyrus rectus** medial vom Sulcus olfactorius und die **Gyri orbitales** lateral davon. An der medialen Seite des Stirnlappens liegt der **Gyrus cinguli,** der zum limbischen System gehört.

Im Scheitellappen liegen hinter dem Sulcus centralis der **Gyrus postcentralis,** der wiederum nach dorsal durch den Sulcus postcentralis abgegrenzt ist. Nach occipital schließen sich der **Lobulus parietalis superior** und **inferior** an. Der **Gyrus supramarginalis** liegt im Dreieck von Stirn-, Scheitel- und Schläfenlappen. Am oberen Ende des Sulcus temporalis superior liegt der **Gyrus angularis.**

Die **Gyri temporales superior, medius** und **inferior** bilden die konvexe Seite des Schläfenlappens. Von ihnen ziehen zur Insel die **Gyri temporales transversi** (Heschl-Querwindungen). Medialseitig liegen der **Gyrus hippocampi** und die **Gyri occipitotemporales.**

Das Hinterhaupt wird durch den Sulcus parietooccipitalis von Scheitel- und Schläfenlappen eher unscharf abgegrenzt. Zusammen mit dem Sulcus calcarinus bildet er das dreieckige **Cuneus.** An der Unterseite schließen sich der **Gyrus lingualis** und der **Gyrus occipitotemporalis medialis,** der bereits zum Schläfenlappen zählt, an.

Als fünfter Lappen liegt die Insula in der Tiefe des Sulcus lateralis. Sie trägt den **Gyrus longus insulae** unten und darüber die **Gyri breves insulae.** Die Insel wird durch Teile des Stirn-, Scheitel- und Schläfenlappens bedeckt, die in ihrer Gesamtheit als **Opercula** bezeichnet werden.

Gyrus	Beschreibung	Funktion
Lobus frontalis		
Gyrus praecentralis	primärmotorisches Rindenfeld	willkürmotorische Versorgung der kontralateralen Seite, insbesondere von Hand, Gesicht und Zunge
Gyrus frontalis superior	frontales Assoziationsgebiet für intellektuelle Fähigkeiten und Psyche	
Gyrus frontalis medius		Blickzentrum
Gyrus frontalis inferior		motorisches Sprachzentrum auf einer Hirnhälfte
Gyrus rectus	–	–
Gyrus orbitalis	–	–
Gyrus cinguli	limbisches System	Veränderung der Persönlichkeit

Gyrus	Beschreibung	Funktion
Lobus occipitalis		
Gyrus postcentralis	primäres somatosensibles Rindenfeld	Schmerz-, Tast- und Temperaturempfindung der kontralateralen Seite
Lobulus parietalis superior	–	–
Lobulus parietalis inferior	–	–
Gyrus supramarginalis	Wernicke-Feld	Sprachverständnis
Gyrus angularis	Verbindung der sekundären Seh- und Hörrinde	–
Lobus temporalis		
Gyrus temporalis superior	Operculum temporale Wernicke-Sprachzentrum	Wort-Klang-Erinnerung
Gyrus temporalis medius	–	–
Gyrus temporalis inferior	tertiäres Hörzentrum	–
Gyri temporales transversi	primäre Hörrinde	Schwerhörigkeit ipsilateral, Rindentaubheit kontralateral
Gyrus hippocampi	Hippocampusformation des limbischen Systems	Geruchs- und Geschmackszentrum
Gyri occipitotemporales	–	–
Lobus occipitalis		
Cuneus	primäres Sehzentrum	Rindenblindheit, Seelenblindheit
Gyrus lingualis	–	–
Gyrus occipitotemporalis medialis	–	–
Insula		
Gyrus longus insulae	–	Reizung des Magen-Darm-Traktes
Gyri breves insulae	–	

Tab. 10.2:   Die Gyri der Großhirnrinde und ihre Funktion

☐ ☐ ☐
☺ ☹ ☹

? Frage: Was versteht man unter den **Basalganglien?**

Antwort: Die Kerne im Telencephalon liegen alle an der Basalseite und werden daher auch **Basalganglien** genannt. Zu ihnen gehören der **Nucleus caudatus,** das **Putamen** und der Globus pallidus **(Pallidum).** Sie dienen als Regulationszentrum im extrapyramidal-motorischen System. Zusätzlich liegen hier das **Claustrum,** das dem Putamen, dessen Funktion noch nicht bekannt ist, seitlich anliegt, und der **Corpus amygdaloideum,** der funktionell zum limbischen System gehört.

Der Nucleus caudatus hat die Form eines nach vorn gekippten C und liegt im ganzen Verlauf der Seitenwand des Seitenventrikels an. Das C umgibt das Pallidum. Getrennt sind sie beide durch die **Capsula interna.** Auf ihrer medialen Seite liegt der Nucleus caudatus und der Thalamus, auf der lateralen Seite das Putamen und das Pallidum. Allerdings gehören Nucleus caudatus und Putamen entwicklungsgeschichtlich zusammen, was durch eine sehr lockere Capsula interna in diesem Bereich anatomisch zur Geltung kommt. Dies wird **Corpus striatum** genannt. Durch seinen hemmenden Einfluss auf Bewegungsimpulse ist es das zentrale Schaltorgan des extrapyramidalen Systems. Auf das Striatum wirkt wiederum die Substantia nigra inhibitorisch.

> **Klinik:** Bei einem Ausfall des Corpus striatum kommt es zu Muskelzuckungen und Grimassenbildung. Es handelt sich dabei um die **Chorea Huntington,** eine autosomal-dominant vererbte Erkrankung.
>

Das Putamen bildet mit dem Pallidum zusammen den **Nucleus lentiformis.** Allerdings haben beide unterschiedliche Funktionen. Das Pallidum ist über die Ansa lenticularis mit allen Kernen des extrapyramidalmotorischen Systems verbunden.

> **Frage:** Welche Fasern verlaufen in der **Capsula interna?** **?**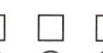

Antwort: In der weißen Substanz der Großhirnhälften verlaufen drei unterschiedliche Fasersysteme. Dies sind **Assoziationsfasern,** die Rindenregionen derselben Hemisphäre miteinander verbinden, **Kommissurenfasern,** die Rindenregionen der Gegenseite miteinander verbinden, und **Projektionsbahnen** mit Fasern zwischen der Rindenregion und den Kernen. Die **Capsula interna** ist eine Projektionsbahn, die zwischen Thalamus und Nucleus caudatus einerseits und Putamen und Pallidum andererseits hindurchzieht. Fasern der Pyramidenbahn zum Rückenmark ziehen ebenfalls hier entlang.

> **Klinik:** Bei einer Blutung in die Capsula interna können die Pyramidenbahnfasern großer Körperteile oder sogar einer ganzen Körperhälfte auf der kontralateralen Seite ausfallen, was zu einer **Halbseitenlähmung** führen kann.
>

Die beiden großen Kommissuren sind der Corpus callosum **(Balken)** und die **Commissura anterior.** Der Balken ist die faserreichste Verbindung beider Hemisphären. Seine obere Fläche ist mit der Indusium griseum des limbischen Systems bedeckt. An der Unterseite liegt die Fornix, die ebenfalls zum limbischen System gehört. Die Commissura anterior verbindet Teile des Schläfenlappens und des Riechhirns mit denen der Gegenseite. Weitere Kommissuren sind die **Commissura fornicis,** die **Commissura habenularum** mit olfaktorischen Fasern, die **Commissura supraoptica** und die **Commissura epithalamica** mit Fasern für optische Reflexe.

Bei den Assoziationsfasern unterscheidet man lange Fasern, die man makroskopisch erkennen kann, von kurzen Fasern, die unmittelbar benachbarte Gyri verbinden. Als lange Fasern gibt es den **Fasciculus longitudinalis superior** vom Stirnlappen zu allen andern Lappen, den **Fasciculus longitudinalis inferior** vom Schläfen- zum Hinterhauptslappen, den **Fasciculus uncinatus** zwischen Stirn- und Schläfenlappen und das **Cingulum** im Gyrus cinguli, das den Stirnlappen mit dem Hinterhauptslappen verbindet. Es gehört zum limbischen System.

? **Frage:** Was versteht man unter dem **limbischen System?**

Antwort: Das limbische System sind Rindenbezirke an der medialen Hemisphärenseite und Kerne, die unbewusste vitale Reaktionen und Verhaltensweisen beeinflussen, wie die Nahrungsaufnahme, emotionales Verhalten und das Sexualverhalten. Zu ihm gehören der **äußere Bogen,** bestehend aus dem Gyrus parahippocampalis und Gyrus cinguli, der **innere Bogen** mit dem Hippocampus, Gyrus dentatus, Gyrus fasciolaris und dem Indusium griseum mit den Striae longitudinales, die zum Riechhirn ziehen, sowie dem Septum pellucidum und dem Fornix. Zu den **Kernen** gehören der Corpus amygdaloideum im Schläfenlappen, das Corpus mamillare des Hypothalamus, die Nuclei anteriores des Thalamus und die Nuclei habenulae. Diese Rinden- und Kerngebiete sind über den **Papez-Kreis** miteinander verbunden. Bahnen ziehen vom Hippocampus im Fornix zum Corpus mamillare, von dort über den Tractus mamillothalamicus zu den Nuclei anteriores thalami. Hier werden die Erregungen zum Gyrus cinguli und durch Faserbündel des Cingulum zum Hippocampus geleitet.

 Klinik: In den Neuronenkreisen können Affektzustände gesteigert werden, was zum **Angstgefühl** führt. Abnorme Affektentladungen können entstehen, die auf vegetative Funktionsbereiche wie die Atmung **(Hyperventilation)** und den Kreislauf **(Blutdruckanstieg)** sowie auf das motorische System **(Krämpfe)** übergreifen können.

? **Frage:** Welche Strukturen gehören zur **Hippocampusformation?**

Antwort: Dazu werden neben dem **Hippocampus** auch die **Fimbria hippocampi,** der **Gyrus dentatus** und der **Gyrus hippocampi** gezählt. Der Hippocampus liegt im Temporallappen und wird medial vom Gyrus hippocampi bedeckt.

Klinik: Bei einem beidseitigen Ausfall des Hippocampus, wie es bei chronischen Alkoholikern auftreten kann, kommt es zu **abgeschwächter Merkfähigkeit** und **zeitlicher und räumlicher Desorientierung.**

Frage: Welche **Schichten** kann man in der **Großhirnrinde** unterscheiden?

Antwort: Die **Cortex cerebralis** (Hirnrinde) besteht aus dem Isokortex mit sechs Schichten und dem Allokortex im Bereich der Hippocampusformation mit einem drei- bis fünfschichtigen Aufbau.

Am **Isokortex** unterscheidet man von außen nach innen die:
- **Lamina plexiformis,** eine zellarme Molekularschicht mit Astrozyten und zur Rinde parallelverlaufenden Fasern
- **Lamina granularis externa,** die äußere Körnerzellschicht mit Sternzellen
- **Lamina pyramidalis externa** mit kleinen Pyramidenzellen und größeren Zellen, die Axone zur weißen Hirnsubstanz abgeben
- **Lamina granularis interna** mit Sternzellen als innere Körnerzellschicht. Diese Schicht ist häufig sehr dünn oder fehlt vollständig. Ihre Axone verlaufen parallel zur Hirnrinde und sind in der Sehrinde als kräftige weiße Streifen ausgebildet (Area striata).
- **Lamina pyramidalis interna,** die aus großen Pyramidenzellen, den Betz-Riesenpyramidenzellen, die das erste Neuron der Pyramidenbahn bilden, besteht
- **Lamina multiformis** innen mit unterschiedlich geformten Ganglienzellen (Spindelzellen und Martinotti-Zellen)

Der **Allokortex** umfasst die älteren Großhirnareale (Paläo- und Archikortex), die zum großen Teil die Hippocampusformation bilden. Man unterscheidet hier nur die **Lamina molecularis** mit wenigen Nervenzellen, die **Lamina pyramidalis** und die **Lamina multiformis** mit vielgestaltigen Nervenzellen.

Frage: Können Sie die **Primärgebiete** der Hirnrinde nennen?

Antwort: Primärgebiete nennt man die Hirnrindenareale, an denen Ursprungsgebiete motorischer Projektionsbahnen und Endigungsgebiete sensibler Projektionsbahnen liegen. Die übrigen Rindenareale sind als Assoziationsfelder Sekundärgebiete. Ihnen kann keine direkte Funktion zugewiesen werden. Im Stirnlappen ist die **Körpermotorik** lokalisiert, im Scheitellappen die **Körpersensibilität,** im Schläfenlappen das **akustische System** und im Hinterhauptslappen das **optische System.** Im Gyrus praecentralis und den angrenzenden Feldern der Gyri frontales liegt das motorische Primärgebiet mit Fasern zur **Willkürmotorik.** Auf dem Gyrus frontalis inferior in der Pars opercularis und der Pars triangularis liegt das motorische Sprachzentrum **(Broca-Sprachzentrum).** Dieses ist meistens auf der linken Hirnhälfte (= dominante Hälfte) lokalisiert.

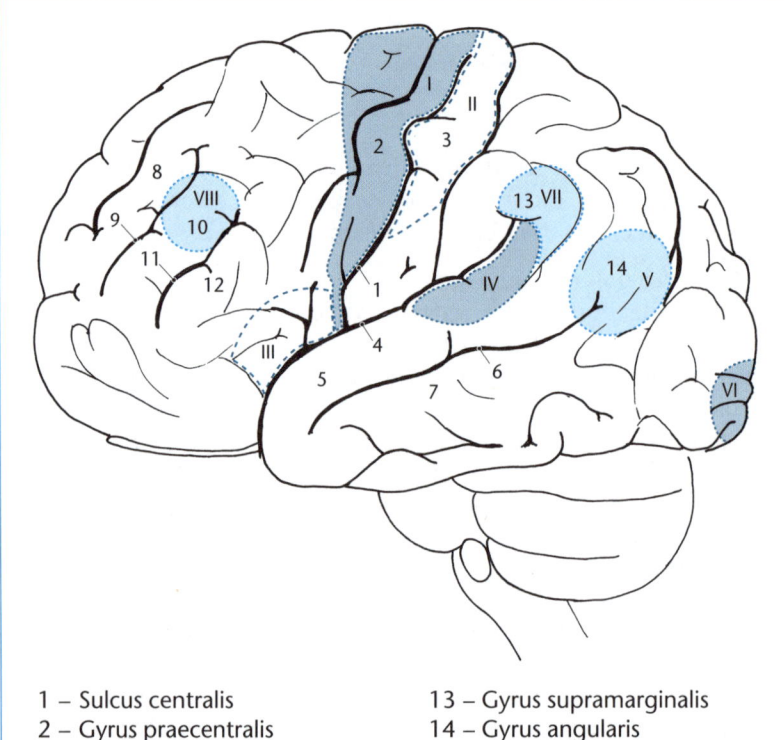

1 – Sulcus centralis	13 – Gyrus supramarginalis
2 – Gyrus praecentralis	14 – Gyrus angularis
3 – Gyrus postcentralis	I – motorisches Primärgebiet
4 – Sulcus lateralis	II – sensibles Primärgebiet
5 – Gyrus temporalis superior	III – Broca-Sprachzentrum
6 – Sulcus temporalis superior	IV – primäres und sekundäres
7 – Gyrus temporalis medius	Hörzentrum
8 – Gyrus frontalis superior	V – optisches Sprachzentrum
9 – Sulcus frontalis superior	VI – primäres und sekundäres
10 – Gyrus frontalis medius	Sehzentrum
11 – Sulcus frontalis inferior	VII – akustisches Sprachzentrum
12 – Gyrus frontalis inferior	VIII – Blickzentrum

Abb. 10.6:   Großhirnrinde seitlich mit Primärrindenfeldern

 Klinik: Bei einer Störung im Broca-Zentrum kommt es zur **motorischen Aphasie,** die Bildung der Sprache ist gestört. Bei einer Störung im Wernicke-Zentrum folgt eine **sensorische Aphasie,** bei der die Sprache wie eine Fremdsprache verstanden wird und demnach auch die gesprochene Sprache leidet.

Im Scheitellappen ist auf dem Gyrus postcentralis die somatosensorische Region für **Tast-, Schmerz-** und **Temperatursinn** lokalisiert. Im unteren Teil der postzentralen Region sitzt die **Geschmacksempfindung.** Die Gyri transversales transversi des Schläfenlappens (Heschl-Querwindungen) tragen das **akustische Primärgebiet.** Hier endet die Hörbahn aus dem Corpus geniculatum mediale. Das **sekundäre Hörzentrum** findet man auf dem Gyrus temporalis superior. Dieser geht in den Gyrus supramarginalis über, auf dem das **Wernicke-Sprachzentrum** liegt.

> **Merke:**
> Wernicke Zentrum → Temporallappen → sensorisch
> Broca Zentrum → Frontallappen → motorisch
>
> **!**

Das **primäre Sehzentrum** liegt auf dem Hinterhauptslappen in der Area striata um den Sulcus calcarinus herum. Aus dem Corpus geniculatum laterale kommend endet hier das vierte Neuron der Sehbahn. Im Außenbereich liegt ein Feld für optische Erinnerungen.

Frage: Erklären Sie den Aufbau der **Sehbahn!** **?**

Antwort: Die **Axone** des **dritten Neurons** in der Retina vereinigen sich zunächst zum **N. opticus,** ziehen durch das **Chiasma opticum,** anschließend durch den **Tractus opticus** und enden im **Corpus geniculatum laterale** (viertes Neuron). Im Chiasma opticum kreuzen die Nervenfasern aus den nasalen Netzhautarealen zur Gegenseite. Vom Corpus geniculatum laterale zieht die Sehstrahlung zur Area striata, wobei die Fasern aus den unteren Quadranten der Retina oberhalb des Sulcus calcarinus enden, die aus den oberen Quadranten unterhalb.

> **Klinik:** Je nach **Gesichtsfeldausfall** kann auf den Schädigungsort im Gehirn geschlossen werden. Ist der N. opticus verletzt, kommt es zur Erblindung eines Auges. Liegt die Schädigung hinter dem Chiasma opticum, so kommt es zum Ausfall der korrespondierenden Gesichtsfeldhälften beider Augen. Durch einen Hypophysentumor beispielsweise kann es zum Ausfall der beiden temporalen Gesichtsfeldhälften kommen (bitemporale Hemianopsie), der nasalen Retinahälften entsprechend).

Frage: Beschreiben Sie die **Riechbahn!** **?**

Antwort: Von der Riechschleimhaut in der Nase werden die Informationen im ersten Neuron gesammelt und über die **Nn. olfactorii** durch die Lamina cribrosa in die Schädelhöhle zum **Bulbus olfactorius** (zweites

Neuron) übermittelt. Dieser liegt als primäres Riechzentrum an der Basis des Stirnlappens. Die Fasern ziehen ungekreuzt im **Tractus olfactorius** bis zum **Trigonum olfactorium** (drittes Neuron), wo der Tractus sich in einen medialen und einen lateralen Strang teilt. Der laterale Anteil zieht direkt zur **Riechrinde** im Bereich des Uncus des Gyrus hippocampi, der mediale Anteil endet am Trigonum und der Area perforata anterior.

? Frage: Können Sie die **Hörbahn** beschreiben?

Antwort: Die Sinneszellen des Hörorgans liegen im **Corti-Organ.** Von dort wird die Information zum **Ganglion spirale cochleae,** dem ersten Neuron, weitergeleitet. Als **N. cochlearis** des N. vestibulocochlearis ziehen sie zu den **Nuclei cochleares** im Rautenhirn (zweites Neuron). Anteilige Fasern gehen anterior als **ventrale Hörbahn** ab, ziehen um den Nucleus olivaris und bilden das **Corpus trapezoideum.** Hier enden einige Fasern, andere ziehen zum N. olivaris oder sogar zum kontralateralen **Colliculus inferior** im Lemniscus lateralis. Die posterioren Anteile aus den Nuclei cochleares kreuzen im Bereich der Raphe als **dorsale Hörbahn** zur Gegenseite und ziehen ebenfalls im Lemniscus lateralis zum Colliculus inferior und weiter zum vierten Neuron im Corpus geniculatum mediale. Hier schließen sich die Fasern zur **Radiatio acustica** zusammen und ziehen in der Capsula interna zu den Gyri temporales transversi, der **Heschl-Querwindung.**

Klinik: Beim Ausfall des Ganglion spirale cochleae oder der Nuclei cochleares kommt es zur **einseitigen Taubheit.** Bei einer Schädigung im weiteren Verlauf entsteht keine vollständige Taubheit, da sich die Fasern in einen anterioren und einen posterioren Ast aufzweigen.

? Frage: Wie **funktioniert** das **extrapyramidal-motorische System?**

Antwort: Wie der Name beschreibt, gehören zum extrapyramidal-motorischen System alle Fasern, die nicht über die Pyramide laufen. Sie dienen der Übertragung von Informationen sowohl der Willkürmotorik als auch der unwillkürlichen Muskeltätigkeit. Zu diesem System gehören die **somatomotorische Hirnrinde,** als Kerne das Striatum mit **Putamen** und **Nucleus caudatus,** das **Pallidum,** der **Nucleus subthalamicus,** der **Nucleus ruber** und die **Substantia nigra,** des Weiteren die **Formatio reticularis** und Fasern des **Tractus cortico-ponto-cerebellaris,** die zum größten Teil durch die Capsula interna zum Kleinhirn ziehen.

Die wichtigste efferente Bahn des extrapyramidal-motorischen Systems ist der **Tractus tegmentalis centralis,** die zentrale Haubenbahn. Sie zieht vom Mesencephalon zum Olivenkern, wo der Hauptteil endet. Weitere Fasern ziehen aber auch bis zum Halsmark.

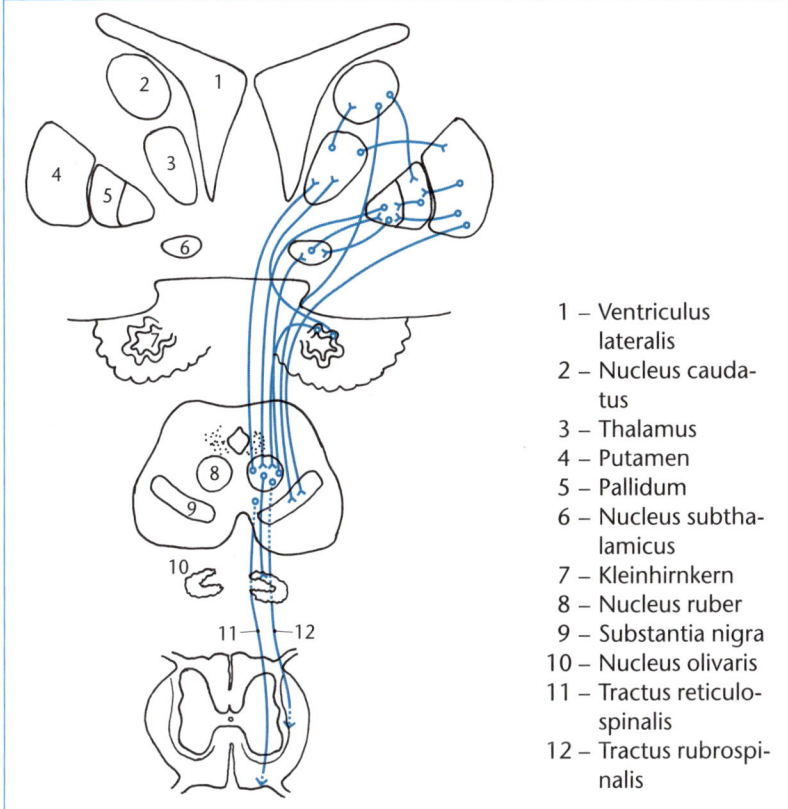

1 – Ventriculus
     lateralis
2 – Nucleus cauda-
     tus
3 – Thalamus
4 – Putamen
5 – Pallidum
6 – Nucleus subtha-
     lamicus
7 – Kleinhirnkern
8 – Nucleus ruber
9 – Substantia nigra
10 – Nucleus olivaris
11 – Tractus reticulo-
     spinalis
12 – Tractus rubrospi-
     nalis

Abb. 10.7: Extrapyramidal-motorisches System

Klinik: Ausfallerscheinungen bei Störungen im extrapyramidal-motorischen System:

• Thalamus	Bewegungsarmut, Negativismen
• kleine Zellen im Striatum	Unruhe, Zittern, Chorea, Wegfall von Hemmungen
• Pallidum	beidseitiger Ausfall führt zu psychischen Störungen, einseitig kann das Pallidum therapeutisch bei Schüttellähmung des M. Parkinson ausgeschaltet werden
• Substantia nigra	Ausfall der Mitbewegungen, mimische Starre, Rigor (Tonussteigerung)
• Nucleus ruber	Hyperkinesien, Tonusänderungen
• Nucleus subthalamicus	ballistisches Syndrom mit blitzartigen unwillkürlichen Schleuderbewegungen

10.7 Liquorräume

□ □ □
☺ ☻ ☹

? **Frage:** Welche Liquorräume kennen Sie?

Antwort: Man unterscheidet die **inneren** von den **äußeren Liquorräumen.** Die inneren Liquorräume entwickeln sich aus dem Neuralrohr. Sie werden in vier Kammern, die **Ventrikel,** unterteilt: die Seitenventrikel (erster und zweiter Ventrikel), der dritte und der vierte Ventrikel.

Die beiden **Seitenventrikel** liegen im Endhirn und bilden ein C mit dem **Cornu anterius,** dem **Cornu inferior** und einem nach hinten ausziehenden **Cornu posterius.** Verbunden werden alle Teile durch die **Pars centralis.** Durch diese Form zieht der Ventrikel in jeden Hirnlappen hinein. Im vorderen basalen Anteil des C liegt das **Foramen interventriculare,** die Verbindung zum dritten Ventrikel. An der kleinen Kurvatur des C

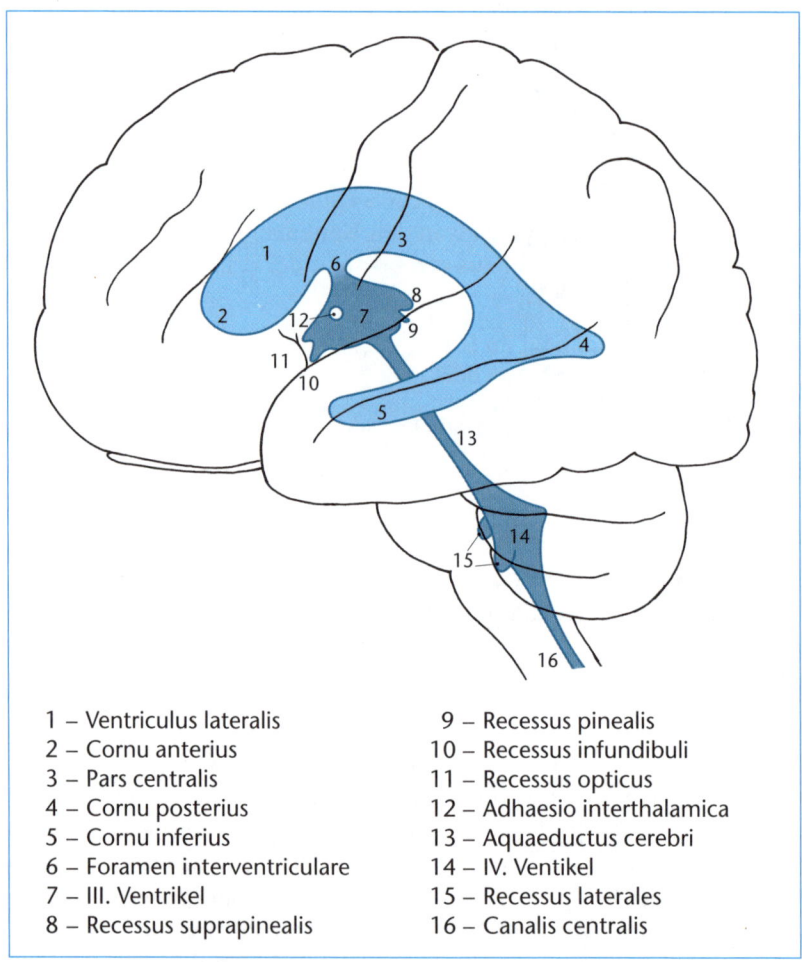

1 – Ventriculus lateralis	9 – Recessus pinealis
2 – Cornu anterius	10 – Recessus infundibuli
3 – Pars centralis	11 – Recessus opticus
4 – Cornu posterius	12 – Adhaesio interthalamica
5 – Cornu inferius	13 – Aquaeductus cerebri
6 – Foramen interventriculare	14 – IV. Ventrikel
7 – III. Ventrikel	15 – Recessus laterales
8 – Recessus suprapinealis	16 – Canalis centralis

Abb. 10.8: Ventrikelsystem

erstreckt sich vom Foramen interventriculare bis zum Hinterhorn der **Plexus choroideus ventriculi lateralis.** Er besteht aus einer epithelialen Platte, die auf einer gefäßführenden Bindegewebsschicht, der Tela choroidea liegt. Die Epithelplatte aller Ventrikel sezerniert etwa die Hälfte des Liquor cerebrospinalis. Die andere Hälfte wird von Ventrikelwand und Hirnoberfläche abgegeben.

> **Klinik:** Aufgrund einer Abflussbehinderung des Ventrikelsystems kann es zu einer Stauung kommen, dem **Hydrozephalus internus.** Dies kann aufgrund einer angeborenen Störung oder z.B. wegen eines tumorösen Wachstums geschehen. Dadurch kann es zur Drucksteigerung intrakraniell kommen. Relativ früh reagiert darauf die direkt anliegende Sehnervenkreuzung, was zu Sehstörungen führen kann.

Über die beiden Foramen interventriculare gelangt der Liquor aus beiden Seitenventrikeln in den **dritten Ventrikel.** Dieser liegt als schmaler Spalt im Zwischenhirn. Der **Plexus choroideus ventriculi tertii** bildet das Dach, am Boden befinden sich der **Recessus opticus,** der in den Hypothalamus hineinragt und an das Chiasma opticum grenzt, sowie der **Recessus infundibuli,** der in das Infundibulum des Hypophysenstils reicht. Nach dorsal ziehen der **Recessus pineale** in das Corpus pineale und der **Recessus suprapinealis** in den Epithalamus. Über den am Boden befindlichen **Aquaeductus cerebri** steht der dritte mit dem vierten Ventrikel in Verbindung.

Der **vierte Ventrikel** liegt im Rautenhirn. Rostral endet der Aquaeductus cerebri, kaudal beginnt der Zentralkanal des Rückenmarks. Das Dach wird überwiegend vom Kleinhirn gebildet, die **Rautengrube** am Boden (Fossa rhomboidea) wird von Pons und Medulla oblongata gebildet. Sie besitzt die beiden **Recessus laterales.** Der **Plexus choroideus ventriculi quarti** liegt auch hier am Dach und grenzt an das Kleinhirn an. Sowohl im dritten als auch im vierten Ventrikel ist der Plexus choroideus paarig angelegt.

> **Frage:** Wie sind die inneren mit den äußeren **Liquorräumen verbunden?**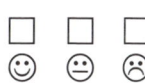

Antwort: Der vierte Ventrikel besitzt drei Öffnungen, die mit den äußeren Liquorräumen in Verbindung stehen. Am Boden befindet sich die Apertura mediana ventriculi quarti oder auch **Foramen magendii** genannt. Hier beginnt die Cisterna cerebellomedullaris, die als Liquorraum bereits eine Erweiterung des Subarachnoidalraumes darstellt. Die Recessus laterales besitzen jeweils eine kleine Öffnung, die Apertura lateralis ventriculi quarti **(Foramen Luschkae),** die eine Verbindung zur Cisterna pontis darstellen.

Klinik: Subokzipital kann auf Höhe des Foramen magnum die Cisterna cerebellomedullaris zur **Liquorgewinnung** punktiert werden. Zur **Lumbalpunktion** bzw. **Spinalanästhesie** wird in der Regel auf Höhe des dritten Lendenwirbelkörpers der Rückenmarkskanal punktiert. Hier ist beim Erwachsenen bereits das Rückenmark in die Cauda equina übergegangen, die der Nadel ausweichen kann.

 Frage: Wie ist der **äußere Liquorraum** aufgebaut?

Antwort: Das gesamte zentrale Nervensystem wird außen von den **Meningen,** den Hirnhäuten, umgeben. Außen liegt die **Dura mater,** die harte Hirn- und Rückenmarkshaut. Durch den **Subduralraum** ist sie von der inneren Hirnhaut, der Leptomeninx, getrennt. Die innere Hirnhaut wird in die **Arachnoidea,** die Spinnwebhaut, und in die **Pia mater** unterteilt, die durch den **Subarachnoidalraum** voneinander getrennt sind.

Die **Dura mater cranialis** ist am Schädel mit dem Periost verwachsen. Zwischen beiden Blättern, dem periostalen und dem meningealen, verlaufen einige Venen, Arterien und Nerven. Zum Subduralraum hin ist die Dura mater mit einschichtigem Neurothel ausgekleidet, welches die Blut-Liquor-Schranke bildet. Die Dura mater cranialis umschließt ebenfalls die an der Schädelbasis austretenden Hirnnerven. Außerdem unterteilt sie mit ihren Septen die Gehirnteile. Die **Falx cerebri** trennt die beiden Großhirnhemisphären, das **Tentorium cerebelli** liegt als Dach über dem Kleinhirn und die **Falx cerebelli** trennt die Kleinhirnhemisphären unvollständig. Die **Dura mater spinalis** ist nicht mit dem Periost verbunden, sondern besteht aus der Lamina externa, die dem Periost anliegt, und der Lamina interna, die dem Rückenmark anliegt. Beide Blätter sind durch das **Spatium epidurale** getrennt. Darin laufen die Gefäße und Nerven, der restliche Raum wird von Fett ausgekleidet.

Die **Arachnoidea mater encephali** liegt der Dura mater überall an. Sie bildet zwischen Dura und Pia mater ein kollagenfaseriges Netzwerk, das von allen Seiten mit Mesothel überzogen ist. Sie besitzt kaum Nerven oder Gefäße.

Die **Pia mater encephali** bildet zusammen mit der Arachnoidea den Subarachnoidalraum. In ihm befindet sich der Liquor cerebrospinalis. Die Pia ist sehr gefäß- und vor allem nervenreich und liegt dem Gehirn und Rückenmark eng an. Sie geht auch in jede Furche und mit jedem Gefäß ein Stück trichterförmig in die Hirnsubstanz ein. Im Bereich der Sulci cerebri bilden Arachnoidea und Pia mater Zisternen, Erweiterungen des Subarachnoidalraumes.

Im Rückenmark stehen Dura und Pia mater auf Höhe der Spinalnerven durch die Ligg. denticulata in Verbindung.

Frage: Was versteht man unter der **Blut-Hirn-Schranke?** **?**

☐ ☐ ☐
☺ ☺ ☹

Antwort: Die Kapillaren im Gehirn haben gegenüber anderen Kapillaren eine sehr hohe Impermeabilität. Dadurch wird verhindert, dass kleine Moleküle oder auch Medikamente vom Blutmilieu ins Liquormilieu übertreten können. Verantwortlich dafür sind Tight junctions und die Fortsätze der Astrozyten, die um die Kapillaren liegen. Dies nennt man die **Blut-Hirn-Schranke.** Sie besteht aus Neurothelzellen zwischen Dura und Pia mater.

11 Glossar klinischer Fachbegriffe

Akromegalie
Vergrößerung der Akren wie Hände, Füße, Nase und Ohren, des Kehlkopfes, Gelenkknorpelwucherungen und Vergrößerung der Eingeweide. Ursache kann ein Adenom des Hypophysenvorderlappens durch vermehrte Produktion von Somatotropin sein.

Akustikusneurinom
Tumor im Bereich des Kleinhirnbrückenwinkels. Es kommt klinisch zu Ohrgeräuschen (Tinnitus), Schwindel und Ausfällen der Hirnnerven V, VI, VII, IX und X. Die Prognose ist bei frühzeitiger Operation gut.

Aphasie
Sprachstörung durch Defekt der zentralen Sprachregion, z.B. durch Hirninfarkt, Schädelhirntrauma oder Tumor. Bei der motorischen A. ist das Broca-Zentrum betroffen. Es kommt zu Läsionen im Versorgungsgebiet der A. praecentralis mit stark gestörter, verlangsamter und mühsamer Sprachproduktion. Die sensorische A. (Wernicke-A.) ist durch Läsionen im Versorgungsgebiet der A. temporalis post. verursacht und hat Störungen des Sprachverständnisses bei flüssiger Sprachproduktion zur Folge. Bei der amnestischen A. kommt es durch eine temporoparietale Läsion zu Wortfindungsstörungen. Starke Störungen des Sprachverständnisses und der Sprachproduktion kommen bei Läsionen im Versorgungsgebiet der A. cerebri media vor. Man spricht von einer globalen A.

Appendektomie
Entfernung der Appendix vermiformis bei entzündlicher Veränderung derselben. Dies kann offen chirurgisch oder laparoskopisch erfolgen.

Ataxie
Störung der Koordination von Bewegungsabläufen.

ballistisches Syndrom
Schnelle Kontraktionen wechselnder Muskelgruppen, proximal betont. Daraus folgen grobe Schleuderbewegungen.

Caput medusae
Als Umgehungskreislauf von der Pfortader zur V. cava inferior kann sich eine verstärkte Gefäßzeichnung um den Bauchnabel zeigen. Dies ist häufig bei portalem Bluthochdruck zu finden.

Chorea
Dauernde, schnelle Kontraktionen in wechselnden Muskelgruppen, distal betont. Diese kön-

nen als „Verlegenheitsbewegungen", Schmatzen oder Grimassieren oder auch als grob ausfahrende Bewegungsstörungenauftreten.

Descensus uteri   Senkung des Uterus.

Diadochokinese   Schnelle aufeinander folgende Bewegungen wie z. B. beim Einschrauben einer Glühbirne. Dies kann bei Pyramidenbahnläsionen gestört sein (Dysdiadochokinese).

Enophthalmus   Der Augapfel ist in die Orbita eingesunken, z. B. nach Gesichtsfrakturen

Fazialisparese   = Fazialislähmung. Schädigung des N. facialis (VII. Hirnnerv). Periphere F.: Lidschluss meist einseitig unvollständig (Bell-Phänomen = beim Schließen der Augen wird der Augapfel auf der betroffenen Seite nach oben gedreht), das Unterlid hängt herab, die Nasolabialfalte ist verstrichen, Stirnrunzeln ist nicht möglich, es existiert eine Lidspaltendifferenz. Zentrale F.: Störung der mimischen Muskulatur, betroffen ist vor allem der Mundbereich. Stirnrunzeln meist möglich, da der Stirnast intakt bleibt. Kein Bell-Phänomen. Die Ursache liegt bei einer Schädigung im Bereich des Gyrus praecentralis.

Gigantismus   Riesenwuchs. Beim hypophysären Gigantismus kommt es infolge vermehrter Wachstumshormon-Produktion (Somatotropin) z. B. beim Hypophysenadenom zu einem proportionierten Hochwuchs. Daneben existieren der zerebrale Gigantismus (genetisches Sotos-Syndrom), und der Adiposogigantismus.

Hemianopsie   Gesichtsfeldausfall auf einer Seite, der zur Halbseitenblindheit führt. Die Art des Gesichtsfeldausfalls lässt auf die Lokalisation der Schädigung schließen. Bei der homonymen H. sind durch Schädigung des Tractus opticus beide linken oder beide rechten Hälften betroffen. Bei der bitemporalen H. sind die äußeren (lateralen) oder inneren (nasalen) Gesichtsfeldhälften ausgefallen. Hier liegt die Schädigung im Chiasma opticum.

Hernien   Eine Hernie ist ein Bruch einer Körperwand, durch den sich Gewebe ausstülpen kann (z. B. Leistenkanal: Inguinalhernie, Bauchdecke um den Nabel: Inguinalhernie, Zwerchfell: Zwerchfellhernie). Dringt das Gewebe durch eine Strangulation nicht wieder zurück, kann dies z. B. zu einem lebensbedrohlichen Darmverschluss führen.

Hodentorsion	Verdrehung von Hoden und Samenstrang um die Längsachse aufgrund abnormer Beweglichkeit. Dadurch kann die Blutzufuhr unterbrochen sein und es kommt innerhalb weniger Stunden zum Absterben des Hodens. Bei beidseitiger Torsion führt dies zur Unfruchtbarkeit.
Hydrozephalus	„Wasserkopf" aufgrund einer Erweiterung der Liquorräume. Beim Hydrocephalus externus ist der Subarachnoidalraum erweitert. Bei einer Erweiterung des Ventrikelsystems spricht man vom Hydrocephalus internus.
Hyperkinesie	Gesteigerte Motorik hauptsächlich der Skelettmuskulatur. Zum Teil kommt es zu unwillkürlich ablaufenden Bewegungen. Beim hyperkinetischen Syndrom (Aufmerksamkeitsdefizitsyndrom) besteht eine Kombination aus Hyperaktivität, Aufmerksamkeitsstörung und Impulsivität.
Intentionstremor	Siehe Tremor.
Ileus	Verengung oder Verschluss eines Darmabschnittes.
Metastasierung	Absiedlung von krankhaften Zellen, zumeist Tumorzellen, über das Blut- oder Lymphsystem in andere Organe des Körpers.
Miosis	Pupillenverengung durch Erregung des M. sphincter pupillae oder Lähmung des M. dilator pupillae. Dies kann durch vermehrte Aktivität des Parasympathikus oder aber aufgrund einer Lähmung des Sympathikus entstehen. Physiologisch ist die Miosis bei starkem Lichteinfall.
Morbus Cushing	Ursächlich Überfunktion der Nebennierenrinde mit gesteigerter Kortisonausschüttung, oder lange hochdosierte Kortikosteroidtherapie. Klinisch imponieren Müdigkeit, Leistungsabfall, Kopfschmerzen und Gewichtszunahme. Spezifische Veränderungen sind Vollmondgesicht, Stammfettsucht und proximal betonte Muskelschwäche.
Morbus Parkinson	Erkrankung des extrapyramidalen Systems. Das Absterben dopaminerger Nervenzellen in den motorischen Kernen des Stammhirns hat eine Reduktion oder sogar einen Ausfall der dopaminergen Hemmung zur Folge. Daher überwiegt das cholinerge System. Klinisch kommt es zu Hypokinese, Rigor, Tremor sowie vegetativen und psychischen Störungen.

Multiple Sklerose	Chronische Erkrankung des zentralen Nervensystems durch Entmarkung in der weißen Substanz, die herdförmig auftritt. Die Ätiologie ist noch nicht gesichert, vermutlich handelt es sich um eine Autoimmunkrankheit gegen Markscheidenantigene, möglicherweise ist sie auch viral bedingt. Klinisch imponieren am Beginn eine unilaterale Neuritis des N. opticus, abgegrenzte Sensibilitätsstörungen oder zunehmende Beinschwäche.
Nephrolithiasis, Urolithiasis	Konkrementbildung in den Nierentubuli, dem Nierenbecken oder/und den ableitenden Harnwegen. Ursachen können erhöhte(r) Flüssigkeitsverlust bzw. -zufuhr, Nierenanomalien oder rezidivierende Harnwegsinfekte sein.
Osteoporose	Verlust bzw. Verminderung von Knochenmasse und -struktur und dadurch erhöhter Frakturanfälligkeit des Skelettsystems. Man unterscheidet die postmenopausale O., die senile O. und die O. sekundärer Genese.
paralytischer Ileus	Siehe Ileus.
Pneumothorax	Luft im Pleuraspalt. Dadurch wird der normalerweise dort vorhandene Unterdruck aufgehoben und die Lunge kann kollabieren. Ein Spontan-P. tritt häufig bei jungen schlanken Männern durch Zerplatzen eines Emphysembläschens auf. Sekundär kann ein P. durch Asthma bronchiale oder Lungenfibrose verursacht sein. Ein traumatischer P. entsteht durch äußere Gewalteinwirkung. Therapie: Thoraxdrainage.
Poliomyelitis	Spinale Kinderlähmung. Virale Erkrankung, die zur Zerstörung der motorischen Vorderhornzellen und damit zu bleibenden schlaffen Lähmungen führt. Die Übertragung erfolgt durch Tröpfchen- oder Schmierinfektion. Klinisch verläuft sie in 90% der Fälle stumm, sonst unspezifische Infektsymptome.
Prolaps	Vorfall. Hervortreten von Geweben oder Organen (z. B. Darmgewebe bei einer Hernie). Bei einem Bandscheiben-P. handelt es sich um Bandscheibengewebe, welches aufgrund verminderter Elastizität oder erhöhtem Druck durch die Wirbelkörper herausgedrückt wird. Dies kann bei einem dorsalen Bandscheiben-P. auf die Nervenbahnen des Rückenmarks drücken und neurologische Ausfälle verursachen.
Prostatahyperplasie	Vergrößerung der Prostata. Bei der benignen P. handelt es sich um eine Vergrößerung der periu-

	rethralen Drüsen mit zunehmender Obstruktion des Harnweges und abgeschwächtem Harnstrahl.
Ptosis	Herabhängen des Oberlids aufgrund einer Lähmung des M. levator palpebrae superioris (z.B. durch Okulomotoriuslähmung).
Ruhetremor	Siehe Tremor.
Spastik	Krampfartig erhöhter Muskeltonus. Bei passiver Dehnung nimmt der Tonus zu, bei weiterer Dehnung jedoch plötzlich ab (Taschenmesserphänomen). Dies ist typisch für eine Pyramidenbahnläsion, wobei gleichzeitig eine Schädigung der extrapyramidalen Bahnen vorliegen muss. Spastische Lähmungen sind immer zentral bedingt.
Spinalanästhesie	Lokalanästhetisches Verfahren. Durch Punktion des Duralsacks zwischen zwei Lendenwirbeln (meist zw. 3./4. oder 4./5. LWK) wird mit einer Hohlnadel ein Lokalanästhetikum in den Subarachnoidalraum eingebracht. Bevorzugt wird dieses Verfahren bei Operationen an den unteren Extremitäten angewandt.
Stenose	Einengung bzw. Verlagerung von Hohlorganen od. Gefäßen. Diese können angeboren oder erworben sein. Gefäße werden z.B. durch Arteriosklerose zunehmend stenosiert, was peripher zu einer verminderten Durchblutung führt.
Torticollis	Schiefhals. Der Kopf wird meist aufgrund einer muskulären Verkürzung des M. sternocleidomastoideus zur gesunden Seite gedreht und zur kranken Seite geneigt.
Tremor	Kontraktionen antagonistisch wirkender Muskeln, die unwillkürlich und weitgehend rhythmisch aufeinander folgen. Man unterscheidet den Ruhetremor (bei M. Parkinson; im Alter: seniler Tremor), vom Intentionstremor (bei Erkrankungen des Cerebellums).
Trepanieren	Eröffnung des Schädels. Dieses dient z.B. in der Neurochirurgie zur Entlastung eines gesteigerten intrakraniellen Druckes z.B. durch ein Hämatom oder zur operativen Therapie von intrakraniellen Erkrankungen.
Tubargravidität	Eileiterschwangerschaft durch Befruchtung des Eis im Eileiter (ampullärer Teil). Das befruchtete Ei kann in die Bauchhöhle ausgestoßen werden. Nistet sich das Ei im isthmischen oder intramuralen Teil der Tube ein, so kommt es zur

Tubarruptur. Beides kann zu lebensbedrohlichen Komplikationen führen.

Varikozele
Eine Varikozele testis ist eine krankhafte Erweiterung der V. testicularis. Sie bildet sich meist linksseitig aus, da die linke V. testicularis das Blut aus dem Plexus pampiniformis in die V. renalis und von dort in die V. cava inferior abgibt. Die rechte V. testicularis mündet direkt in die V. cava inferior. Somit ist die Blutsäule links deutlich größer.

Zystitis
Harnblasenentzündung. Meist aufsteigende Entzündung über die Harnröhre in die Blase. Häufigste Erreger sind gramnegative Stäbchen (E. coli). Bei Frauen ist die Z. aufgrund der kurzen Harnröhre und der anatomischen Nähe zur Genito-Anal-Region häufiger als beim Mann.

Index _____

A

Abwehrsystem 23
Acetylcholin 16
Achsellücke, laterale 28
Acromioclaviculargelenk 26
Acromion 25
Adduktorenkanal 60
Adenohypophyse 185
Adrenalin 16
akustisches Primärgebiet 193
akustisches System 191
Albino 19
Alcock-Kanal 170
Allokortex 191
Ampulla recti 139
Ampulla tubae uterinae 167
Amputationsneurinom 16
Analfissur 139
Anastomose,
   portokavale 124, 157
Aneurysma dissecans 155
Aneurysma, Aorten- 8
Angina pectoris 130
Ansa cervicalis 113, 115
Antrum mastoideum 108
Antrum pyloricum 133
Anulus fibrosus 71
Aorta 6, 130
   abdominalis 131, 135, 140,
   156
   ascendens 130
   descendens 131
   thoracica 131
Aortenklappe 6, 127
   Auskultation 128
   Insuffizienz 127
   Stenose 127
Apertura thoracis
   superior 117
Aponeurosis linguae 97
Aponeurosis palmaris 37
Appendektomie 78
Appendices epiploicae 138
Appendices vesiculosae 169
Appendix vermiformis 138
Aquaeductus cerebri 197

Arachnoidea 198
   mater encephali 82, 198
Arcus
   aortae 130
   palmaris profundus 47
   palmaris superficialis 47
Area praetectalis 182
Area striata 105
Arteria
   abdominalis 154
   alveolaris inferior 96, 116
   alveolaris superior
      anterior 116
   alveolaris superior
      posterior 96, 116
   angularis 116
   appendicularis 140
   arcuata, ren 150, 151
   auricularis posterior 116,
   117
   axillaris 29, 30
   basilaris 88, 89
   brachialis 29, 36
   buccalis 116
   caecalis anterior 140, 141
   caecalis posterior 141
   carotis communis 115, 116,
   130
   carotis externa 100, 115,
   116, 117
   carotis interna 84, 88, 89,
   115, 116
   cerebelli inferior
      anterior 89
   cerebelli inferior
      posterior 89
   cerebelli superior 89
   cerebri anterior 88, 89
   cerebri media 89
   cerebri posterior 89
   circumflexa anterior
      humeri 29
   circumflexa humeri
      anterior 30
   circumflexa humeri
      posterior 30

   circumflexa iliaca
      profunda 57, 156, 157
   circumflexa iliaca
      superficialis 56
   circumflexa lateralis 52
   circumflexa medialis 52
   circumflexa posterior
      humeri 29
   circumflexa scapulae 29
   colica dextra 140, 141
   colica media 140, 141
   colica sinistra 140, 141
   communicans anterior 88,
   89
   communicans posterior 88,
   89
   coronaria dextra 129
   coronaria dextra, R.
      interventricularis 130
   coronaria sinistra 129
   coronaria sinistra, R.
      circumflexux 130
   coronaria sinistra, R.
      interventricularis
      anterior 130
   cremasterica 56
   cystica 135
   descendens genicularis 57
   dorsalis nasi 116
   dorsalis pedis 57
   epigastrica inferior 57, 75,
   156, 157
   epigastrica superficialis 56
   epigastrica superior 75
   facialis 116, 117
   femoralis 56, 57, 60, 68,
   157
   gastrica brevis 147
   gastrica dextra 135, 136,
   141
   gastrica sinistra 135, 136,
   141, 155
   gastroduodenalis 135, 136
   gastroepiploica dextra 135
   gastroepiploica sinistra 135
   gastroomentalis 141

gastroomentalis dextra   136
gastroomentalis
  sinistra   136, 147
glutaea inferior   52, 56, 58,
  156
glutaea superior   56, 57, 58,
  156
hepatica communis   135,
  136, 146, 155
hepatica propria   135, 136,
  143
ilealis   140
ileocolica   140, 141
ileus   137
iliaca communis   57, 131,
  155, 156, 157
iliaca extena   157
iliaca externa   56, 57, 156,
  157
iliaca interna   57, 140, 156,
  157
iliolumbalis   57, 156
inferior porsterior
  cerebri   88
infraorbitalis   116
interossea anterior   36
interossea posterior   36
jejunalis   137, 140
labialis inferior   116
labialis superior   116
labyrinthi   84, 89
ligamenti teretis   56
lingualis   116, 117
lobus caudatus   135
maxillaris   116, 117
meningea media   84, 116
meningea media
  posterior   84
mentalis   116
mesenterica inferior   140,
  141, 155
mesenterica superior   135,
  137, 140, 155
musculophrenica   75
obturatoria   156
occipitalis   116, 117
ophthalmica   84, 88, 116
ovarica   152, 155
pancreaticodudenalis   140
pancreaticoduodenalis
  superior   135

pericardiacophrenica   75
peronaea   57, 64
pharyngea ascendens   116,
  117
phrenica inferior   154, 155
plantaris lateralis   68
plantaris medialis   68
pontis   89
poplitea   56, 57, 63, 68
posterior cerebri   88
princeps pollicis   47
profunda femoris   52, 56, 57
pudenda externa   56
pudenda interna   56, 141,
  156
radialis   36, 46, 47
rectalis inferior   141
rectalis media   141, 156
rectalis superior   139, 140,
  141
recurrens radialis   36
recurrens ulnaris   36
renalis   149, 150, 154, 155
sacralis lateralis   156
sacralis mediana   57, 155,
  156
sigmoidea   140, 141
sigmoidea ima   140, 141
spinalis anterior   88, 89
spinalis posterior   89
splenica   135, 136, 146,
  147, 148, 155
subclavia   29, 75, 114, 115,
  116
subclavia sinistra   130
subcostalis   131
submentalis   116
subscapularis   29
superior lateralis genus   57
supraorbitalis   116
suprarenalis inferior   154
suprarenalis media   154,
  155
suprarenalis superior   154
supratrochlearis   116
temporalis profunda   116
temporalis
  superficialis   116, 117
testicularis   56, 152, 155
thoracica interna   30, 74
thoracica lateralis   29, 30

thoracica superior   29, 30
thoracoacromialis   29, 30
thoracodorsalis   30
thyroidea inferior   116
thyroidea superior   116, 117
tibialis anterior   57, 64, 68
tibialis posterior   57, 64, 68
transversa facialis   116
ulnaris   36
uterina   152, 156
vaginalis   156
vertebralis   30, 69, 88, 89,
  116
vesicalis inferior   156
vesicalis superior   156
zygomaticoorbitalis   116
Arteriae
  digitales dorsales   47
  ductus deferentis   56
  gastricae breves   135, 136
  intercostales posterior   155
  intercostales
    posteriores   131
  lumbales   155
  metacarpales dorsales   47
  perforantes   57
  pulmonales   6
  sacrales laterales   57
Arteriole   6
Articulatio
  coxae   52
  genus   61
  humeroradiale   35
  humeroulnare   35
  mediocarpalis   43
  metacarpalis pollicis   44
  ossis pisiformis   43
  radiocarpalis   43
  radioulnaris   35, 41
  sacroiliaca   50
  talocruralis   66
  temporomandibularis   89
Articulationes
  carpometacarpales   44
Assoziationsfasern   189
Astrozyten   15, 180
Atlas   70
Augenkammer   102
Auricula cordis   124
AV-Knoten   128
Axis   70

Axon   13, 14
Azetabulum   49

B

Baker-Zyste   4
Bandscheibenvorfall   71
Bartholin-Drüsen   169
Basalganglien   188
Becken   160
-bodenmuskulatur   159
Bergmann-Stützzellen   180
Bindegewebe, kollagenes   7
Bindegewebe, retikuläres   23
Binnenzellen   174
Blockwirbel   69
Blut-Hirn-Schranke   199
Blut-Hoden-Schranke   163
Bochdalek-Dreieck   75
Bogengänge (Ohr)   109
Bowman-Kapsel   150, 151
Broca-Sprachzentrum   192
Bronchi lobares   121
Bronchi lobulares   121
Bronchi principales   121
Bronchioli respiratorii   121
Bronchioli terminales   121
Bulbus oculi   102
Bulbus olfactorius   186, 193
Büngner-Bänder   16
Burdach-Strang   175
Bursa omentalis   141
operative Zugangs-
wege   142

C

Caecum   138
Calices renalis   152
Calvaria   81
Canaliculi biliares   145
Canaliculus lacrimalis   107
Canaliculus tympanicus   83
Canalis
analis   139
caroticus   83, 84, 85, 88
condylaris   83
hypoglossi   83, 84, 85
inguinalis   55, 77
musculotubarius   83

obturatorius   49
opticus   84, 85
pterygoideus   83
Cannon-Böhm-Punkt   140
Capsula interna   189
Capsula prostatae   165
Caput medusae   78, 157
Carina urethralis   169
Cartilago
arytaenoidea   117
cricoidea   117
epiglottica   117
thyroidea   117
Caruncula lacrimalis   107
Caruncula sublingualis   99
Cauda equina   173
Cavitas
abdominalis   133
pericardialis   10
peritonealis   10
pleuralis   10, 122
tympani   107
Cellulae mastoideae   108
Centrum tendineum   159
Cerebellum   172, 178
Cervix uteri   167
Cheilognathopalatoschisis   95
Cheilognathoschisis   95
Cheiloschisis   95
Chiasma opticum   105, 172,
193
Choanae   83
Chondroblasten   3
Chorda tympani   87, 92
Choroidea   104
Chymus   136
Cingulum   190
Circulus arteriosus cerebri   88
Cisterna chyli   131
Claustrum   188
Clavicula   25
Cochlea   110
Colliculus inferior   194
Colon
ascendens   138
descendens   138
sigmoideum   138
transversum   138
Columna
anterior   174
lateralis   174

posterior   174
thoracica   174
Columnae anales   139
Commissura
anterior   189
epithalamica   184, 190
fornicis   190
habenularum   184, 190
supraoptica   190
Concha nasalis inferior   81
Conchae nasi   93
Condylus laterale   61
Condylus mediale   61
Conjugata vera   51
Conus medullaris   172
Cor   124
Cornu anterius   196
Cornu inferior   196
Cornu posterius   196
Corona glandis   166
Corpora
cavernosa recti   139
geniculata laterale   184, 193
geniculata mediale   184
mamillaria   172, 182, 184
Corpus
amygdaloideum   188
callosum   186, 189
cavernosum   165
ciliare   102, 104
penis   165
pineale   182, 184
spongiosum penis   165
striatum   189
trapezoideum   194
uteri   167
Cortex cerebralis   191
Cortex renalis   149
Corti-Organ   110, 194
Cowper-Drüsen   163
Coxa valga   51
Coxa vara   51
Crista iliaca   50
Crura cerebri   172
Cuneus   187, 188
Curvatura major
ventriculi   134
Curvatura minor
ventriculi   134

D

Darmzotten   136
Dendriten   13
Diabetes mellitus   147
Diaphragma   75
  Öffnungen   75
  pelvis   159, 160
  urogenitale   159
  urogenitalis   160
Diaphyse   2
Diencephalon   172, 182
Discus intervertebralis   71
Disse-Raum   145
Divertikel, Meckel-   137
Dopamin   16
Douglas-Raum   169
Drüsen   11
  apokrine   11
  Ausführungsgänge   12
  Brust   22
  Duft-   22
  endokrine   11
  exokrine   11
  holokrine   11
  Meibom-   22, 106
  merokrine   12
  Moll   106
  Schweiß-   22
  Talg-   20, 22
  Zeiss-   107
Ductuli biliferi   145
Ductuli efferentes   162
Ductuli interlobulares
  hepatis   145
Ductus
  arteriosus (Botalli)   7, 126,
    130
  choledochus   135, 137, 145
  cysticus   135, 143, 145
  deferens   56, 161
  epididymidis   162
  hepaticus communis   145
  hepaticus dexter   135, 145
  hepaticus sinister   135, 145
  lymphaticus dexter   131
  nasolacrimalis   107
  omphaloentericus   137
  pancreaticus   137, 147
  pancreaticus
    accessorius   137

papillares, Niere   150
parotideus   99
thoracicus   131
venosus Arantii   7
Duodenum, Aufbau   137
Dupuytren-Kontraktur   45
Dura mater   198
  cranialis   198
  encephali   82
  spinalis   198
Dysostosis cleidocranialis   26

E

Eierstock   166
Eigenapparat   176
Eigenreflex   177
Eileiter   167
Ellenbogengelenk   35
Endokard   128
Endometrium   168
Endothelzellen   7
Ependymzellen   15
Epicondylus lateralis
  femoris   61
Epicondylus medialis
  femoris   61
Epidermis   17
Epikard   128
Epiphyse   2
Epithalamus   172, 184
Epithelzellen   9
Erregungsübertragung   16
Excavatio rectovesicalis   153
extrapyramidal-motorische
  Bahnen   176
extrapyramidal-motorisches
  System   194

F

Fallhand   46
Fallot-Tetralogie   127
Falx cerebelli   198
Falx cerebri   198
Fascia
  clavipectoralis   29
  nuchae   72
  spermatica externa   162
  spermatica interna   56, 162
  thorakolumbalis   72

Fasciculus
  cuneatus   175
  gracilis   175
  longitudinalis dorsalis   182
  longitudinalis medialis   182
  longitudinalis superior   190
Fazialislähmung,
  periphere   87
Fazialislähmung, zentrale   87
Fettleber   145
Fibrae alveolodentales   96
Fibrozyten   4
Fimbria hippocampi   190
Fissura
  longitudinalis cerebri   186
  mediana ventralis   173
  orbitalis inferior   83
  orbitalis superior   84, 85
  petrotympanica   83
Flechsig-Bündel   174
Fontanellen   81
Fonticulus
  anterior   81
  mastoideus   81
  posterior   81
  sphenoidalis   81
Foramen
  caecum   83, 84
  incisivum   83
  infraorbitale   91
  infrapiriforme   56
  interventriculare   196
  ischiadicum majus   56
  ischiadicum minus   56
  jugulare   83, 84, 85
  lacerum   83, 84, 85
  Luschkae   197
  magendii   197
  magnum   83, 84, 85
  mentale   91
  obturatum   49
  ovale   7, 83, 84, 85
  ovale cordis   126
  palatinum majus   83
  palatinum minus   83
  rotundum   83, 84, 85
  spinosum   83, 84, 85
  stylomastoideum   83
  supraorbitale   91
  suprapiriforme   56
  vena cavae   75

vertebrale Vertebrum
  Foramen 69
Formatio reticularis 178, 194
Fornix 186
  vaginae 169
Fossa
  acetabuli 52
  cranii anterior 83
  cranii media 83
  cranii posterior 83
  intercondylaris 61
  ovalis cordis 125
  poplitea 63
  retromandibularis 99
  subscapularis 27
Fovea centralis retinae 105
Foveolae gastricae 136
Fremdreflex 177
Fundus gastricus 134
Fußfehlformen 66

G

GABA 16
Galea aponeurotica 82
Ganglion 4
  cervicale superius 99
  spirale cochleae 110, 194
  stellatum 106
Gartner-Gang 169
Geburtskanal 51
Gehirn 171
  Lappen 186
Gehörgang, äußerer 107
Gehörgang, innerer 109
Gelenk, Aufbau 4
Gelenkkapsel 4
Genitalkörperchen 19
Genu
  recurvatum 62
  valgum 62
  varum 62
Geräuschempfindung 110
Gesichtsfeldausfall 105
Glandula
  lacrimalis 102, 107
  lingualis anterior 99
  mammaria 78
  parotis 99
  sublingualis 99
  submandibularis 100

thyroidea 119
Glandulae
  areolares 78
  bulbourethrales 163
  gastricae 136
  intestinales (Lieberkühn-
    Krypten) 136
  linguales posteriores 99
  palatinae 95
  prostaticae 165
  suprarenales 154
  uterinae 168
  vesiculosae 163
Glans penis 165, 166
Glaskörper 102
Glaukom 102
Gleichgewichtsorgan 109
Gliazelle 13, 15
Gliom 15
Glisson-Kapsel 144
Glisson-Trias 143, 144
Glomeruli cerebellares 180
Glomerulus 150
Glottis 118
Glycin 16
Goll-Strang 175
Gowers-Bündel 174
Großhirn 186
  -hemisphären 187
  -mark 186
Großhirnrinde 172, 186
  Primärgebiete 191
  Schichten 191
  somatomotorische 194
Gürtelrose 15
Gyri 187
  breves insulae 187, 188
Gyrus
  angularis 187, 188
  cinguli 187
  dentatus 190
  frontalis inferior 187
  frontalis medius 187
  frontalis superior 187
  hippocampi 187, 188, 190
  lingualis 187, 188
  longus insulae 187, 188
  occipitotemporalis 187,
    188
  occipitotemporalis
    medialis 187, 188

orbitalis 187
postcentralis 187, 188
praecentralis 187
rectus 187
supramarginalis 187, 188
temporalis inferior 187,
  188
temporalis medius 187, 188
temporalis superior 187,
  188
temporalis transversi 187,
  188

H

Haare siehe Pili
Habenulae 184
Hackenfuß 67
Halsrippe 74
Hämatom, subunguales 22
Hämorrhoiden 139
Hämosiderin 144
Harnblase 159
Harnkanälchen 150
Harnröhre 166
  Schwellkörper 165
Harnwegsinfektionen 154
Haustra coli 138
Havers-Kanal 1
Helicotrema 110
Hemispheria cerebelli 178
Henle-Schleife 150, 151
Hepar, Aufbau 142
Hernie
  epigastrische 77
  Leisten-, laterale 77
  Leisten-, mediale 77
  Schenkel- 55
  umbilikale 77
Herz (Cor), Aufbau 124
Herzinfarkt 130
Herzkammern,
  Erregungsleitung 128
Herzklappen 127
Herzkranzgefäße 129
Herzmuskel 6
Herzwand, Aufbau 128
Heschl-Querwindung 194
Hiatus
  aorticus 75
  canalis n. petrosi majoris 85

canalis n. petrosi
  minoris 85
oesophageus 75, 117
saphenus 55
Hinterstrangbahnen 175
Hippocampus 190
  -formation 190
Hirnbläschen, primäre 172
His-Bündel 129
Hoden 161
  Aufbau 162
  -hüllen 161
  Läppchen 162
  -sack 161
Hohlfuß 67
Hörbahn, dorsale 194
Hörbahn, ventrale 194
Hormon
  Oxytocin 184
  Steuerhormone 185
  Vasopressin 184
Horner-Syndrom 17
Hörzentrum, sekundäres 193
Hüfte, CCD-Winkel 51
Hymen 169
Hyperglykämie 147
Hyperthyreose 119
Hypophyse 185
Hypothalamus 172, 184
Hypothenar 44
Hypothyreose 119

I

Ileus, mechanischer 137
Ileus, paralytischer 137
Incus 81, 108
Infundibulum 182, 184
  tubae uterinae 167
Innenohr 109
  Labyrinth 109
Insula 186, 188
Internodium 15
Intestinum tenue 136
intraperitoneale Organe 10
Intumescentiae cervicalis 172
Intumescentiae
  lumbosacralis 172
Isokortex 191
Isthmus
  faucium 100

prostatae 164
tubae 167
uteri 167
Ito-Zellen 144

J

juxtaglomerulärer
  Apparat 151

K

Kapillare 6
Karpaltunnel 41
  -syndrom 35
Katecholamine 155
Keilwirbel 69
Keratinozyten 18
Kerckring-Falten 136
Kinozilien 109
Klaviertastenphänomen 26
Kleinhirn 178
Kletterfasern 180
Klitoris 169
Klumpfuß 67
Knickfuß 67
Knochen 1
  Geflecht- 1
  Handwurzel- 42
  Lamellen- 1
Knochenmark 23
Knochenwachstum 2
Knorpel 3
  elastischer 4
  Faser- 4
  hyaliner 4
Kohlrausch-Falte 139
Kollateralkreislauf 8
Komedo 22
Kommissurenfasern 189
Kompartmentsyndrom 63
Koniotomie 118
Kopfschwarte 82
Kopplung, arteriovenöse 8
Korbzellen 180
Korium 18
Kornea 102
Körnerzellen 180
Körperkreislauf 6
Körpermotorik 191
Körpersensibilität 191

Kortikalis 1
Krallenhand 46
Krampfader 8
Kupffer-Sternzellen 144
Kutikula 21
Kutis 17
Kyphose 72

L

Labia majora 169
Labia minora 169
Labia oris 95
Labrum acetabuli 52
Lacuna
  musculorum 53
  vasorum 55, 157
Lamina
  cribrosa 83, 84, 85, 93
  epithelialis 9, 10
  granularis externa 191
  granularis interna 191
  multiformis 191
  muscularis mucosae 9
  perpendicularis 93
  plexiformis 191
  propria 9, 10
  pyramidalis 191
  pyramidalis externa 191
  pyramidalis interna 191
Langerhans-Zellen 19
Larrey-Spalte 75
Larynx 117
Leberzirrhose 145, 157
Leitungsapparat 176
Leukozyten 23
Leydig-Zwischenzellen 162
Ligamenta
  sacroiliaca anteriora 50
  sacroiliaca interossea 50
  sacroiliaca posteriora 50
  suspensoria mammaria 78
Ligamentum
  anococcygeum 139
  anulare 35
  arteriosum 130
  calcaneofibulare 66
  capitis femoris 52
  cardinale 168
  collaterale fibulare 61
  collaterale tibiale 61

conoideum   26
coracoacromiale   25
coracoclaviculae   26
coronarium   142
cricothyroideum   117
cruciatum anterius   61
cruciatum posterius   61
deltoideum   66
falciforme hepatis   142, 143
flavum   71
gastrocolicum   138, 141
gastrophrenicum   141
gastrosplenicum   141, 147
glenohumerale   26
hepatoduodenale   137, 141
hepatogastricum   141
iliofemorale   49, 52
iliolumbale   50
inguinale   53
interspinale   71
intertransversarium   71
ischiofemorale   52
laterale
    temporomandibulare   89
longitudinale anterius   71
longitudinale posterius   71
meniscofemorale
    posterius   61
nuchae   71
ovarii proprium   166
patellae   59
phrenicocolicum   141
popliteum arcuatum   61
popliteum obliquum   61
pubofemorale   52
puboprostaticum   153
pubovesicale   168
rectouterinum   168
sacrococcygeum anterius
    profundum   71
sacrococcygeum posterius
    profundum   71
sacrospinale   50, 56
sacrotuberale   50, 56, 58
sacrouterinum   168
sphenomandibulare   90
splenorenale   141, 147
stylomandibulare   89
supraspinale   71
suspensorium ovarii   166

talocalcaneum
    interosseum   65
teres hepatis   142, 143
teres uteri   56, 168
tibiofibulare anterius   66
tibiofibulare posterius   66
transversum acetabuli   52
transversum genus   61
transversum scapulae
    superius   25
trapezoideum   26
triangulare dextrum   142
triangulare sinistrum   142
umbilicale mediale   153
limbisches System   190
Linea alba   77
Linea terminalis   133
Liquorraum   196
    äußerer   198
    Seitenventrikel   196
    Ventrikel   196
Lobuli testis   162
Lobulus parietalis
    inferior   187, 188
Lobulus parietalis
    superior   187, 188
Lobus
    dexter   164
    frontalis   186, 187
    medius   165
    occipitalis   186, 188
    parietalis   186
    sinister   164
    temporalis   186, 188
Locus Kieselbachii   94
Lordose   72
Lunula   21
Lymphe   8
Lymphkapillare   9
Lymphknoten   9
    Aufbau   23
    regionäre   9
    Rosenmüller   55
    Sammel-   9
Lymphozyten   9, 19, 23

M

Macula lutea   105
Maculae   109
Magenwand, Aufbau   134

Maissonneuve-Fraktur   66
Makrophagen   19, 23
Malleolus lateralis   66
Malleus   81, 108
Malpighi-Körperchen   148,
    150, 151
Mandibula   81
Mantelzelle   15
Mastzellen   19
Maxilla   81, 83
Meatus
    acusticus internus   87
    nasi inferior   93
    nasi medius   93
    nasi superior   93
Mediastinum
    mittleres   121
    oberes   121
    vorderes   121
Medulla oblongata   172, 177
Medulla renalis   149
Medulla spinalis   172
Meissner-Tastkörperchen   19
Melanozyten   19
Melatonin   182
Membrana
    interossea, Unterarm   35
    interossea,
        Unterschenkel   66
    obturatoria   49
    thyrohyoidea   113
    tympani   107
    vestibularis   110
Meningen   198
Meniscus lateralis   61
Meniscus medialis   61
Merkel-Tastscheiben   19
Mesangiumzellen   152
Mesencephalon   172, 181
Mesenchymzellen   3
Meso   10
Mesocolon transversum   146
Mesovarium   166
Metaphyse   2
Metastasierung,
    lymphogene   9
Metathalamus   184
Metencephalon   172
Mikrophagen   23
Mikrovilli   136
Milchgänge   79

Milz   147
  arterielle Versorgung   148
  -pulpa   148
  -ruptur   149
Miosis   103
Mitralklappe   127
  Auskultation   128
  Insuffizienz   127
  Stenose   127
Mittelhirn   181
Mittelohr   107
  Entzündungen   108
Mohrenheim-Grube   29
Monakow-Bündel   176
Monozyten   23
Moosfasern   180
Müller-Gang   169
Multiple Sklerose   15
Musculi
  gemelli   54
  intercostales   73
  intercostales externi   74
  intercostales interni   74
  intercostales intimi   74
  interossei dorsales, Fuß   68
  interossei dorsales,
    Hand   46
  interossei palmares   46
  interossei plantares   68
  interossei, Hand   44
  interspinales   73
  intertransversarii   73
  longissimi   73
  lumbricales   44, 45, 68
  multifidi   73
  palatoglossi   100
  papillares   127
  rotatores   73
  semispinales   73
  spinales   73
  subcostales   74
Musculus
  abducor pollicis brevis   45
  abductor digiti minimi   45
  abductor digiti minimi,
    Fuß   68
  abductor hallucis   67
  abductor pollicis longus   37,
    38
  adductor brevis   53, 55
  adductor hallucis   68

adductor longus   53, 54, 58
adductor magnus   53, 55, 58
adductor pollicis   45
anconaeus   33, 35
arrector pili   20
aryepiglotticus   118
arytaenoideus obliquus   118
arytaenoideus
  transversus   118
auricularis   92
biceps brachii   25, 28, 32,
  33, 35
biceps femoris   58, 59
brachialis   32, 33, 35
brachioradialis   35, 37
buccinator   91, 95
bulbospongiosus   159, 160
chondroglossus   97
ciliaris   104
coccygeus   159, 160
constrictor pharyngis
  inferior   101
constrictor pharyngis
  medius   101
constrictor pharyngis
  superior   101
coracobrachialis   25, 27, 28
corrugator supercilii   91
cremaster   56, 77, 162
cricoarytaenoideus   119
cricoarytaenoideus
  lateralis   118
cricoarytaenoideus
  posterior   118
cricothyroideus   118, 119
deltoideus   27, 28
depressor anguli oris   92
depressor labii inferioris   92
depressor septi   92
depressor supercilii   91
digastricus   90, 98
dilatator pupillae   103
erector spinae   72
extensor carpi radialis
  brevis   37
extensor carpi radialis
  longus   35, 37
extensor carpi ulnaris   37
extensor digiti minimi,
  Hand   37

extensor digitorum
  brevis   67
extensor digitorum
  longus   64, 66
extensor digitorum,
  Hand   37
extensor hallucis brevis   67
extensor hallucis longus   64,
  66
extensor indicis   38
extensor pollicis brevis   38
extensor pollicis longus   38
flexor carpi radialis   36, 37,
  39
flexor carpi ulnaris   37, 39
flexor digiti minimi
  brevis   45, 68
flexor digitorum brevis   45,
  68
flexor digitorum longus   64,
  65, 66
flexor digitorum
  profundus   39
flexor digitorum
  superficialis   39
flexor hallucis brevis   67
flexor hallucis longus   64,
  65, 66
flexor pollicis longus   39
gastrocnemius   61, 64, 65
gemellus inferior   58
gemellus superior   58
genioglossus   97
geniohyoideus   90, 98
glutaeus maximus   53, 54,
  58
glutaeus medius   54, 58
glutaeus minimus   54, 58
gracilis   53, 55, 59
hyoglossus   97
iliococcygeus   159
iliopsoas   53, 54
infraspinatus   27
ischiocavernosus   159, 160
latissimus dorsi   27, 28
levator anguli oris   92
levator ani   139, 159, 160
levator labii superioris   92
levator labii superioris
  alaeque nasi   92

levator palpebrae
superioris 106
levator prostatae 159
levator veli palatini 95, 98
longitudinalis inferior 97
longitudinalis superior 97
longus capitis 114
longus colli 114
masseter 90
mentalis 92
mylohyoideus 90, 98
nasalis 92
obliquus capitis inferior 73
obliquus capitis superior 73
obliquus externus
abdominis 76
obliquus inferior 106
obliquus internus
abdominis 77
obliquus superior 106
obturatorius externus 54
obturatorius internus 54,
56, 58
omohyoideus 113
opponens digiti minimi 45,
68
opponens pollicis 45
orbicularis oculae 106
orbicularis oculi 91
orbicularis oris 91, 95
orbitalis 102
palatoglossus 98
palatopharyngeus 98, 101
palmaris longus 37, 39, 45
pectineus 53, 55
pectoralis major 27, 28
pectoralis minor 25, 27
peronaeus brevis 63, 64
peronaeus longus 63, 64
peronaeus tertius 64
piriformis 54, 56, 58
plantaris 64, 65
popliteus 61, 64, 65
procerus 92
pronator quadratus 36, 37,
39
pronator teres 35, 36, 37, 39
pterygoideus lateralis 90
pterygoideus medialis 90
pubococcygeus 159
puborectalis 139, 159

pubovaginalis 159
pyramidalis 77
quadratus femoris 54, 58
quadratus lumborum 76, 77
quadratus plantae 68
quadrizeps femoris 59
rectus abdominis 76, 77
rectus capitis anterior 114
rectus capitis lateralis 114
rectus capitis posterior
major 73
rectus capitis posterior
minor 73
rectus femoris 49, 53, 59
rectus inferior 106
rectus lateralis 106
rectus medialis 106
rectus superior 106
rhomboideus 25
risorius 92
salpingopharyngeus 101
sartorius 49, 59, 60
scalenus anterior 114
scalenus medius 114
scalenus posterior 114
semimembranosus 53, 59,
61
semitendinosus 58, 59, 60
serratus anterior 25
soleus 64, 65, 66
sphincter ampullae
hepatopancreaticae 145
sphincter ani externus 139,
159, 160
sphincter ani internus 139
sphincter pupillae 103
sphincter pylori 134
sphincter urethrae 153,
159, 160
splenius capitis 73
splenius cervicis 73
stapedius 108
sternocleidomastoideus 73,
113, 114
sternohyoideus 113
sternothyroideus 113
styloglossus 97
stylohyoideus 98
stylopharyngeus 101
subscapularis 25, 27, 28
supinator 32, 36, 37, 38

supraspinatus 25, 27, 28
tarsalis inferior 106
tarsalis superior 106
temporalis 90
tensor fasciae latae 49, 53,
54
tensor tympani 107, 108
tensor veli palatini 95, 98
teres major 27, 28
teres minor 27
thyroarytaenoideus 118
thyroepiglotticus 118
thyrohyoideus 113
tibialis anterior 64, 66
tibialis posterior 64, 65, 66
transversus abdominis 76,
77
transversus linguae 97, 100
transversus menti 92
transversus perinei
profundus 159, 160
transversus perinei
superficialis 159, 160
transversus thoracis 74
trapezius 25, 73, 114
triceps brachii 28, 33, 35
triceps surae 65
uvulae 98
vastus lateralis 59
vastus medialis 59
verticalis linguae 97
vocalis 118, 119
zygomaticus major 92
zygomaticus minor 92
Muskel (Ansatz, Ursprung) 5
Muskulatur
Aktinfilamente 5, 6
glatte 6
Myosinfilamente 5, 6
Primärband 5
quergestreifte 5
Mydriasis 103
Myencephalon 172
Myofibrillen 5
Myokard 128
Myometrium 168

N

Nasennebenhöhlen 94
Nebenhoden 161, 162

Nebennierenmark 155
Nebennierenrinde 154
Nephrolithiasis 152
Nephron 150
Nervenaustrittspunkte 85
Nervenendkörperchen 19
Nervenfaser
 afferente 16
 Bau 14
 efferente 16
 sensible 19
 vegetative 19
Nervensystem (Elemente) 13
Nervenzelle 13
 postsynaptische
  Membran 16
 präsynaptische
  Membran 16
Nervi
 cervicales 114
 ciliares breves 182
 clunium medii 60
 clunium superiores 60
 digitales plantares 60
 intercostales 74, 76
 nasales 94
 olfactorii 193
 spinales 73
 supraclaviculares 115
 supraclaviculares
  laterales 40
Nervus
 abducens 84, 86, 106
 accessorius 84, 87, 114
 alveolaris 86
 auricularis magnus 91, 115
 auricularis posterior 87
 auriculotemporalis 86, 100,
  107
 axillaris 27, 28, 32
 cervicalis 25
 clunium inferior 60
 cochlearis 194
 cutaneus antebrachii 31, 32
 cutaneus antebrachii
  lateralis 40
 cutaneus antebrachii
  posterior 40
 cutaneus brachii 32
 cutaneus brachii lateralis
  inferior 40

cutaneus brachii lateralis
  superior 40
cutaneus brachii
  medialis 31, 40
cutaneus brachii
  posterior 40
cutaneus dorsalis
  intermedius 60
cutaneus dorsalis
  lateralis 60
cutaneus dorsalis
  medialis 60
cutaneus femoris
  anterior 60
cutaneus femoris
  lateralis 60, 157
cutaneus femoris
  posterior 56, 58, 60
cutaneus surae lateralis 60
dorsalis scapulae 25
ethmoidalis 94
facialis 84, 87, 91, 92, 98,
  100, 106
facialis, R. colli 114
facialis, R. digastricus 87
facialis, Ramus
  stylohyoideus 87
femoralis 54, 59, 157
fibularis communis 63
fibularis profundus 63, 64,
  67
fibularis superficialis 63,
  64
frontalis 84, 86
genitofemoralis 56, 60, 77,
  157
glossopharyngeus 84, 87,
  98, 99, 101
glutaeus inferior 54, 58
glutaeus superior 54, 56
hypoglossus 84, 88, 97, 99
iliohypogastricus 60, 77
ilioinguinalis 56, 60, 77,
  157
infraorbitalis 86, 91
intermediofacialis 87
intermedius 87, 92
ischiadicus 54, 57, 58, 59,
  61
lacrimalis 84
laryngeus inferior 118

laryngeus recurrens 117,
  119, 130
laryngeus superior 117,
  118
lingualis 86, 99
mandibularis 84, 86, 90
maxillaris 84, 86, 90
medianus 32, 35, 36, 39,
  41, 44, 45, 46
mentalis 91
musculi tensoris veli
  palatini 98
musculocutaneus 27, 30,
  32, 33
mylohyoideus 98
nasociliaris 84, 86
obturatorius 54, 60, 158
obturatorius internus 54
occipitalis major 91
occipitalis minor 91, 115
oculomotorius 84, 86, 103,
  106, 182
olfactorius 84, 86, 94
ophthalmicus 86, 90
opticus 84, 85, 86, 102,
  105, 193
pectoralis lateralis 27, 30
pectoralis medialis 27, 30
peronaeus communis 58
petrosus major 84, 87, 92,
  94
petrosus minor 84
petrosus profundus 94
phrenicus 76, 115
piriformis 54
plantaris lateralis 67, 68
plantaris medialis 67, 68
pterygopalatinus 86
pudendus 54, 56, 170
radialis 32, 33, 34, 36, 37,
  44, 46
saphenus 60
spinalis 173
stapedius 87, 93
subcostalis 77
suboccipitalis 73
subscapularis 27, 28, 30
supraorbitalis 91
suprascapularis 27, 28
suralis 60
thoracicus longus 25

thoracodorsalis   27, 30
tibialis   58, 60, 63, 64, 65
transversus colli   91, 115
trigeminus   86, 90, 91
trochlearis   84, 85, 86, 106
tympanicus   87, 107
ulnaris   31, 32, 34, 36, 39,
   45, 46
vagus   84, 87, 101, 117,
   130, 158
vagus, R. auricularis   107
vestibulocochlearis   84, 87
zygomaticus   86
Neuralkanal   172
Neuralleiste   172
Neuralrohr   171
Neurocranium   81
Neuroepithelzellen   171
Neurohypophyse   172, 185
Neuron   13
Neurosekretion   16
Niere   149
Nierenbecken   152
Nierenkelche   152
Nissl-Schollen   14
Nodi
   lymphatici axillares
      apicales   79
   lymphatici axillares
      centrales   79
   lymphatici axillares
      pectorales   79
   lymphatici cervicales
      laterales profundi   79
   lymphatici intercostales   79
   lymphatici parasternales   79
Nodus
   atrioventricularis (AV-
      Knoten)   128
   sinuatrialis
      (Sinusknoten)   128
Noradrenalin   16
Nuclei
   cochleares   194
   corporis mammillaris   184
   olivaris inferior   178
   vestibularis inferior   178
   vestibularis lateralis   178
Nucleus
   caudatus   172, 188, 194
   cochlearis   111

dentatus   180
emboliformis   180
fastigii   180
globosus   180
hypothalamicus
   posterior   184
lentiformis   185, 189
oculomotorius
   accessorius   182
proprius   174
pulposus   71
ruber   178, 181, 194
subthalamicus   194

O

Oberarm (Flexoren,
   Extensoren)   32
Oberbauch   133
Ohrmuschel   107
Oligodendrozyten   15, 180
Omentum majus   141
Omentum minus   141
Opercula   187
optisches System   191
Orbita   101
Os
   capitatum   42
   coccygeus   69
   coxae   49
   ethmoidale   81, 83
   frontale   83
   hamatum   42
   hyoideum   81, 113
   ilii   49
   ischii   49
   lacrimale   81
   lunatum   42
   nasale   81
   occipitale   81, 83
   palatinum   81, 83
   parietale   81
   pisiforme   42
   pubis   49
   sacrum   50, 69
   scaphoideum   42
   sphenoidale   81, 83
   temporale   81, 83
   trapezium   42
   trapezoideum   42
   triquetrum   42

zygomaticum   83
Ösophagus
   Engstellen   124
   -varizen   124, 157
   Verlauf   121
Ossifikation   2
Osteoblasten   1
Osteoklasten   1
Osteozyten   1
Ostium vaginae   169
Otolithenmembran   109
Ovar   166
Ovarialepithel   167

P

Palatoschisis   95
Palatum durum   95
Palatum molle   95
Pallidum   185, 188, 194
Pallium   186
Pancoast-Tumor   122
Pankreas
   Azinuszellen   147
   B-Zellen   146
   D-Zellen   146
   endokrin   146
   exokrin   147
   Inselzellen   146
   Langerhans-Inseln   146
Papez-Kreis   190
Papilla
   duodeni major   137, 145
   duodeni minor   137
   mammaria   78
Papillae
   filiformes   98
   foliatae   98
   fungiformes   98
   vallatae   98
Paraganglien   155
Parallelfasern   180
Parasympathikus   17
Parazentese   108
Parotisloge   100
Pars anterior pedunculi
   cerebri   181
Pars centralis   196
Pars uterina tubae   167
Patella   61

Pedunculus cerebellaris inferior 178
Pedunculus cerebellaris medius 178
Pedunculus cerebellaris superior 179
Penis 165
  Erektion 165
  -schaft 165
  Schwellkörper 165
Pepsinogen 136
Perichondrium 3
Pericranium 82
Perikaryon 13
Perilymphe 110
Perimetrium 168
Periost 1
Peritoneum 78
  viscerale 133
Pes anserinus 59
Peyer-Plaques 138
Phonation 118
Pia mater 198
  encephali 82, 198
Pili 20
  Aufbau 20
  Lanugo- 20
  Terminal- 20
  Wurzel 20
Pituizyten 15
Plasmazellen 19
Plattfuß 67
Platysma 114
Pleura
  -drainage 122
  parietalis 121
  pulmonalis 122
Plexus
  cardiacus 128, 130
  caroticus internus 84
  cervicalis 91, 115
  choroideus 182
  choroideus ventriculi lateralis 197
  choroideus ventriculi quarti 197
  choroideus ventriculi tertii 197
  intraparotideus 92
  lumbalis 157, 170

myentericus (Auerbach) 134
pampiniformis 56
pharyngeus 98
sacralis 139
suprarenalis 154
testicularis 56
venosus canalis hypoglossi 84
venosus foraminis ovalis 84
Plexus brachialis 30, 114
  Fasciculus lateralis 30
  Fasciculus medialis 30
  Fasciculus posterior 30
  Truncus inferior 30
  Truncus medius 30
  Truncus superior 30
Plica vocalis 118
Plicae semilunares coli 138
Pneumothorax 121
Pons 172
Porus acusticus externus 83
Porus acusticus internus 84, 85
primär retroperitoneale Organe 10
Processus
  articularis inferior 71
  articularis superior 71
  costalis 70
  mamillaris 70
  spinosus 69
  styloideus 113
  transversus 69
  uncinatus 146
Progesteron 79
Projektionsbahnen 189
Prolactin 79
Prosencephalon 172
Prostata 161, 163
  Aufbau 163
  Drüsenläppchen 165
Pulmonalklappe 6, 127
  Auskultation 128
Pulvinar 183
Pupillenreflex 182
Purkinje-Fasern 128, 129
Purkinje-Zellen 180
Putamen 172, 185, 188, 194

Pyramidenbahn 175
Pyramides renales 150

R

Rachenring, lymphatischer 101
Rachenring, Waldeyer- 101
Rachitis 50
Radiatio acustica 194
Radix penis 165
Ranvier-Schnürring 15
Rautengrube 197
Recessus
  infundibuli 197
  laterales 197
  opticus 197
  pineale 197
  suprapinealis 197
Reflexbogen 176
Regio
  epigastrica 133
  olfactoria 93
  respiratoria 94
Reifezeichen 20
Reissner-Membran 110
Rektum 138, 159
Rektusscheide 78
Ren 149
Renshaw-Zellen 174
Rete articulare genus 63
Rete carpale dorsale 46
Rete testis 162
Retikulumzellen 24
Retina 105
Retroperitonealraum 149
Rhombencephalon 172, 177
Riechbahn 193
Riechrinde 194
Rima glottidis 118
Risser-Zeichen 49
Rotatorenmanschette 27
Rückenmark
  Aufbau 172
  graue Substanz 174
  weiße Substanz 174
Rückenmuskulatur, autochtone 72
Ruffini-Endkörperchen 19

S

Sacculus 109
Saccus lacrimalis 107
Samenbläschen 161, 163
Samenkanälchen 162
Samenleiter 161
Sammelrohr 151
Scala tympani 111
Scala vestibuli 110
Scapula 25
Schädelbasis, äußere,
 Öffnungen 82
Schädelbasisfraktur 85
Scheidenvorhof 169
Schluckakt 100
Schmerzsinn 193
Schubladentest 61
Schulter, Luxation 26, 29
Schultergürtel 25
Schultermuskeln 27
Schwann-Zelle 15
Schwurhand 46
Sebum 22
Sehbahn 105, 193
Sehnen 5
 -scheiden des Unterarms 38
Sehzentrum, primäres 193
sekundär retroperitoneale
 Organe 11
Senkfuß 67
Septum intermusculare brachii
 mediale 33
Septum nasi 93
Serotonin 16
Sertoli-Stützzellen 163
Sharpey-Fasern 96
Sinus
 caroticus 87
 ethmoidalis 94
 frontalis 94
 maxillaris 94
 petrosus inferior 84
 sphenoidalis 94
Sinusknoten 128
Skalenuslücke 114, 115
Skelettmuskulatur 5
Sklera 103
Skoliose 72
Skrotalhaut 162
Skrotum 161

Spatium epiduralis 198
Spatium retroperitoneale 149
Speicheldrüsen 99
Spina bifida 69
Spina iliaca
 anterior inferior 49
 anterior superior 49
 posterior inferior 49
 posterior superior 49
Spitzfuß 67
Splen 147
Splenektomie 149
Spondylolisthese 69
Spongiosa 1
Spreizfuß 67
Sprunggelenksfraktur,
 Klassifikation nach
 Weber 66
Stäbchen 104
Stapes 81, 108
Stereozilien 109
Sternum 74
Sternzellen 180
Stratum
 fibrosum 4
 ganglionare nervi
 optici 105
 ganglionare retinae 105
 neuroepitheliale
 retinae 105
 synovialis 4
Struma 119
Subarachnoidalraum 198
Subcutis 19
Subduralraum 198
Substantia alba 174
Substantia grisea 174
Substantia nigra 181, 194
Sulcus
 calcarinus 186
 centralis 186
 cinguli 186
 dorsolateralis 173
 lateralis 186
 medianus dorsalis 173
 parietooccipitalis 186
 ventrolateralis 173
Surfactant 122
Sutura
 coronalis 81
 frontalis 81

 lambdoidea 81
 sagittalis 81
Suturen 81
Sympathikus 17
Synapse 13, 14
 exzitatorische 16
 inhibitorische 16
Syndesmosis tibiofibularis 66
Synovia 4
Synovialzellen 4

T

Tabatière 43
Taeniae coli 138
Talus 66
Tastsinn 193
Tectum 172, 181
Tegmentum 172, 181
Telencephalon 172, 186
Telodendron 15
Temperatursinn 193
Tentorium cerebelli 198
Testis 162
Testosteronbildung 162
Thalamus 172, 183
Thenar 44
Thrombozyten 148
Thymus 23
Tonsilla
 lingualis 101
 palatina 101
 pharyngealis 101
 tubaria 101
Tonsillae cerebelli 178
Tonsillae palatinae 100
Torticollis 113
Trabekel 3
Trachea 121
 Verlauf 121
Tracheotomie 118
Tractus 186
 cortico-ponto-
 cerebellaris 194
 corticospinalis 175
 iliotibialis 54
 olfactorius 194
 olivospinalis 176
 opticus 105, 182, 193
 reticulospinalis 176
 rubrospinalis 176

spinobulbaris 175
spinocerebellaris
   posterior 174
spinothalamicus
   anterior 175
spinothalamicus
   lateralis 175
tectospinalis 176
tegmentalis centralis 182,
   194
vestibulospinalis 176
Trajektor 3
Trendelenburg-Zeichen 53
Trigonum olfactorium 194
Trigonum
   submandibulare 100
Trigonum vesicae 153
Trikuspidalklappe 6, 127
   Auskultation 128
   Insuffizienz 127
   Stenose 127
Trochanter major 58
Truncus
   brachiocephalicus 115, 130
   coeliacus 135, 136, 146,
      155
   costocervicalis 30
   pulmonalis 6, 126
   thyrocervicalis 30, 116
   vagalis anterior 117
   vagalis posterior 117
Tuba auditiva 108
Tuba uterina 167
Tuber cinereum 182, 184
Tuber ischiadicum 49, 58
Tuberculum majus 27
Tuberculum minus 27
Tubuli seminiferi
   contorti 162
Tunica
   adventitia 7
   albuginea 162, 166, 167
   dartos 162
   interna bulbi 102
   intima 7
   media 7
   mucosa 9
   mucosa, Aufbau 9
   serosa 10
   serosa parietalis 10
   vaginalis testis 162

U

Umbo 107
Unguis 21
Unterbauch 133
Ureter 149, 152
Urethra 153
Uterus 159, 167
Utriculus 109
Uvula 95

V

Vagina 159, 169
Valva ileocaecalis
   (Bauhin) 137
Varikozele testis 157
Vas afferens, ren 150
Vas efferens, ren 150
Vasa 7
Vasa testicularia 152
Vater-Pacini-
   Lamellenkörperchen 19
Vena
   arcuata,ren 151
   auricularis posterior 115
   axillaris 115
   brachiocephalica 115, 131
   cava inferior 6, 7, 131, 143
   cava superior 6, 131
   ductus deferentis 56
   femoralis 60
   gastrica dextra 141
   gastrica sinistra 141
   glutaea inferior 56
   jugularis anterior 115
   jugularis externa 115
   jugularis interna 84, 115
   labyrinthi 84
   mesenterica inferior 146
   mesenterica superior 136,
      146
   occipitalis 115
   ophthalmica superior 84
   ovarica 152
   peronaea 64
   poplitea 63
   portae 7, 135, 136, 143,
      146
   pudenda interna 56
   pulmonalis 131

rectalis inferior 139
renalis 149
retromandibularis 100
splenica 136, 146, 147, 148
subclavia 114, 115
testicularis 56, 152
tibialis anterior 64
tibialis posterior 64
umbilicalis 7
Venae paraumbilicales 78
Venenklappen 8
Venenwinkel 131
Venole 6
Ventriculus 133
Vertebrum
   Arcus 69
   Corpus 69
   Processus spinosus 69
   Processus transversus 69
Vesica
   biliaris 145
   urinaria 152
   urinaria,
      Wandschichten 153
Vesiculae seminales 161
Viscerocranium 81
Volkmann-Kanal 1
Vomer 81

W

Waller-Degeneration 16
Wernicke-
   Sprachzentrum 193
Willkürmotorik 192
Wirbelsäule 69
Wirbelsäule, Fehlformen 69,
   72
Wolff-Gang 169
Wurzelzellen 174

Z

Zahn 95
Zapfen 104
Zirbeldrüse 182
ZNS 171
Zwerchfellhernie 76
Zwischenhirn 182
Zystitis 154